"十四五"职业教育国家规划教材

国家卫生健康委员会"十三五"规划教材

全国中医药高职高专教育教材

供康复治疗技术专业用

# 康复评定

## 第 3 版

U0207776

主　编　孙　权　梁　娟

副主编　龚　憬　罗　萍

编　委　（按姓氏笔画排序）

　　　　刘　芳（江西中医药高等专科学校）

　　　　孙　权（湖北中医药高等专科学校）

　　　　李旭峰（曲靖医学高等专科学校）

　　　　宋　锐（黑龙江护理高等专科学校）

　　　　张　程（湖北中医药高等专科学校）

　　　　陈庆庆（四川护理职业学院）

　　　　罗　萍（湖北职业技术学院）

　　　　龚　憬（湖南中医药高等专科学校）

　　　　梁　娟（山东中医药高等专科学校）

人民卫生出版社

图书在版编目（CIP）数据

康复评定／孙权,梁娟主编.—3版.—北京：
人民卫生出版社,2019
ISBN 978-7-117-28522-3

Ⅰ.①康… Ⅱ.①孙…②梁… Ⅲ.①康复－鉴定－
高等职业教育－教材 Ⅳ.①R49

中国版本图书馆 CIP 数据核字（2019）第 099854 号

| 人卫智网 | www.ipmph.com | 医学教育、学术、考试、健康, |
| | | 购书智慧智能综合服务平台 |
| 人卫官网 | www.pmph.com | 人卫官方资讯发布平台 |

康 复 评 定

第 3 版

主　　编：孙 权 梁 娟
出版发行：人民卫生出版社（中继线 010-59780011）
地　　址：北京市朝阳区潘家园南里 19 号
邮　　编：100021
E - mail：pmph @ pmph.com
购书热线：010-59787592　010-59787584　010-65264830
印　　刷：三河市尚艺印装有限公司
经　　销：新华书店
开　　本：787×1092　1/16　印张：23
字　　数：530 千字
版　　次：2010 年 6 月第 1 版　　2019 年 6 月第 3 版
　　　　　2024 年10月第 3 版第11次印刷（总第17次印刷）
标准书号：ISBN 978-7-117-28522-3
定　　价：60.00 元
打击盗版举报电话：010-59787491　E - mail：WQ @ pmph.com
（凡属印装质量问题请与本社市场营销中心联系退换）

# 《康复评定》数字增值服务编委会

# 修 订 说 明

为了更好地推进中医药职业教育教材建设,适应当前我国中医药职业教育教学改革发展的形势与中医药健康服务技术技能人才的要求,贯彻落实《国家中长期教育改革和发展规划纲要(2010—2020年)》《医药卫生中长期人才发展规划(2011—2020年)》《中医药发展战略规划纲要(2016—2030年)》精神,做好新一轮中医药职业教育教材建设工作,人民卫生出版社在教育部、国家卫生健康委员会、国家中医药管理局的领导下,组织和规划了第四轮全国中医药高职高专教育、国家卫生健康委员会"十三五"规划教材的编写和修订工作。

本轮教材修订之时,正值《中华人民共和国中医药法》正式实施之际,中医药职业教育迎来发展大好的际遇。为做好新一轮教材出版工作,我们成立了第四届中医药高职高专教育教材建设指导委员会和各专业教材评审委员会,以指导和组织教材的编写和评审工作;按照公开、公平、公正的原则,在全国1400余位专家和学者申报的基础上,经中医药高职高专教育教材建设指导委员会审定批准,聘任了教材主编、副主编和编委;确立了本轮教材的指导思想和编写要求,全面修订全国中医药高职高专教育第四轮规划教材,即中医学、中药学、针灸推拿、护理、医疗美容技术、康复治疗技术6个专业83门教材。

第四轮全国中医药高职高专教育教材具有以下特色:

**1. 定位准确,目标明确** 教材的深度和广度符合各专业培养目标的要求和特定学制、特定对象、特定层次的培养目标,力求体现"专科特色、技能特点、时代特征",既体现职业性,又体现其高等教育性,注意与本科教材、中专教材的区别,适应中医药职业人才培养要求和市场需求。

**2. 谨守大纲,注重三基** 人卫版中医药高职高专教材始终坚持"以教学计划为基本依据"的原则,强调各教材编写大纲一定要符合高职高专相关专业的培养目标与要求,以培养目标为导向、职业岗位能力需求为前提、综合职业能力培养为根本,同时注重基本理论、基本知识和基本技能的培养和全面素质的提高。

**3. 重点考点,突出体现** 教材紧扣中医药职业教育教学活动和知识结构,以解决目前各高职高专院校教材使用中的突出问题为出发点和落脚点,体现职业教育对人才的要求,突出教学重点和执业考点。

**4. 规划科学,详略得当** 全套教材严格界定职业教育教材与本科教材、毕业后教育教材的知识范畴,严格把握教材内容的深度、广度和侧重点,突出应用型、技能型教育内容。基础课教材内容服务于专业课教材,以"必须、够用"为度,强调基本技能的培养;专业课教材紧密围绕专业培养目标的需要进行选材。

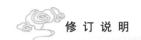

5. **体例设计，服务学生**　本套教材的结构设置、编写风格等坚持创新，体现以学生为中心的编写理念，以实现和满足学生的发展为需求。根据上一版教材体例设计在教学中的反馈意见，将"学习要点""知识链接""复习思考题"作为必设模块，"知识拓展""病案分析(案例分析)""课堂讨论""操作要点"作为选设模块，以明确学生学习的目的性和主动性，增强教材的可读性，提高学生分析问题、解决问题的能力。

6. **强调实用，避免脱节**　贯彻现代职业教育理念。体现"以就业为导向，以能力为本位，以发展技能为核心"的职业教育理念。突出技能培养，提倡"做中学、学中做"的"理实一体化"思想，突出应用型、技能型教育内容。避免理论与实际脱节、教育与实践脱节、人才培养与社会需求脱节的倾向。

7. **针对岗位，学考结合**　本套教材编写按照职业教育培养目标，将国家职业技能的相关标准和要求融入教材中。充分考虑学生考取相关职业资格证书、岗位证书的需要，与职业岗位证书相关的教材，其内容和实训项目的选取涵盖相关的考试内容，做到学考结合，体现了职业教育的特点。

8. **纸数融合，坚持创新**　新版教材最大的亮点就是建设纸质教材和数字增值服务融合的教材服务体系。书中设有自主学习二维码，通过扫码，学生可对本套教材的数字增值服务内容进行自主学习，实现与教学要求匹配、与岗位需求对接、与执业考试接轨，打造优质、生动、立体的学习内容。教材编写充分体现与时代融合、与现代科技融合、与现代医学融合的特色和理念，适度增加新进展、新技术、新方法，充分培养学生的探索精神、创新精神；同时，将移动互联、网络增值、慕课、翻转课堂等新的教学理念和教学技术、学习方式融入教材建设之中，开发多媒体教材、数字教材等新媒体形式教材。

人民卫生出版社医药卫生规划教材经过长时间的实践与积累，其中的优良传统在本轮修订中得到了很好的传承。在中医药高职高专教育教材建设指导委员会和各专业教材评审委员会指导下，经过调研会议、论证会议、主编人会议、各专业编写会议、审定稿会议，确保了教材的科学性、先进性和实用性。参编本套教材的近 1 000 位专家，来自全国 40 余所院校，从事高职高专教育工作多年，业务精纯，见解独到。谨此，向有关单位和个人表示衷心的感谢！希望各院校在教材使用中，在改革的进程中，及时提出宝贵意见或建议，以便不断修订和完善，为下一轮教材的修订工作奠定坚实的基础。

人民卫生出版社有限公司

2018 年 4 月

# 全国中医药高职高专院校第四轮
# 规划教材书目

| 教材序号 | 教材名称 | 主编 | 适用专业 |
|---|---|---|---|
| 1 | 大学语文(第4版) | 孙　洁 | 中医学、针灸推拿、中医骨伤、护理等专业 |
| 2 | 中医诊断学(第4版) | 马维平 | 中医学、针灸推拿、中医骨伤、中医美容等专业 |
| 3 | 中医基础理论(第4版)* | 陈　刚　徐宜兵 | 中医学、针灸推拿、中医骨伤、护理等专业 |
| 4 | 生理学(第4版)* | 郭争鸣　唐晓伟 | 中医学、中医骨伤、针灸推拿、护理等专业 |
| 5 | 病理学(第4版) | 苑光军　张宏泉 | 中医学、护理、针灸推拿、康复治疗技术等专业 |
| 6 | 人体解剖学(第4版) | 陈晓杰　孟繁伟 | 中医学、针灸推拿、中医骨伤、护理等专业 |
| 7 | 免疫学与病原生物学(第4版) | 刘文辉　田维珍 | 中医学、针灸推拿、中医骨伤、护理等专业 |
| 8 | 诊断学基础(第4版) | 李广元　周艳丽 | 中医学、针灸推拿、中医骨伤、护理等专业 |
| 9 | 药理学(第4版) | 侯　晞 | 中医学、针灸推拿、中医骨伤、护理等专业 |
| 10 | 中医内科学(第4版)* | 陈建章 | 中医学、针灸推拿、中医骨伤、护理等专业 |
| 11 | 中医外科学(第4版)* | 尹跃兵 | 中医学、针灸推拿、中医骨伤、护理等专业 |
| 12 | 中医妇科学(第4版) | 盛　红 | 中医学、针灸推拿、中医骨伤、护理等专业 |
| 13 | 中医儿科学(第4版)* | 聂绍通 | 中医学、针灸推拿、中医骨伤、护理等专业 |
| 14 | 中医伤科学(第4版) | 方家选 | 中医学、针灸推拿、中医骨伤、护理、康复治疗技术专业 |
| 15 | 中药学(第4版) | 杨德全 | 中医学、中药学、针灸推拿、中医骨伤、康复治疗技术等专业 |
| 16 | 方剂学(第4版)* | 王义祁 | 中医学、针灸推拿、中医骨伤、康复治疗技术、护理等专业 |

| 教材序号 | 教材名称 | 主编 | 适用专业 |
|---|---|---|---|
| 17 | 针灸学(第4版) | 汪安宁　易志龙 | 中医学、针灸推拿、中医骨伤、康复治疗技术等专业 |
| 18 | 推拿学(第4版) | 郭　翔 | 中医学、针灸推拿、中医骨伤、护理等专业 |
| 19 | 医学心理学(第4版) | 孙　萍　朱　玲 | 中医学、针灸推拿、中医骨伤、护理等专业 |
| 20 | 西医内科学(第4版)* | 许幼晖 | 中医学、针灸推拿、中医骨伤、护理等专业 |
| 21 | 西医外科学(第4版) | 朱云根　陈京来 | 中医学、针灸推拿、中医骨伤、护理等专业 |
| 22 | 西医妇产科学(第4版) | 冯　玲　黄会霞 | 中医学、针灸推拿、中医骨伤、护理等专业 |
| 23 | 西医儿科学(第4版) | 王龙梅 | 中医学、针灸推拿、中医骨伤、护理等专业 |
| 24 | 传染病学(第3版) | 陈艳成 | 中医学、针灸推拿、中医骨伤、护理等专业 |
| 25 | 预防医学(第2版) | 吴　娟　张立祥 | 中医学、针灸推拿、中医骨伤、护理等专业 |
| 1 | 中医学基础概要(第4版) | 范俊德　徐迎涛 | 中药学、中药制药技术、医学美容技术、康复治疗技术、中医养生保健等专业 |
| 2 | 中药药理与应用(第4版) | 冯彬彬 | 中药学、中药制药技术等专业 |
| 3 | 中药药剂学(第4版) | 胡志方　易生富 | 中药学、中药制药技术等专业 |
| 4 | 中药炮制技术(第4版) | 刘　波 | 中药学、中药制药技术等专业 |
| 5 | 中药鉴定技术(第4版) | 张钦德 | 中药学、中药制药技术、中药生产与加工、药学等专业 |
| 6 | 中药化学技术(第4版) | 吕华瑛　王　英 | 中药学、中药制药技术等专业 |
| 7 | 中药方剂学(第4版) | 马　波　黄敬文 | 中药学、中药制药技术等专业 |
| 8 | 有机化学(第4版)* | 王志江　陈东林 | 中药学、中药制药技术、药学等专业 |
| 9 | 药用植物栽培技术(第3版)* | 宋丽艳　汪荣斌 | 中药学、中药制药技术、中药生产与加工等专业 |
| 10 | 药用植物学(第4版)* | 郑小吉　金　虹 | 中药学、中药制药技术、中药生产与加工等专业 |
| 11 | 药事管理与法规(第3版) | 周铁文 | 中药学、中药制药技术、药学等专业 |
| 12 | 无机化学(第4版) | 冯务群 | 中药学、中药制药技术、药学等专业 |
| 13 | 人体解剖生理学(第4版) | 刘　斌 | 中药学、中药制药技术、药学等专业 |
| 14 | 分析化学(第4版) | 陈哲洪　鲍　羽 | 中药学、中药制药技术、药学等专业 |
| 15 | 中药储存与养护技术(第2版) | 沈　力 | 中药学、中药制药技术等专业 |

续表

| 教材序号 | 教材名称 | 主编 | 适用专业 |
|---|---|---|---|
| 1 | 中医护理(第3版)* | 王 文 | 护理专业 |
| 2 | 内科护理(第3版) | 刘 杰 吕云玲 | 护理专业 |
| 3 | 外科护理(第3版) | 江跃华 | 护理、助产类专业 |
| 4 | 妇产科护理(第3版) | 林 萍 | 护理、助产类专业 |
| 5 | 儿科护理(第3版) | 艾学云 | 护理、助产类专业 |
| 6 | 社区护理(第3版) | 张先庚 | 护理专业 |
| 7 | 急救护理(第3版) | 李延玲 | 护理专业 |
| 8 | 老年护理(第3版) | 唐凤平 郝 刚 | 护理专业 |
| 9 | 精神科护理(第3版) | 井霖源 | 护理、助产专业 |
| 10 | 健康评估(第3版) | 刘惠莲 滕艺萍 | 护理、助产专业 |
| 11 | 眼耳鼻咽喉口腔科护理(第3版) | 范 真 | 护理专业 |
| 12 | 基础护理技术(第3版) | 张少羽 | 护理、助产专业 |
| 13 | 护士人文修养(第3版) | 胡爱明 | 护理专业 |
| 14 | 护理药理学(第3版)* | 姜国贤 | 护理专业 |
| 15 | 护理学导论(第3版) | 陈香娟 曾晓英 | 护理、助产专业 |
| 16 | 传染病护理(第3版) | 王美芝 | 护理专业 |
| 17 | 康复护理(第2版) | 黄学英 | 护理专业 |
| 1 | 针灸治疗(第4版) | 刘宝林 | 针灸推拿专业 |
| 2 | 针法灸法(第4版)* | 刘 茜 | 针灸推拿专业 |
| 3 | 小儿推拿(第4版) | 刘世红 | 针灸推拿专业 |
| 4 | 推拿治疗(第4版) | 梅利民 | 针灸推拿专业 |
| 5 | 推拿手法(第4版) | 那继文 | 针灸推拿专业 |
| 6 | 经络与腧穴(第4版)* | 王德敬 | 针灸推拿专业 |
| 1 | 医学美学(第3版) | 周红娟 | 医疗美容技术等专业 |
| 2 | 美容辨证调护技术(第3版) | 陈美仁 | 医疗美容技术等专业 |
| 3 | 美容中药方剂学(第3版)* | 黄丽萍 姜 醒 | 医疗美容技术等专业 |

续表

| 教材序号 | 教材名称 | 主编 | 适用专业 |
|---|---|---|---|
| 4 | 美容业经营与管理(第3版) | 申芳芳 | 医疗美容技术等专业 |
| 5 | 美容心理学(第3版)* | 陈 敏 汪启荣 | 医疗美容技术等专业 |
| 6 | 美容外科学概论(第3版) | 贾小丽 | 医疗美容技术等专业 |
| 7 | 美容实用技术(第3版) | 张丽宏 | 医疗美容技术等专业 |
| 8 | 美容皮肤科学(第3版) | 陈丽娟 | 医疗美容技术等专业 |
| 9 | 美容礼仪与人际沟通(第3版) | 位汶军 夏 曼 | 医疗美容技术等专业 |
| 10 | 美容解剖学与组织学(第3版) | 刘荣志 | 医疗美容技术等专业 |
| 11 | 美容保健技术(第3版) | 陈景华 | 医疗美容技术等专业 |
| 12 | 化妆品与调配技术(第3版) | 谷建梅 | 医疗美容技术等专业 |
| 1 | 康复评定(第3版) | 孙 权 梁 娟 | 康复治疗技术等专业 |
| 2 | 物理治疗技术(第3版) | 林成杰 | 康复治疗技术等专业 |
| 3 | 作业治疗技术(第3版) | 吴淑娥 | 康复治疗技术等专业 |
| 4 | 言语治疗技术(第3版) | 田 莉 | 康复治疗技术等专业 |
| 5 | 中医养生康复技术(第3版) | 王德瑜 邓 沂 | 康复治疗技术等专业 |
| 6 | 临床康复学(第3版) | 邓 倩 | 康复治疗技术等专业 |
| 7 | 临床医学概要(第3版) | 周建军 符逢春 | 康复治疗技术等专业 |
| 8 | 康复医学导论(第3版) | 谭 工 | 康复治疗技术等专业 |

* 为"十二五"职业教育国家规划教材

# 第四届全国中医药高职高专教育教材建设指导委员会

# 第四届全国中医药高职高专康复治疗技术专业教材评审委员会

# 前　言

为了更好地贯彻落实《国家中长期教育改革和发展规划纲要(2010—2020年)》和《医药卫生中长期人才发展规划(2011—2020年)》,适应现代康复治疗技术快速发展与康复职业教育教学改革创新的需要,提高康复治疗技术专业实用型、技能型人才培养质量,在总结汲取前两版教材成功经验的基础上,在全国中医药高职高专教育教材建设指导委员会的组织规划下,按照全国中医药高职高专院校康复治疗技术专业的培养目标,确立本课程的教学内容并编写了本教材。

康复评定是研究患者功能障碍诊断的基本理论、基本技能和临床思维方法的一门学科,是康复治疗技术专业的核心课程和必修课程。本次修订以全国中医药高职高专规划教材要求的思想性、科学性、先进性、启发性、实用性为原则,注重基础与临床相结合,重视课程内容与职业标准对接,紧密接轨国家康复治疗士考试内容,突出职业教育的实用性。在对前版教材使用情况进行充分调研论证的基础上,结合近年来同类教材的优点与特色,本版教材调整优化了心理功能、吞咽功能、言语功能评定的内容与结构,充实修订了部分评定量表;介绍了康复评定的内容、作用与目的,阐述了康复评定的方法与流程;详细介绍了生命体征、人体形态发育、关节活动度、平衡协调功能、运动控制功能、感觉功能、生存质量等方面的评定。

相对第2版教材而言,此次修订教材为纸数融合教材,以纸质教材为基本载体和服务入口,将传统纸媒内容与数字内容、互联网平台有机结合,提高了教材的可读性与实用性。通过"章PPT""扫一扫,知重点""扫一扫,测一测"及富媒体资源等二维码扫描,方便学生自学,启发学生主动学习与思考,以利于学生更好地掌握有关康复功能评定的基本知识与技能,为学生将来的临床康复治疗工作打下坚实的基础。

本书为全国中医药高职高专3年制康复治疗技术专业教材,同时也可作为康复技术工作者的参考用书。

根据编写工作需要,对参编院校与编写人员做了部分调整,由主编负责,各编委分工撰写。本教材前两版的编写人员为教材修订奠定了良好基础,在修订过程中得到了各位编者院校的大力支持,谨此一并致谢。

由于我们专业水平、编写经验及编写时间有限,书中如存有错误和疏漏之处,望各院校在使用过程中提出宝贵意见,并请广大师生和读者批评指正,以便再版时进一步修订完善。

《康复评定》编委会

2019年2月

# 目　录

# 总　论

## 学习要点

康复评定的定义;康复评定的方法;康复评定的流程。

康复评定是研究患者功能障碍诊断的基本理论、基本技能和临床思维方法的一门学科。它是康复治疗技术专业主要的基础课程之一,其任务是通过教学让学生掌握康复评定的原理、方法和技能,制订合适的康复治疗计划,并为各康复临床专业课的学习奠定基础。

## 第一节　概　述

### 一、康复评定的概念

康复评定(rehabilitation evaluation assessment)又称作康复诊断,是对病、伤、残患者功能状况及其水平进行定性、定量分析,并形成结论和障碍诊断的过程。它是通过收集患者病史和相关资料,使用检查和测量等方法,发现和确定功能障碍发生的原因,有效和准确地评定功能障碍的种类、性质、部位、范围、严重程度、发展趋势、预后和转归,以及制订康复治疗计划和评定疗效的过程。通过全面系统且记录详细的康复评定,才可能明确患者功能障碍的具体问题,制订、修改相应的康复治疗计划,并对康复治疗效果做出客观评价。康复评定是正确康复治疗的基础,是康复医学的重要组成部分。

康复评定包括涉及器官或系统水平的单项评定、涉及日常生活能力等个体水平的个体评定,以及涉及个体和社会功能状态水平的全面评定等不同层次功能评定,或者是以上各层次功能综合评定。康复评定可分为临床评定(clinical evaluation)和功能评定(functional evaluation)。临床评定指对疾病、功能障碍及临床全部资料进行综合的过程,包括患者总体身心状况及疾病症状、体征、诊断与辅助检查结果等。功能评定是描述个体能力及其受限与否的过程,既包括对身体局部单一功能评定,又包括对总体功能评定。功能评定涉及躯体功能、精神(心理)功能、言语功能和社会功能等方面。临床评定为康复治疗提供安全保障,是康复治疗的基础;功能评定是临床评定的进一步深入,是康复疗效的保证。

## 二、康复评定的对象与内容

康复评定的对象为所有需要康复治疗的功能障碍者,对功能障碍分析评定是康复评定的工作内容。

### (一)残损、残疾和残障

世界卫生组织为推动残疾预防康复事业发展,于1980年公布《国际残损、残疾及残障的分类》(International Classification of Impairment, Disability and Handicap, ICIDH),根据其标准,将功能障碍分为残损、残疾和残障三个层面。

1. 残损(impairment) 是有关器官结构和系统功能异常的生物医学概念。指有疾病、外伤或发育障碍等病因导致的心理、生理、解剖结构或功能上的任何丧失与异常。它是一种器官水平上的障碍,这种障碍可以是暂时性的,也可以是永久性的。主要包括:①心理残损;②智力残损;③语言残损;④视力残损;⑤听力残损;⑥内脏残损;⑦骨骼残损;⑧畸形;⑨综合性残损等。

2. 残疾(disability) 是以功能为导向的概念。指由于残损使人的能力受限或缺乏,以至于不能在正常范围内和以正常方式进行活动。它是一种个体水平上的障碍,以个体在特定角色中实际表现能力与社会关于"正常"的标准之间的差距为特征。主要包括:①行为残疾;②交流残疾;③运动残疾;④身体姿势和活动残疾;⑤技能活动残疾;⑥生活自理残疾;⑦环境适应残疾等。

3. 残障(handicap) 是一个反映个人与周围环境相互作用的概念。指由于残损或残疾,限制或阻碍一个人充当正常社会角色并使之处于不利地位。它是一种属于社会水平的障碍。主要包括:①定向识别残障;②身体自主残障;③行动残障;④社会活动残障;⑤就业残障;⑥经济自立残障等。

### (二)损伤、活动受限和参与限制

2001年,世界卫生组织将上述分类标准进行修订,公布《国际功能、残疾和健康分类》(International Classification of Functioning, Disability and Health, ICF),ICF将残疾建立在一种社会模式基础上,它从残疾人融入社会的角度出发,确认残疾不仅是个人特性,也是由社会环境形成的一种复合状态,将残疾作为一种社会性问题,对残疾问题的管理要求有社会集体行动,要求通过改造环境以使残疾人充分参与社会生活的各个方面。

ICF对功能、残疾和健康的分类以活动和参与为主线,强调环境和个人因素以及各部分之间的相互作用(图1-1)。在此标准中,残疾(功能障碍)包含损伤、活动受限和参与限制三个层次。

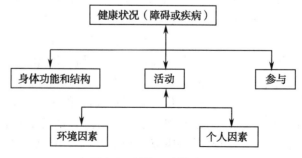

图1-1 ICF理论模式图

1. 损伤(impairment) 指身体功能或结构问题,有显著差异或丧失。其中,身体功能指各系统生理功能,包括心理功能。身体结构指身体解剖部位及其组成。损伤评定内容包括人体形态、肌肉功能(肌力与耐力)、关节功能(灵活性、稳定性及活动度)、运动功能发育、运动控制(肌张力、反射、姿势、协调平衡、步态、运动模式)、感觉、循环和呼吸功能、认知、言语、情绪、行为等。

2. 活动受限(activity limitation) 指个体在进行活动时可能遇到的困难。活动则指个体进行一项行动或执行一项任务。其评定内容包括日常生活活动的自理能力、生产性活动管理(家务、学习、工作)、休闲活动等。

3. 参与限制(participation restriction) 指个体投入到生活情境中可能经历的问题。参与就是个体投入到生活情境中。参与限制的评定内容包括社会人文环境、社区环境、居住环境、生存质量等。

(三) 中国残疾分类

《中华人民共和国残疾人保障法》规定:残疾人是指在心理、生理、人体结构上,某种组织、功能丧失或者不正常,全部或者部分丧失以正常方式从事某种活动能力的人。残疾包括视力残疾、听力残疾、言语残疾、肢体残疾、智力残疾、精神残疾、多重残疾和其他残疾几类。

1. 视力残疾 视力残疾是指由于各种原因导致双眼视力低下或视野缩小,通过各种疗法而不能(或暂时不能)恢复视功能,以致影响日常生活和社会参与。包括盲及低视力两类(表1-1)。

表1-1 视力残疾分级

| 类别 | 级别 | 最佳矫正视力 |
| --- | --- | --- |
| 盲 | 一级盲 | 无光感~小于0.02;或视野半径小于5° |
|  | 二级盲 | 0.02~小于0.05;或视野半径小于10° |
| 低视力 | 一级低视力 | 0.05~小于0.1 |
|  | 二级低视力 | 0.1~小于0.3 |

知识链接

**视 力 残 疾**

残疾评定时,视力残疾均就双眼而言,若双眼视力不一致,以视力较好的一眼为判断标准;最佳矫正视力是指以针孔镜所测得的视力,或以适宜镜片矫正所能达到的最好视力;视野半径小于10°,不论其视力如何均属于盲;如有一眼视力达到或优于0.3,不论另一眼视力如何,均不属于视力残疾范围。

2. 听力残疾 听力残疾是指由于各种原因导致双耳不同程度的永久性听力损失,听不到或听不清周围环境声及言语声,以致影响日常生活和社会参与。包括听力完全丧失及有残留听力但辨音不清而不能进行听说交往两类(表1-2)。

表 1-2 听力残疾分级

| 级别 | 听觉系统结构与功能损伤程度 | 平均听力损失（较好耳） | 言语识别率 | 社会参与障碍程度 |
|---|---|---|---|---|
| 一级 | 极重度 | 大于 90dBHL | 小于 15% | 极严重障碍 |
| 二级 | 重度 | 81~90dBHL | 15%~30% | 严重障碍 |
| 三级 | 中重度 | 61~80dBHL | 31%~60% | 中度障碍 |
| 四级 | 中度 | 41~60dBHL | 61%~70% | 轻度障碍 |

3. 言语残疾 言语残疾指由于各种原因导致不同程度言语障碍,经治疗一年以上不愈或病程超过两年而不能进行正常言语交往活动。包括:言语能力完全丧失;言语能力部分丧失而不能进行正常言语交往。根据语音清晰度及语言表达能力,将言语残疾分为四级(表 1-3)。

表 1-3 言语残疾分级

| 级别 | 语音清晰度 | 言语表达能力 | 表现特点 |
|---|---|---|---|
| 一级 | 小于 10% | 未达到一级测试水平 | 只能简单发音而言语能力完全丧失 |
| 二级 | 11%~25% | 未达到二级测试水平 | 具有一定的发音及言语能力 |
| 三级 | 26%~45% | 未达到三级测试水平 | 可进行部分言语交流 |
| 四级 | 46%~65% | 未达到四级测试水平 | 能进行简单会话,但用长句或长篇会话困难 |

4. 肢体残疾 肢体残疾是指人的肢体残缺、麻痹、畸形所致人体运动功能不同程度的丧失以及活动受限或参与受限。包括:四肢因伤病或发育异常所致的缺失、畸形或功能障碍;脊柱因伤病或发育异常所致的畸形或功能障碍;中枢与周围神经因伤病或发育异常所致的躯干或四肢的功能障碍。根据残疾者在无辅助器具帮助下,实现日常生活活动能力进行分级(表 1-4)。

表 1-4 肢体残疾的分级

| 级别 | 日常生活活动情况 | 具体残疾表现 |
|---|---|---|
| 一级 | 完全不能完成 | 截瘫:双下肢运动功能完全丧失 |
| | | 偏瘫:一侧肢体运动功能完全丧失 |
| | | 四肢瘫:四肢运动功能重度丧失 |
| | | 肢体缺失:双上臂和单大腿(或单小腿)缺失;单全上肢和双小腿缺失;单全下肢和双前臂缺失;双全上肢或双全下肢缺失;四肢在不同部位均缺失 |
| | | 肢体功能障碍:双上肢功能极重度障碍或三肢功能重度障碍 |
| 二级 | 基本不能独立完成 | 截瘫或偏瘫:肢体保留少许功能,但不能独立行走 |
| | | 肢体缺失:双上臂或双前臂缺失;双大腿缺失;单全上肢和单大腿缺失;单全下肢和单上臂缺失;三肢在不同部位缺失(除外一级中的情况) |
| | | 肢体功能障碍:两肢功能重度障碍或三肢功能中度障碍 |

续表

| 级别 | 日常生活活动情况 | 具体残疾表现 |
|---|---|---|
| 三级 | 能部分独立完成 | 肢体缺失：双下腿缺失；单前臂及其以上缺失；单大腿及其以上缺失；双手拇指或双手拇指以外其他手指全缺失；两肢在不同部位缺失（除外二级中的情况） |
| | | 肢体功能障碍：一肢功能重度障碍或两肢功能中度障碍 |
| 四级 | 基本能独立完成 | 肢体缺失：单小腿缺失；双下肢不等长，差距在 5cm 及以上；脊柱强直；脊柱畸形，驼背畸形大于 70°或侧凸大于 45°；单手拇指以外其他四指全缺失；单侧拇指全缺失；单足跗跖关节以上缺失；双足趾完全缺失或失去功能；侏儒症（身高 130cm 以内的成年人） |
| | | 肢体功能障碍：一肢功能中度障碍或两肢功能轻度障碍；类似上述的其他肢体功能障碍 |

注：下列情况不属于肢体残疾范围：①保留拇指和示指（或中指），而失去另三指者；②保留足跟而失去足前半部者；③双下肢不等长，相差小于 5cm；④小于 70°的驼背或小于 45°的脊柱侧凸。

5. 智力残疾 智力残疾指智力明显低于一般人水平，并伴有适应性行为障碍。包括：在智力发育期间，由于各种原因导致精神发育不全或智力迟滞；智力发育成熟以后，由于各种原因引起智力损伤或智力明显衰退。智力残疾分为四级（表 1-5）。

表 1-5 智力残疾分级

| 级别 | 发展商（DQ）0~6 岁 | 智商（IQ）6 岁以上 | 适应性行为（AB） | 具体表现特点 |
|---|---|---|---|---|
| 一级 | 小于 26 | 小于 20 | 极度障碍 | 面容明显呆滞；终生生活需全部由他人照料；运动感觉功能极差，如通过训练，只在下肢、手及颌的运动方面有所反应 |
| 二级 | 26~39 | 20~34 | 重度障碍 | 生活能力即使经过训练也很难达到自理，仍需要他人照料；运动、语言发育差，与人交往能力也差 |
| 三级 | 40~54 | 35~49 | 中度障碍 | 实用技能不完全，生活能部分自理，能进行简单家务劳动；具有初步卫生和安全常识，但阅读和计算能力很差；对周围环境辨别能力差，能以简单方式与人交往 |
| 四级 | 55~75 | 50~69 | 轻度障碍 | 具有相当的实用技能，能自理生活，能承担一般家务劳动或工作，但缺乏技巧和创造性；一般在指导下能适应社会；经特别教育，可获得一定阅读和计算能力；对周围环境有较好辨别能力，能较恰当地与人交往 |

注：①发展商（DQ）：格塞尔发展量表；②智商（IQ）：Wechsler 儿童智力量表。

6. 精神残疾 精神残疾指各类精神障碍持续一年以上未痊愈,导致患者认知、情感及行为障碍,以致影响日常生活和社会参与。包括:精神分裂症;情感性、反应性精神障碍;脑器质性与躯体疾病所致精神障碍;精神活性物质所致精神障碍;儿童、少年期精神障碍;其他精神障碍。18岁以下精神障碍患者依据适应性行为表现进行分级,18岁及以上患者根据《世界卫生组织残疾评定量表Ⅱ》(WHO-DAS Ⅱ)的评分分数和适应性行为表现进行分级(表1-6)。

表 1-6 精神残疾的分级(18岁及以上)

| 级别 | 适应性行为 (AB) | WHO-DAS Ⅱ 分值 | 具体表现特点 |
|---|---|---|---|
| 一级 | 极度障碍 | 116分以上 | 生活完全不能自理;忽视自己生理、心理基本要求;不与人交往;无法从事工作;不能学习新事物;生活长期、全部需他人监护 |
| 二级 | 重度障碍 | 106~115分 | 生活大部分不能自理;能表达自己基本需求;只与照顾者做简单交往;监护下能从事简单劳动;有一定学习能力;大部分生活需他人照料 |
| 三级 | 中度障碍 | 96~105分 | 生活不能完全自理;能表达自己情感;偶尔能主动参与社交活动;能独立从事简单劳动;学习新事物能力明显比一般人差;部分生活需由他人照料 |
| 四级 | 轻度障碍 | 52~95分 | 生活上基本自理;能表达自己情感,但体会他人情感能力较差;能与人交往;能从事一般工作;学习新事物能力比一般人稍差;一般情况下生活不需他人照料 |

7. 多重残疾 两种或两种以上残疾并存称为多重残疾。对多重残疾应指出其残疾类别,并按所属残疾中最重类别残疾分级标准进行分级。

### 三、康复评定的意义和目的

康复评定是制订正确康复治疗原则、计划与具体实施方案的前提和基础,对指导康复治疗、判断疗效及预后都有实际意义。通过康复评定,能帮助患者了解自身疾病及活动能力情况,促使患者增强信心,提高治疗积极性;能帮助治疗师随时掌握患者病情和功能变化情况,确定康复后果,控制康复治疗质量;也能发现社会康复方面存在的问题,为社会对残疾人提供帮助给出依据,为相关卫生行政部门提供新的发病资料。康复评定的具体目的为:

(一)掌握功能障碍情况

首先要了解患者个人生活、家庭状况及社会环境,然后确定其功能障碍范围、性质及程度,以及影响功能障碍的相关因素。

通过对功能障碍范围的了解,明确功能障碍是哪一个或哪几个方面受限,如:脊髓损伤,可以是单纯性躯体运动功能障碍,也可以同时存在心理障碍等。

通过对功能障碍性质的了解,掌握引起功能障碍的组织器官缺陷,如:先天性原因形成心脏病,后天性因素引发脑卒中,继发性原因导致肌肉萎缩,等等。

通过对功能障碍程度的分析,区分损伤、活动受限和参与限制三个不同层次障碍,明确是组织器官水平缺陷,还是个体自身活动能力受到影响,或是个体与外界交往、发挥社会作用受到限制。

**（二）指导制订康复治疗计划**

不同性质的功能障碍需要采用不同治疗措施。通过康复评定,寻找和分析导致功能障碍的原因及困扰患者重返家庭和社会的因素,确定问题所在,并设定与之相关的符合患者实际情况的康复目标,然后根据不同目标,制订出适当的康复治疗计划。制订康复治疗计划包括确定治疗原则、选择治疗方法和具体措施。无论是确定治疗原则还是选择治疗方法和具体措施,均需以正确的康复评定为基础。

**（三）评价康复疗效及筛选有效疗法**

经过一段时间治疗、训练后,应进行再次评定,通过与初期评定结果及正常值进行比较,了解治疗效果,从而制订或修改下一阶段治疗方案,再治疗,再评定,循环往复,直至达到既定康复目标或停止治疗。同时,在对康复治疗效果的评价中,对不同治疗方法采用客观而统一的标准进行衡量,比较其疗效差别,有利于筛选出更有效的治疗方法。

**（四）判断患者预后状况**

由于患者病、伤、残的范围、性质或程度不同,同一种疾病或相似功能障碍的康复进程和结局可以不同。通过对患者情况全面评价,对其结局可有一定预见性。对其今后转归判断,可使患者及家属对未来有恰当的期望值及心理准备,并为制订更加切实可行的康复治疗计划提供客观依据。

**（五）评估康复投资的使用效率**

康复评定是评估或衡量康复医疗机构医疗质量与效率的一个重要手段,通过对一定时间内患者功能恢复程度进行评定,可以有效评估康复投资的使用效率,从而能不断去追寻用最短时间、最低费用消耗来获得最佳康复效果这一目标。

## 四、学习方法

康复评定是临床康复治疗的基础,对康复评定课程的学习,将贯穿于康复治疗技术专业课程全过程。作为基本理论与实践技能并重的一门专业核心课程,康复评定学习内容繁多,要严谨科学;要学好医学基础知识,如解剖学、生理学等;要重视基本理论和基本知识的学习与记忆;要注重基本技能训练,亲身实践体会各种评定方法。康复评定的服务对象为生理、心理受到伤害的功能障碍患者,要真正掌握好康复评定这门课程,需要树立全心全意为患者服务的态度。唯有如此,才能成为一名合格的康复评定技术工作者。

# 第二节　康复评定方法

为了更好地表达各种残损、残疾和残障,需要通过数据来显示评定结果,但是由于功能障碍的复杂性,康复评定尚无法完全采用数据定量形式来进行,根据评定目的与要求不同,应灵活采用多种方法进行评定。

## 一、评定方法分类

根据对评定对象功能障碍特性的评定是描述性的还是数量化的,可将康复评定方法分为定性评定和定量评定两类。

（一）定性评定

定性评定是一种从整体上分析描述并把握评定对象功能障碍特性的方法。它收集的是反映事物质的规律性的描述性资料，而非量的资料。主要解决患者"是不是"或"有没有"的问题。适用于个案分析和比较分析中的差异性描述。定性评定要将收集到的资料与事实比较，进行归纳和演绎、分析和综合处理，得出一些启示，抽象概括出概念和原理。其不仅可以从不同事物、事例中找出共同性特点，同时也可以研究发现事物的特殊性特点。定性评定易受到评定者和评定对象主观因素的干扰，从而使得评定结果具有一定的模糊性和不确定性。

康复工作中常用的定性评定包括观察法和调查法等。通过观察和调查，将获得的患者信息资料与正常人群表现特征进行归类对比分析，即可大致判断其是否存在功能障碍以及功能障碍的性质、范围、程度等。定性评定常作为一种筛查手段对患者进行初查，以找出问题。其优点在于检查不受场地限制，不需要高级仪器设备，评定用时较短等。因此，定性评定常常是定量评定的前期工作，为进一步定量评定限定范围，提高定量评定的针对性。

1. 观察法 观察法是评定者凭借感觉器官或其他辅助工具，对评定对象进行有目的、有计划考察的一种定性评定方法。可以在实际环境或人为环境中进行。观察法具有观察对象的自然性、观察的直接性和客观性等特点，但只能了解观察对象的表面情况，难以直接解释障碍发生的原因。肉眼观察存在观察时间不充分的不足，可以使用摄影设备记录观察内容，反复观察分析。观察法包括内部观察和外部观察。

（1）内部观察：是对心理、精神、性格、情绪、智能等方面的观察，主要通过言语和行动进行。

（2）外部观察：即身体观察，包括：①静态观察，也就是形态观察，如观察姿势与四肢位置等；②动态观察，也就是功能观察，如了解步行时是否存在异常步态等，要求在活动时进行观察；③局部观察，是以障碍部位为中心的观察；④全身观察，是通过对全身查看分析以了解局部障碍对全身所造成的影响的观察。

2. 调查法 调查法是以提出问题的形式收集评定对象有关资料的一种定性评定方法。其省时省力，能在较短时间内获取大量有关患者的第一手资料。调查方式包括问卷法和访谈法等。

（1）问卷法：是以书面形式收集评定对象资料的一种调查方法，为康复评定常用方法。问卷法可以设计为封闭式问卷和开放式问卷，封闭式问卷预先设计好固定的问题回答模式，方便将结果进行数量化处理；开放式问卷则允许对问题进行自由回答，不设置选择范围进行限制。问卷调查多用于情绪障碍诊断以及功能性活动能力评定。

（2）访谈法：是通过与患者及其家属等直接接触、交流的形式收集资料的一种调查方法。访谈法可以了解患者功能障碍的发生与持续时间、发展过程，以及障碍对日常生活、工作、学习的影响情况等大量资料，进而争取患者对治疗的支持与配合。

（二）定量评定

定量评定是一种通过测量等手段获得量的资料，并以数量化方式来分析说明评定对象功能障碍特性的评定方法。其能够更精确地定性，更科学地理清关系，揭示规律，把握本质，预测事物发展趋势。定量评定将障碍程度用数值来进行量化，所得结论客观准确,便于进行疗效比较。另外,通过对多个数据进行相关分析,可以更清楚地理解各种因素对某一特定障碍的影响,揭示其内在联系,从而正确指导康复治疗。基于此,在监测和提高康复医疗质量及判断康复疗效等方面,定量评定是最主要的手段。但是,定量评定多需要价格较高的高科技专用评定设备,评定操作需要专人培训后才能进行,这些因素也限制了定量评定在康复工作中的广泛应用。

1. 等级资料量化评定 是将定性评定中所描述的内容分等级赋予分值,进行量化分析的评定方法。通过等级赋分,定性资料可以以数字形式进行表达,显得更为直观、具体,便于比较不同患者之间的差异,以及同一患者功能障碍在不同时间内的变化情况。此评定操作简便,标准统一,是康复工作中最常用的评定方法。例如:徒手肌力检查采用六级分法(0~5 级),日常生活活动能力评定采用 Barthel 指数(0~15 分),功能独立性测量采用 FIM(1~7 分)等。等级资料量化评定法一般通过运用标准化量表来对患者功能进行评定。量表评定的有效性在很大程度上取决于量表的可靠性。在康复评定中应用较多的量表主要有以下几种:

(1)自评量表和他评量表:系根据评定方式来分类。自评量表又名客观量表,由评定对象对照量表项目和要求,自己选择符合自身情况的答案,如症状自评量表(SCL-90)、生活满意度指数(LSI)、自评抑郁量表(SDS)等。他评量表又称为主观量表,是由专业评定者根据自己对患者的观察和测量结果填表,是评定者对评定对象的主观评价,如徒手肌力检查(MMT)、Barthel 指数(BI)、功能独立性测量(FIM)等。

(2)等级量表和总结性量表:是以量表编排方式来分类。等级量表(ordinal scale)又称顺序量表,是按某种标志将功能排成顺序,采用数字或字母对功能状况进行分级,得出结论。即把对功能状况的检查评定结果按 1、2、3、4 或 A、B、C、D 等进行分级,如标准的徒手肌力检查六级分法就是典型的等级量表评定。等级量表可以对功能特征进行一定程度的度量,但不能确切地将等级间隔合理划分,评定结果比较粗糙。总结性量表(summary scale)又称累加性量表,其包含一系列技能或功能活动内容,根据评定对象完成这些活动时的表现,对每一项技能或功能活动进行评分,然后汇总得分情况,从而归纳出某种结论。总结性量表能数量化地反映患者功能障碍水平和特点。功能状况以占总分比例表示,如 Barthel 指数总分 100 分,65/100 提示患者基础性日常生活活动基本不需要帮助。由于相同总分可以从不同评分点获得,总结性量表可能将不同患者之间功能活动的潜在性差异掩盖。

(3)五类功能量表:是根据量表内容分类。包括:①运动功能量表,如 Rivermead 运动指数、Fugl-Meyer 运动量表等;②言语功能量表,如 Frenchay 构音障碍评定法、Boston 诊断性失语检查等;③心理精神量表,如焦虑自评量表(SAS)、汉密尔顿抑郁评定量表(HAMD)等;④生活自理能力量表,如 Barthel 指数(BI)、功能独立性测量(FIM)等;⑤社会功能量表,如生活满意度评定量表(LSR)、家庭功能评定量表(FAD)等。

2. 计量资料量化评定 是通过测量获得量化资料,进行量化结果分析的评定方法。量化评定计量资料数据一般用度量衡单位表示,如残肢长度、周径或步幅、步长等以厘米(cm)表示,关节活动度以度(°)表示,等速运动肌力检查以牛顿·米(N·m)来表示。计量资料量化评定常需借助仪器设备来对患者某一功能性变量进行直接测量,通过数据记录反映其功能状况,如使用尺子测得肢体长度、通过量角器测得关节活

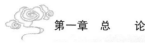
动度等。运用仪器设备进行量化评定能够将功能状况精确量化,通过检查条件控制,既能获得客观数据,又能探究障碍产生原因。这种评定方法主要用于器官或系统损伤引起的功能障碍检查,如等速运动肌力测定、步态分析、静态与动态平衡功能评定、心肺运动负荷测验等。

## 二、评定方法质量控制

康复评定能否达到预期目的和效果,常取决于对评定方法的相关质量控制。

### (一)评定方法的信度、效度、敏感度

康复评定技术和设备必须具有实用性和科学性才能应用于实践工作中。实用性要求其具有临床价值,能被评定者和评定对象双方接受;科学性要求其信度、效度好,敏感度高。信度、效度与敏感度是考察评定方法优劣的重要指标。

1. 信度(reliability) 信度又称可靠性,是指一种评定方法的稳定性和可重复性。用以反映相同条件下重复测试结果的近似程度。评定方法可信程度用信度相关系数表示,系数越大说明可信程度越高,评定结果越可靠、越稳定。信度高低取决于评定选用指标是否适当、测量方法是否正确、评估分级是否合理等。信度包括组内信度和组间信度。

(1)组内信度:指同一评定者对同一评定对象在不同时期反复评定的一致性。组内信度检验的是时间间隔对评定结果稳定性的影响,两次测定相距时间不能过长,若该时段内评定对象情况相对稳定,间隔一般可以是1~2周,若患者功能特征随时间流逝而迅速变化,这个间隔应相应缩短。若每次评定结果虽有不同,但相差不太大,信度相关系数达0.9,定量资料有90%的重复性,提示评定结果可靠,具有参考价值。

(2)组间信度:指多个评定者对同一评定对象评定的一致性。通常是让评定对象进行活动,多个评定者同时现场独立进行评定,或是将评定对象的活动录影,重放后让多个评定者独立对患者进行评定。信度相关系数在0.8以上,提示评定结果可靠,具有参考价值。

2. 效度(validity) 效度又称有效性,是指一种评定方法的评定结果与其评定目的的符合程度。效度越高,评定结果越能反映出评定对象功能障碍的真正特征。不同评定方法用于不同目的,其有效性随之变化,在进行评定时,应根据评定独特目的选用适当效度的评定方法。康复评定方法效度指标有多种,不同指标得出的结果反映评定方法效度的不同方面。

(1)标准效度(criteria validity):指评定中测量结果与标准测量结果之间的接近程度。标准测量作为一种参考标准即所谓效标,通常是用一公认的、比较可靠或权威的测量结果来表示。标准效度用测量结果和标准测量结果之间的相关系数来表示。在康复评定中,将新提出的评定方法的评定结果和用标准测量得出的结果进行比较,通过分析它们之间的相关性,了解新评定方法效度,从而使之易于理解和接受。

(2)建构效度(construct validity):是指所设计评定方法的评定结果与预期假设之间的一致性程度。其反映的是评定结果能够依据某种理论框架加以解释的程度,表明了在多大程度上设计评定方法的结构能够作为所期望评定内容在结构上的替代物。它是通过理论假设相比较来检验的,是效度的理论形式。建构效度分为汇聚效度和区分效度。汇聚效度(convergent validity)检验理论基础相同或相近的两种评定方法之

间的相关程度,相关性高提示汇聚效度高。区分效度(discriminate validity)则检验不具有共同或相关理论基础的两种评定方法之间的相关程度,相关性低提示区分效度高。

（3）内容效度(content validity)：指评定中测量内容反映某一主题的程度。是说明评定中所选项目是否具有准确性、代表性和真实性的指标,旨在系统检查测量内容的适当性。内容效度实质上是判断两个问题：①所选评定方法测量内容是否正是评定者所想要测量的内容；②所选评定测量方法是否提供了有关测量内容的适当样本。例如：设计问卷时研究者必须遵循有关理论框架,收集所有相关问题与参数,从中选择能够完整涵盖所界定研究范围的问题,这样才能使问卷具有充分的内容效度。内容效度高低主要由专业人员采用逻辑分析方法进行判断,没有量化指标。

对一种评定方法进行效度考察,首选标准效度检验,如无适当参考标准,可选用建构效度检验,若仍无参照标准,则采用内容效度检验。

3. 敏感度  敏感度又称反应度,指评定对象功能状况变化时,评定方法的评定结果对此变化做出反应的敏感程度。敏感度反映的是在变化状况下,该评定方法的应变性。通常以一种评定方法对患者在康复治疗前后分别进行测量评定,对两次评定测量数据应用统计学方法处理,判断是否具有统计学意义,从而检验评定方法的敏感度。

（二）评定方法选择

评定技术和设备性能特点直接影响测量评定质量。评定方法种类繁多,不同评定方法各有侧重,并与特定治疗方法有着密切联系,这就要求在评定实践中需要比较各种评定方法的异同与优劣,最终选择适当的评定方法进行评定。评定方法选择一般应遵循以下原则。

1. 选择信度、效度高的评定方法  在满足评定目的的情况下,尽量选择信度、效度水平高的评定方法。比如选用国际通用、标准化的评定方法。具体可以通过查阅文献了解特定评定方法的信度与效度情况；或者首先直接对其进行信度、效度检验,确认是否选用。

2. 根据障碍专科特点选择评定方法  相似的障碍由于病因等不同,表现出相应专科特点,应根据各自障碍诊断的特点选择科学合理的评定方法。如瘫痪,中枢性与周围性就有不同特点。

3. 结合评定目的选择评定方法  评定方法应服务于评定目的。如门诊检查仅需要对评定对象障碍的范围、程度、性质及治疗方向作判断时,可选择简单、快捷、敏感且定性好的筛查评定方法；当要深入了解评定对象的障碍水平,制订或修改治疗方案,则应选择特异性较强、精确度和灵敏度较高、量化的评定方法。

4. 结合训练方法选择评定方法  很多评定方法与治疗方法关系密切,应选择与训练方法一致的评定方法,避免导致康复评定与康复训练脱节。

5. 结合实际条件选择评定方法  在进行某项具体功能评定时,要根据本单位现实条件选择评定方法。如肌力评定,既有徒手肌力评定,也有使用设备的肌力评定。

（三）评定时间选择

定期进行评定和召开评定会是康复评定的重要工作。实施康复评定需要把握好时间因素,主要包括何时开始评定、何时再次评定与何时结束评定等。根据时间不同,将康复评定分为初期评定、中期评定、末期评定及随访。

1. 初期评定 初期评定指首次对患者进行的评定。无论是急性期还是恢复期患者,均应尽快进行功能评定,一般在患者来诊时或入院后即进行。其目的是发现和确定患者存在的功能障碍点、障碍水平以及患者的需求,为制订康复治疗计划与方案提供依据;也为中期、末期评定疗效提供客观指标。

2. 中期评定 中期评定指在康复治疗计划实施过程中,根据治疗和训练进展情况定期进行的再评定。一般在患者住院时进行中期评定或根据患者康复进展情况组织多次评定。评定过程和初期评定相同,但重点目的在于检讨康复治疗计划的执行情况和康复治疗效果,为进一步修订或补充康复治疗计划提供依据。

3. 末期评定 末期评定指康复计划实施完毕时进行的总结性评定。一般在患者出院前、治疗结束时进行。其目的是与初期评定进行比较以判定疗效,提出出院总结,对遗留问题提出进一步的解决方法和建议。

4. 随访 随访指针对出院后回归社区、家庭的患者进行的跟踪评定与了解。其目的是了解患者的功能和能力状况,即是否仍保持着已经获得的进步抑或是退步了、是否需要进一步治疗等。随访评定的患者多为治疗进步缓慢而不需要接受常规康复治疗者。随访可以 2~3 个月或者半年,甚至一年进行一次。

在实施和完成康复评定的基础上可以召开评定会。评定会针对具体患者的问题与康复治疗计划进行讨论和决策,在评定会上通过沟通、讨论,使康复小组各专业成员对患者情况全面了解,有助于专业之间的协调与合作,全面提高康复效果。

**知识链接**

**评定会的人员组成**

评定会一般由康复医师召集物理治疗师、作业治疗师、言语治疗师、心理治疗师、康复工程师、康复护师、社会工作者等组成的康复小组举行,通常在每次评定过程结束后进行。

## 第三节 康复评定流程

康复评定工作流程一般可以概括为收集资料、分析研究、制订康复目标与计划三个阶段。另外,康复小组定期召开评定会也是康复评定过程中的重要内容。

### 一、收集资料

收集资料包括了解患者病史,对患者进行检查与测量等。

#### (一)采集病史

采集病史主要包括主诉、现病史、功能史、既往史、患者概况和家族史等。另外,还要注意了解患者的康复目标和期望等。在康复评定中,一般通过与患者及其家属交流来采集病史。

1. 主诉 主诉是患者通过语言表达的最主要问题。常常是以症状为表现的损伤,或者是残疾或残障的前期表现,预示着某种或某一组疾病。比如:货车司机诉说自己不能爬上货车,不仅提示其患有神经肌肉或骨科疾患,也表明其因该疾病导致了工作能力的丧失。

2. 现病史 现病史指患者病后的全过程,即病患发生、发展、演变和诊治的过程。对现病史的了解主要包括以下内容:

(1)起病情况和发病时间:每种疾病都有其起病或发作特点,对其进行了解有助于探索病因及与其他疾病鉴别。

(2)主要症状特点:包括症状出现的部位、性质、程度及持续时间,加剧或缓解的影响因素等。

(3)病因和诱因:包括外伤、中毒、感染等病因,以及气候变化、环境改变、情绪、起居饮食失调等诱因。应尽可能了解与本次疾病或功能障碍有关的病因和诱因。

(4)病情发展和演变:包括主要症状的变化及新症状的出现等。

(5)诊治经过:包括已进行的检查、用药情况及康复治疗内容和结果等。

(6)一般情况:包括了解患者病后精神、体力、饮食、睡眠、大小便情况等,还应包含左利手或右利手情况。

3. 功能史 功能史指患者病后功能或能力的变化情况。了解功能史,可以区分疾病导致功能障碍的类型与状况,确定残存能力。首先是日常生活活动能力的了解,包括交流能力、进食能力、自我修饰能力、洗澡能力、如厕能力、穿衣能力、床上活动能力、自我转移能力、运动能力等。

4. 既往史 既往史指患者过去的疾病、外伤和健康状况。了解既往史便于确认患者发病前的基础功能水平。包括既往的全身情况、头颈部情况以及呼吸、心血管、消化、泌尿生殖、神经、肌肉骨骼等系统情况。

5. 患者概况 患者概况包括患者的一般情况及个人史、社会史、职业史等。

(1)个人史:主要了解患者的休闲习惯,以利于制订帮助患者独立重返社会的康复措施;了解患者饮食习惯、特殊食物及其准备食物的能力,以通过食物调控来促进康复疗效;了解药物及酒精、尼古丁使用情况,通过识别这类药物的滥用与依赖性情况,以利于帮助患者改变不良行为。

(2)社会史:一个人的灾难性疾病常会对其他家庭成员造成巨大压力。因此,需要了解患者婚姻状况及每个家庭成员的角色,确定是否有其他家庭成员住在附近,了解家庭成员照顾患者的参与意愿、照顾患者的能力以及有关他们的工作或学习计划,确定其潜在的可获得性。另外,要考察患者家居情况,了解其建筑障碍物情况(如阶梯数量、坡道情况等),确定其自有或租用性质,考察家居位置及与康复机构的距离等。

(3)职业史:能提示患者将来职业的兴趣类型和要求、资质以及适合患者的技能测试和职业咨询。主要了解患者教育和培训情况、工作史、经济状况等。

6. 家族史 通过了解家族史可以确定家族遗传性疾病,测定患者家庭支持系统的人员健康状况,以帮助制订患者出院后进一步康复计划。

 课堂互动

右侧肢体偏瘫5月余。这个主诉是否正确,为什么?

（二）检查测量

了解患者的病史情况后，还要对全身情况进行检查测量，从而对患者的伤病和障碍情况进行科学、客观地了解。康复检查与测量包括了一般临床检查和测量的全部项目，通常以神经科和骨科检查最为重要。康复检查的范围有一般情况与生命体征、皮肤与淋巴、头、眼、耳、鼻、口腔与咽喉、颈、胸、心脏与外周血管系统、腹、泌尿生殖系统与直肠、肌肉骨骼系统、神经系统。康复检查通过视、触、叩、听，可以寻找进一步支持和形成诊断的依据，帮助建立诊断；还可以通过获得体检结果以确定疾病引发的残疾和残障，确定残存的躯体、心理和智力上的能力，并以此作为功能独立性重建基础。为确保结果的准确性，检查测量应注意：①要消除患者及家属顾虑，争取积极配合；②要有目的性，根据需要选择相应的检查测量项目；③检查测量手法准确、方便，每次评定时间不能过长，避免引起患者疲劳和疼痛；④检查测量尽量由同一位评定者进行；⑤明确检查条件、姿势、肢位、运动基点、运动平面和轴线等。

## 二、分析研究

分析研究是将采集的病史资料和检查测量结果进行科学地综合、比较、分析和解释的过程，是评定过程的重要内容。

（一）确定障碍并分析障碍产生的原因

对收集到的资料进行归纳和分类整理，确定患者存在的问题，了解当前存在问题的严重性与复杂性、多部位或多系统受累的可能性，以及原有疾病的状况与目前的稳定性等。并将问题分为功能障碍、能力障碍及社会因素障碍三类。然后进一步分析和确定障碍发生的原因。主要从两个层面进行分析：

1. 分析功能障碍原因 某一种功能障碍可以由多种因素引起，确定哪些因素是引起某种特定障碍的主要原因，理解症状、体征与障碍之间的内在联系，对其采取对因治疗、制订治疗方案具有重要指导意义。当因果关系不是很清楚时，可以采用试验性治疗来证实或否认临床分析，并通过复查评定来观察疗效以确定是否需要重新整理临床分析思路。

2. 分析功能性活动能力障碍原因 人体完成各种功能性活动需要多系统功能的整合，故而，相关组织、器官或系统的功能损伤都将可能影响到日常生活活动。多种病理损害可引起某一种日常生活活动能力障碍。如类风湿关节炎患者不能正常用筷子进食，可以是因为手指关节挛缩导致，也可以仅仅是因关节急性炎症引起。反过来，一种功能障碍可以影响到多种日常生活活动的完成。如手指因关节挛缩而产生了抓握功能障碍，则患者进食、书写、系扣、梳洗等多种日常生活活动能力均受到影响。

（二）确定残存功能或能力

在确定障碍并分析障碍产生的原因后，还要通过分析检查测量结果，确定患者残存有哪些功能或能力。在康复治疗中，既要进行功能或能力的恢复训练，也需要提高患者的这些残存功能或能力。

（三）得出障碍学诊断

障碍学诊断是阐明细胞、组织、器官、系统水平的异常对系统（特别是运动系统）和作为社会人整体功能水平影响的诊断。其是在采集病史、进行各种检查测量并了解临床诊断的基础上，判断障碍本质和确定障碍名称。障碍学诊断不同于临床诊断，两者的区别见表1-7。

表1-7 障碍学诊断与临床诊断的区别

| 区别点 | 障碍学诊断 | 临床诊断 |
|---|---|---|
| 性质 | 诊断细胞、组织、器官、系统水平的异常对系统和人的整体功能水平的影响 | 诊断疾病或细胞、组织、器官、系统水平的异常 |
| 目的 | 确定患者障碍程度、制订功能障碍康复方案 | 确定疾病种类、制订疾病治疗方案 |
| 种类 | 功能缺损障碍诊断、功能性活动能力障碍诊断、社会性不利因素障碍诊断 | 病因诊断、病理解剖诊断、病理生理诊断 |
| 对象 | 需要康复的功能障碍者 | 疾病或外伤者 |

障碍学诊断在明确障碍种类之外,还应尽可能对当前障碍程度及预后给予评定。障碍学诊断是正确制订康复治疗计划的基础,在康复诊疗中要求尽早确定诊断以便及时治疗。

### 三、制订康复治疗计划

障碍学诊断确立后,患者障碍所在、程度与预后得到明确,这就为给患者设定适宜的远期与近期康复目标提供了可能,并可在此基础上选择和制订适当的康复治疗计划。

（一）康复治疗计划的内容与作用

康复治疗计划是给特定的功能障碍患者制订的个性化康复目标和具体的康复方案。一个完整的康复治疗计划包括诊断、主要的功能障碍、康复目标、具体康复措施（治疗部位、方法、时间、频度等）及治疗过程中的注意事项等。

康复治疗计划让康复小组成员统一治疗目标和手段而不至于互相误解。由于康复治疗计划给出的治疗方法仅为原则性的,康复治疗师仍然可以充分发挥自己的专业技能,以适宜手段和方法来获得好的康复疗效。

康复治疗计划也是医患双方及其他专业人员检验预后和预期结果的工具。康复治疗计划不必一成不变,应根据康复目标的完成情况进行动态调整,可以产生和确定新目标,也可以删除不必要或不可能的目标。

（二）康复治疗计划的制订方法

1. 设定康复目标 康复目标包括远期目标和近期目标。远期目标是在康复治疗结束时所期望的功能活动水平;近期目标则是实现远期目标的一个个阶段性目标,是实现远期目标的基础和具体步骤。随着康复进展,新的近期目标不断出现并被实现,这样逐步接近并最终实现远期目标。

由于患者年龄、职业、文化背景、经济状况的不同,其康复要求也不相同,应根据患者具体情况制订个性化康复目标。康复目标模糊和不准确可能使得康复治疗发生错误,因此,一个拟实施的康复目标应包括:①有可测量的结果;②可用具体方法进行检查;③有目标实现的预期时间。

2. 制订康复治疗和训练方案 康复目标制订后,便是选择为达到康复目标所需的治疗手段,安排适当的治疗量,并提出注意事项。

康复治疗和训练方案可以通过表格或处方等形式表达。无论是表格还是处方,通常都应包括:①患者一般情况,如姓名、性别、年龄、住院号、病区、病室、床号等;②疾病诊断和残疾状态;③病史和康复评定摘要;④康复目标;⑤治疗安排,包括治疗训练的手段、部位、剂量和参数、频度、总次数、所需设备等;⑥注意事项,包括为保障患者安全所需的检测,妨碍治疗或治疗禁忌的疾病与问题;⑦方案制订者的签名和日期。

常用的康复治疗训练手段涉及中国传统康复治疗(the rehabilitation of Traditional Chinese Medicine)、物理治疗(physical therapy,PT)、作业治疗(occupational therapy,OT)、言语治疗(speech therapy,ST)、心理治疗(psychotherapy)、康复工程(rehabilitation engineering)及其他疗法,如药物与手术等。

(孙 权)

### 复习思考题

1. 简述康复评定的概念。
2. 论述康复评定方法的分类与质量控制。
3. 简述康复评定流程。
4. 简述障碍学诊断与临床诊断的区别。
5. 简述如何拟订康复治疗和训练方案。

# 第二章

# 生命体征评定

 **学习要点**

生命体征评定内容;生命体征评定方法;生命体征评定的注意事项。

## 第一节 概　述

### 一、基本概念

生命体征包括体温、脉搏、呼吸和血压,它们是机体生理状况的重要指征,可以反映身体内部组织器官的功能。当机体生理状况发生变化时,生命体征也随之发生改变。影响生命体征评定结果的因素较多,如昼夜节律、运动、年龄、性别、代谢状况、疼痛、用药等。

生命体征评定是体格检查的重要组成部分,其测量结果可以帮助康复治疗师了解患者当前的功能状态、判断运动量、协助制订康复治疗计划以及判断康复治疗疗效。

### 二、生命体征评定内容

（一）体温

体温是指机体深部的平均温度,表示身体产热和散热的平衡。人体体温保持相对恒定,不会随外部环境改变而变化。

1. **体温调节系统**　机体通过体温调节系统保持体温相对恒定,从而维持体内细胞和组织器官的正常功能。体温调节系统主要包括温度感受器、体温调节中枢和效应器三个部分。

（1）温度感受器:温度信息通过外周温度感受器或中枢温度感受器传到体温调节中枢。外周温度感受器主要分布于皮肤表面的神经末梢,分为冷觉感受器和温觉感受器。中枢温度感受器位于脊髓、延髓、脑干网状结构及下丘脑中。

（2）体温调节中枢:视前区-下丘脑前部是体温调节的基本中枢,协调产热与散热平衡,维持体温稳定。健康人体温被精确调节在 37℃（即调定点温度）。当体温低于调定点温度时,温度信息通过传入神经输送到下丘脑体温调节中枢,经中枢整合后调节产热反应,使体温升高。当体温高于调定点温度时,机体散热,使体温降低。通过影响效应器,下丘脑体温调节中枢在产热与散热之间达到精确平衡。

(3)效应器:效应器的作用是增加或降低机体产热。主要包括皮肤血管的舒缩反应、分泌内分泌激素调节代谢率、骨骼肌反应(寒战)、汗腺分泌等。

2. 产热与散热机制 当体温升高时,身体通过激活体温调节系统,主要以辐射、传导、对流、蒸发四种方式散热。辐射是通过电磁波的形式将热量转移到周围。传导是通过液体、固体或气体使热量从一个物体转移到另一个物体,需要两个物体直接接触。对流是热量通过空气或液体的运动来转移。蒸发是指液体转变为蒸气的散热方式,通常经过呼吸道或皮肤出汗来散热。

当体温降低时,寒冷信息传入下丘脑后激活交感神经,使全身皮肤血管收缩,血流量减少,从而减少向周围散热;减少汗腺活动,控制热量散发;骨骼肌活动频率加快,出现寒战,增加产热量。另外,激素的调节作用也增加产热。

3. 正常和异常体温 正常成人清晨安静状态下的腋窝温度为 36~37℃,口腔温度为 36.3~37.2℃。体温超过正常范围均为异常体温。

(1)体温升高:体温升高又称为发热,是指致热原直接作用于体温调节中枢,体温中枢功能紊乱,或各种原因引起产热过多、散热减少,导致体温升高超过正常范围。发热的过程分为体温上升期、高热期、体温下降期三个阶段。根据体温情况,发热可分为:低热(37.3~38℃)、中等热(38.1~39℃)、高热(39.1~41℃)、超高热(41℃以上)。发热的临床表现随病因而异,主要症状有:一般不适感、头痛、脉搏增加、呼吸加快、畏寒、寒战、食欲差等;5 岁以下儿童持续高热后,容易出现意识混乱、抽搐或昏迷,可能与体温调节中枢发育不完善有关。

(2)体温过低:体温过低是指暴露于低温环境时,机体代谢率降低,导致体温下降。体温低于 34.4℃时,体温调节中枢功能会严重受损;体温低于 29.4℃时,体温调节中枢功能丧失。体温过低的主要症状包括:皮肤苍白、脉搏减慢、发绀、皮肤感觉低下、反应迟钝、昏睡或昏迷。如延误治疗,可导致死亡。

4. 影响体温的因素 不同个体间的正常体温略有差异,并因机体内、外环境因素的影响而稍有波动。

(1)昼夜节律:正常体温在一天内发生规律性变化,清晨体温最低,午后体温最高,体温波动一般不超过 1℃。

(2)年龄:儿童因体温调节系统发育未完善,体温高于成人,且易受外界温度影响。老人皮下组织减少、活动减少、饮食减少、代谢率下降,故体温降低。

(3)性别:女性基础体温随月经周期发生波动,排卵期体温会增加 0.3~0.5℃,体温升高直至月经期,而后降至正常。妊娠期机体代谢增加,体温升高约 0.5℃,产后体温恢复正常。

(4)运动:运动时肌肉收缩可使产热增加,剧烈运动时由于增加代谢率会明显升高体温。体温增加与运动负荷有关。

(5)外部环境:外部环境温度升高,体温会相应升高,如暑热天气机体不能及时散热,易致中暑。外部环境温度降低,体温会相应降低。

(6)其他:情绪激动、精神紧张、进食、测量位置等因素可使体温波动。

（二）脉搏

脉搏是左心室收缩时动脉内血波动在血管壁的体现。脉搏在一定程度上反映了循环系统的功能状态（如心率、心收缩力、动脉管壁弹性等），也可间接反映机体功能状态。

1. 正常和异常脉搏　检查脉搏应注意脉搏的脉率、脉律、强弱、波形等。

（1）脉率：指每分钟心跳的次数，正常成人在安静状态下脉率与心率一致，为每分钟60~100次。病理情况下，脉搏可加快（大于100次/分）或减慢（小于60次/分），脉搏增快常见于发热、贫血、疼痛、甲状腺功能亢进、心力衰竭等；脉搏减慢可见于伤寒、甲状腺功能减退、病态窦房结综合征或服用某些药物（如普萘洛尔、地高辛等）后；另外，某些心律失常（如心房颤动），其脉率少于心率，这种现象也称为脉搏短绌。

（2）脉律：指心脏搏动之间的间歇，是心脏搏动节律的表现。正常人脉律规整，心搏之间的间歇相等。心律失常时，脉律会出现不规整，如心房颤动时脉律完全无规律，Ⅱ°房室传导阻滞时心房激动不能下传心室，出现脉搏脱落，脉律不规则，又称脱落脉。

（3）强弱：脉搏强弱与每次心室收缩时流经动脉的血流量有关。血流量大时脉搏增强，称为洪脉，多见于发热、甲状腺功能亢进、主动脉瓣关闭不全等；血流量减少时脉搏减弱，称为细脉，见于休克、心力衰竭、主动脉瓣狭窄等。

（4）波形：正常脉搏波形包括升支、波峰、降支，其特点为：升支陡直，降支较平缓，降支上有一切迹，继之一小的波峰。病理情况下，脉搏波形会出现改变，如重搏脉表现为脉搏降支后的小波峰增大，可被触及，即收缩期和舒张期各触及一次脉搏，多见于伤寒、长期发热；交替脉表现为节律正常而强弱交替出现的脉搏，见于高血压心脏病、急性心肌梗死、主动脉瓣关闭不全等（图2-1）。

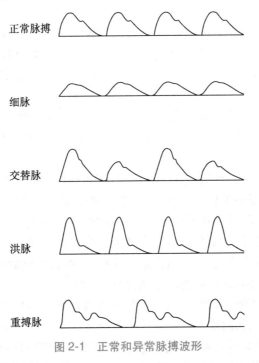

图2-1　正常和异常脉搏波形

2. 影响脉搏的因素　影响心率和心排血量的因素均可影响脉搏。

（1）年龄：随着年龄的增加，脉率逐渐降低。胎儿脉率为 120~160 次/分，新生儿脉率为 70~170 次/分，平均为 120 次/分，老年人脉率为 55~60 次/分。

（2）性别：女性脉率稍高于男性。

（3）运动：运动时骨骼肌耗氧量增加，毛细血管开放增多，心率加快以便更多血液流入肌肉。所以，运动量增加时脉率加快。

（4）其他：进食、发热、情绪紧张激动、血压增高等因素均可影响脉率。

（三）呼吸

呼吸是指空气通过鼻腔和咽部进入体内，经鼻咽部过滤、湿润、温暖后，再经过喉、气管、支气管、细支气管，最终到达终末细支气管、肺泡，进行气体交换的过程。吸气过程主要通过膈肌和肋间外肌收缩完成，吸气肌收缩时，膈肌下降，肋间外肌上提肋骨，胸骨向上、向外，胸腔容积增大。平常状态下，呼气为被动过程，吸气肌放松时，肋骨、胸骨回到原来位置，肺回缩；用力呼吸时，呼气为主动过程，肋间内肌和腹壁肌收缩，肋骨、胸骨下移，膈肌上抬，胸腔容积减小。

1. 呼吸调节机制　呼吸调节是一个复杂的过程，由位于延髓腹外侧的呼吸中枢控制，也有化学因素及心血管系统的参与。呼吸肌由运动神经控制，呼吸中枢控制呼吸的速度和深度。

（1）化学因素调节：化学感受器分为中枢性和外周性化学感受器。中枢性化学感受器位于延髓腹外侧，对动脉血二氧化碳和氢离子浓度的改变敏感，二氧化碳和氢离子浓度增加则刺激呼吸增加。外周性化学感受器位于颈动脉体和主动脉体，对动脉血氧分压敏感，当动脉血氧分压降低至 60mmHg（正常范围为 90~100mmHg）以下时，冲动传入呼吸中枢，刺激呼吸肌运动神经元增加潮气量，或增加呼吸速度，使呼吸加深加快。

（2）反射性调节：保护性牵张反射也影响呼吸，牵张感受器通过进入肺内的空气量来调节呼吸。在牵张过度时，牵张感受器发出冲动至呼吸中枢以阻止进一步吸气。

2. 正常和异常呼吸　正常人静息状态下呼吸运动稳定、节律均匀，成人的呼吸频率为 16~18 次/分，呼吸与脉搏之比为 1∶4。

（1）呼吸频率异常：呼吸频率高于 24 次/分时称呼吸过速，见于发热、贫血、疼痛、甲状腺功能亢进等；呼吸频率低于 12 次/分时称呼吸过缓，见于颅内压增高、镇静剂或麻醉剂过量等。

（2）呼吸深度异常：浅快呼吸见于胸膜炎、腹水、呼吸肌麻痹、肥胖等；深快呼吸见于代谢性酸中毒、糖尿病酮症酸中毒、情绪紧张激动、剧烈运动等。

（3）呼吸节律异常：呼吸由浅慢逐渐变为深快，再由深快变为浅慢，随后出现一段呼吸暂停，然后又开始以上变化的周期性呼吸称为潮式呼吸，见于脑炎、脑膜炎、巴比妥中毒等。有规律呼吸几次后，突然停止一段时间，然后又开始呼吸称为间停呼吸，多见于中枢神经系统疾病，常在临终时出现，预后不良。

3. 影响呼吸的因素　年龄、身高、运动、体型等因素均可以影响呼吸，代谢率增加会引起呼吸速度加快，代谢率降低则呼吸速度减慢。

（1）年龄：随年龄增长呼吸减慢，新生儿呼吸频率为 30~60 次/分，成人为 16~18 次/分。但老年人因肺弹性和气体交换效率降低，其呼吸频率增加。

（2）性别：男性肺活量大于女性，成人肺活量大于未成年人。

（3）运动：运动时，呼吸频率和深度随氧耗量及二氧化碳产生量的增加而增加。

（4）体型：瘦高体型人的肺活量大于肥胖体型人。

（5）体位：俯卧位易造成胸部压迫和胸内血流量增加而限制肺容积增大。

## （四）血压

血压指血液对动脉血管壁的压力。心室收缩时，主动脉压升高，在收缩中期达到最高值，称为收缩压；心室舒张时，主动脉压下降，在舒张末期达到最低值，称为舒张压；收缩压与舒张压之差称为脉压。

1. **血压调节机制**　血压主要由心血管运动中枢调节，也受体液调节影响。安静状态时，心血管运动中枢产生低频冲动至交感缩血管纤维，使血管平滑肌保持一定收缩度。心血管运动中枢通过接收动脉压力感受器和化学感受器传入的冲动来调节血压。动脉压力感受器是位于颈动脉窦与主动脉弓血管外膜下的感觉神经末梢，感受血管壁的机械牵张程度，血压升高时，动脉压力感受器传入的神经冲动增加，心血管运动中枢产生冲动增多，使迷走神经紧张度增高，交感神经和交感缩血管纤维紧张度减弱，导致心率减慢，心排血量减少，外周血管阻力降低，故血压下降。当血压下降时，动脉压力感受器传入的神经冲动减少，迷走神经紧张度减弱，交感神经和交感缩血管纤维紧张度增强，致心率增快，心排血量增加，外周血管阻力增高，使血压回升。化学感受器位于颈总动脉分叉处和主动脉弓，主要感受血液中某些化学成分变化（如缺氧、二氧化碳分压过高、氢离子浓度过高等），化学感受器受到刺激后，感觉冲动传至延髓心血管运动中枢和呼吸运动中枢，使呼吸加深加快，从而改变心率、心排血量和血管紧张度。

2. **正常和异常血压**　成人安静状态下的标准血压范围为：收缩压 $90 \sim 140$ mmHg，舒张压 $60 \sim 90$ mmHg，脉压为 $30 \sim 40$ mmHg。

（1）高血压：收缩压大于 140mmHg 或舒张压大于 90mmHg 时称为高血压。临床分原发性高血压和继发性高血压两大类，症状主要包括：头晕、头痛、烦躁、恶心、呕吐及心、脑、肾等器官损害。

（2）低血压：收缩压小于 90mmHg 或舒张压小于 60mmHg 时称为低血压。低血压多见于休克、心肌梗死、心力衰竭、肾上腺皮质功能减退等，症状主要包括：面色苍白、烦躁不安、皮肤湿冷、脉细而快、晕厥。

（3）脉压异常：脉压大于 40mmHg 称脉压增大，多见于主动脉瓣关闭不全、动脉导管未闭、甲状腺功能亢进等。脉压小于 30mmHg 称脉压减小，多见于主动脉瓣狭窄、心包积液、低血压、心力衰竭等。

3. **影响血压的因素**　血流量、血管直径、血管壁弹性、心排血量、运动、年龄等因素均可影响血压。

（1）血流量：体内循环血量增加（如输血）可使血压升高，循环血量减少（如出血）则使血压降低。

（2）血管直径与弹性：血管直径大小和血管壁弹性会影响外周血管阻力，血管壁的收缩或扩张会引起外周阻力的增加或降低。在心排血量不变而外周阻力加大时，舒张压明显升高，收缩压升高则不如舒张压明显，故脉压相应变小；当心排血量不变而外周阻力减小时，舒张压的降低比收缩压降低明显，脉压增大。一般情况下，舒张压的高低主要反映外周阻力的变化。

（3）心排血量：当外周阻力不变时，心排血量增加则血压升高，且以收缩压升高为主，故脉压增大；反之，心排血量减少则血压降低，主要表现为收缩压降低，脉压变小。一般情况下，收缩压的高低主要反映心排血量的变化。

（4）运动：运动时心排血量增加，导致血压升高。

（5）年龄：正常人血压随年龄增长而升高，17～18岁时达到成人血压。老年人动脉管壁硬化、血管弹性降低，因而收缩压明显升高，舒张压明显降低，脉压增大。

（6）其他：情绪紧张激动、测试位置变化等因素都会影响血压。

### 课堂互动

百米短跑后血压、呼吸会如何变化？休息片刻后又恢复正常，其各自调节机制是什么？

## 第二节　生命体征评定方法

生命体征的评定方法较多，其中，体温和血压的测量需要相应仪器（如体温计、血压计），脉搏和呼吸检查不需仪器，测量方便。治疗师应熟练掌握体温、脉搏、呼吸、血压的测量方法，明确生命体征变化在康复治疗中的意义。

### 一、体温

#### （一）体温测量

体温测量有腋测法、口测法和肛测法，康复临床一般采用前两种方法。

1. 腋测法　将体温计水银柱甩到35℃以下。在确保患者舒适的前提下，充分暴露腋窝，将腋下汗渍擦干（汗液会使体温降低）。再将体温计头部放于腋窝深处，患者上臂夹紧，静置10分钟后取出读数。

2. 口测法　将消毒后的体温计水银柱甩到35℃以下。在确保患者舒适的前提下，再将体温计头部放入患者舌下，嘱其紧闭口唇、不要说话、不能移动体温计，放置5分钟后取出读数。

测量体温视频

### 知识链接

#### 如何读取体温计

体温计读数时应一手平稳拿住体温计尾端，将体温计水平对着光亮处，观察水银刻度的位置。不要用手抓握体温计头部，以免影响测量结果。

#### （二）康复训练注意事项

康复训练室内应装配空调设备，控制好室温，以避免外界温度对患者体温的影响。发热患者体温超过38℃，禁忌进行康复训练，体温恢复正常2～3天后，一般情况良好，可恢复训练。低热患者体温低于38℃，应注意减少训练强度，训练时密切观察体温情况。

## 二、脉搏

### （一）脉搏测量

测量脉搏一般取位置表浅的桡动脉,特殊情况下,也可检查颈动脉、颞动脉、肱动脉、股动脉、足背动脉。测量时,检查者并拢示指、中指和环指,将三指指腹置于患者腕部桡动脉处,仔细感觉脉搏搏动不少于 30 秒钟,以体会其脉搏的速率、节律、强弱、波形等情况。应注意两侧触诊对比,正常人两侧差异很小,在某些疾病时,两侧脉搏会出现明显差异。

### （二）康复训练注意事项

在心率和脉率一致的前提下,可以通过观察脉率变化来判断运动强度。对平静状态下脉搏超过 100 次/分的患者应禁忌进行康复训练。正常成人在训练 15～30 分钟后最大脉率不应超过其预测最大脉率的 60%。训练前、后患者的脉搏比平时加快 30%以上,脉搏超过 120 次/分,心律失常超过 10 次/分时,应停止进行康复训练。康复训练时,应注意将运动训练对心率及脉率的影响作为观察康复疗效的一个指标来进行常规监测。

## 三、呼吸

### （一）呼吸测量

测量呼吸时,不要被患者注意到正在测量呼吸,以免其呼吸特征改变。一般情况下,测量呼吸与测量脉搏同时进行,以分散患者注意力。测量时应重点观察呼吸频率、节律和特征等,同时注意胸廓的运动变化,观察时间不少于 30 秒钟。

### （二）康复训练注意事项

在康复评定或呼吸训练时,应注意观察患者呼吸频率、节律、胸廓形状、胸壁运动形式、呼吸运动有无异常、有无缺氧体征等,以根据患者具体情况制订出个体化的康复训练方案。康复训练时,若患者出现呼吸急促或呼吸困难等症状,应立刻停止训练。

### 知识链接

#### 徒手心肺复苏

发现患者心跳、呼吸停止,应立即进行心肺复苏以挽救生命。将患者置于地面或硬板上,清理口腔异物、解开衣领、裤带。胸外心脏按压时两手掌根重叠置于胸骨中下 1/3 交界处,肘关节伸直,垂直向下按压 5cm,按压频率不少于 100 次/分。人工呼吸时使患者头后仰,打开气道,捏住鼻孔,深吸一口气后向口腔内吹气,观察胸廓有无抬起,吹气频率 8～10 次/分。单人徒手心肺复苏时,胸外心脏按压与人工呼吸按 30∶2 比例进行。

## 四、血压

### （一）血压测量

血压计有汞柱式、弹簧式和电子式三种,临床常用汞柱式血压计。测量血压前,嘱患者休息 5～10 分钟,测量时患者取坐位或仰卧位,充分暴露前臂及上臂,上臂轻度外展,肘关节伸直,肘部、心脏和血压计在同一水平。用袖带缚扎上臂,袖带中心与肱动脉在一条直线上,袖带下缘在肘横纹上 2~3cm 处。在肘窝触知肱动脉搏动,再将听诊器胸件轻压于肱动脉搏动处(不应塞于袖带之下),边充气边听诊,待肱动脉搏动消失后,再将汞柱升高 20~30mmHg,然后缓慢均匀放气,双目同时平视汞柱下降,当听到第一次声响时的汞柱数值即为收缩压,声音消失或变音时的汞柱数值为舒张压,收缩压与舒张压之差为脉压。报数时应先报收缩压,再报舒张压(图 2-2)。

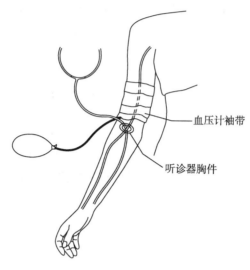

血压计袖带

听诊器胸件

图 2-2　血压测量方法

（二）康复训练注意事项

患者安静状态下收缩压大于 200mmHg 或舒张压大于 120mmHg,血压明显异常,有临床症状时,忌行康复训练。

在康复训练过程中,要严密监测体位及运动训练对血压的影响。一般情况下,训练时收缩压会随运动负荷的增加而逐步升高,舒张压不变或轻度下降。如果在训练过程中,患者出现收缩压升高至 200mmHg 及以上、舒张压升高至 110mmHg 及以上,或收缩压下降 10~20mmHg 的血压反应,出现头晕、头痛、恶心、烦躁、呼吸困难、面色苍白等症状,应立即停止训练并对症处理。

长期卧床患者,静脉管壁紧张度降低,血压会扩张性增高,由仰卧位突然变换为直立位,可因大量血液积滞下肢,致回心血量过少而血压下降,严重者可出现晕厥,康复训练时应注意避免。脊髓损伤患者因长时间处于卧位或坐位,体位转换训练时,应密切观察血压情况,如出现明显异常,停止训练。

（龚　憬）

**复习思考题**

1. 简述成人生命体征的正常范围。

2. 简述体温、脉搏、呼吸和血压的测量方法。

3. 简述康复训练时应怎样注意体温和血压影响。

# 第三章

PPT 课件
03课PPT

# 人体形态评定

## 学习要点

人体形态的定义;常见的异常姿势及评定;体格、体型的评定。

扫一扫
知重点

## 第一节　概　　述

### 一、基本概念

人体形态指人体包括器官系统的外形结构、体格、体型及姿势,是身体的概观性特征。

人体形态评定就是对人体外部特征进行定量化测量和评价,是人体测量学的组成部分。

### 二、人体形态评定内容

人体形态主要从身体姿势、体格、体型及身体组成成分四个方面进行测量和评价。身体姿势的评定通常以直立姿势为评定基本姿势,是在人体直立状态下测取有关数据的方法。体格的评定常用身高、体重、胸围、肢体长度和围度等指标来表示。体型的评定主要是以定性评定方法对体型进行研究、分类来了解评定对象的健康状况,如将体型分为肥胖型、健壮型、瘦小型。身体成分评定主要是对人体脂肪成分进行测量与评定,以体脂和皮脂测定为主要测评手段,常用的有皮脂厚度测量、生物电阻抗法测量等。

### 三、人体形态评定目的

进行人体形态评定的目的主要有:

1. 研究人体生长发育规律。

2. 研究人体体质情况和营养水平。

3. 了解生长发育异常及伤病所致的身体形态方面变化。

4. 确定因形态变化导致的功能障碍及其程度。

5. 为制订康复治疗方案提供依据。

# 第二节　姿势评定

人体姿势指人体各部分在空间的相对位置,反映了人体肌肉骨骼、内脏器官、神经系统等各组织间的力学关系。人体姿势的表现受性别、年龄、性格、身体状况、文化背景及各种病理因素的影响。姿势的观测包括对头颈、肩胛骨、脊柱、骨盆、髋关节、膝关节、足的观测。

## 一、人体正常姿势

正常的姿势有赖于肌肉、韧带、筋膜、关节、平衡功能的正常以及良好的姿势习惯。人体正常姿势包括静态姿势和动态姿势。静态姿势表现为站、坐、跪、卧等相对静止的姿态;动态姿势则指行走、劳动、运动、舞蹈等活动中的各种姿态。正常的人体姿势应具备以下条件:①具有能使机体处于稳定状态的力学条件;②肌肉为维持正常姿势所承受的负荷不大;③不妨碍内脏器官功能;④能显示人体美感和良好精神面貌。

直立姿势是人体最基本的特定姿势,对直立姿势的评定在静态姿势评定中居于重要位置。直立姿势的特点为双脚着地、身体直立、上肢能够自由活动。较高的重心和较小的足底支撑面使得人体站立时具有相对不稳定性。正常人体处于直立标准姿势时应具有以下特征:①从前面看,双眼平视前方,双耳屏上缘与眶下缘中点在同一水平面(即耳、眼平面)上,两侧髂前上棘处于同一水平面;②从后面看,头后枕部、脊柱和两足跟夹缝线在同一垂直线上,双肩及两侧髂嵴对称地处于垂直脊柱的水平线上;③从侧面看,耳屏、肩峰、股骨大转子、膝及踝位于同一条垂直线上,脊柱生理弯曲符合正常解剖特点(图 3-1)。

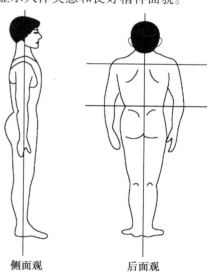

侧面观　　　　后面观

图 3-1　直立位标准姿势

## 二、常见异常姿势及其评定

人体常见异常姿势的评定主要从对静态直立姿势的观察测量方面进行。一般从前面、后面、侧面进行观测。

（一）前面观

1. 颅骨与下颌骨不对称　可以由发育或外伤引起。

2. 两侧锁骨不对称　一般因外伤引起。

3. 髋外旋或内旋　髋外旋表现为髌骨转向腿外侧,髋内旋表现为髌骨转向腿内侧。

4. 膝外翻或内翻　可以为单侧或双侧。膝外翻表现为膝关节中心在大腿和小腿中线内侧,两腿呈 X 形,膝外侧肌肉、软组织紧张,膝内侧组织被拉长;膝内翻表现为膝关节中心在大腿和小腿中线外侧,两腿呈 O 形,髋内旋紧张,髋外侧旋转肌、胫后肌及腘绳肌被拉长(图 3-2)。

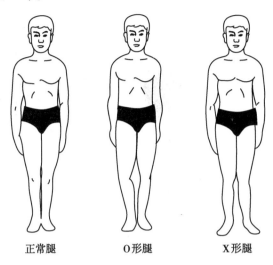

正常腿　　　　O 形腿　　　　X 形腿

图 3-2　下肢异常姿势

5. 胫骨外旋或内旋　胫骨外旋表现为髌骨向前,足趾向外,髂胫束紧张;胫骨内旋表现为髌骨向前,足趾向内,腘绳肌及股薄肌紧张。胫骨外旋常与股骨后倾、后交叉韧带撕裂、胫骨结构畸形等因素有关;胫骨内旋则与股骨前倾、前交叉韧带撕裂、胫骨结构畸形、足内翻或足外翻等因素有关。

6. 姆外翻　表现为第一跖趾关节向外侧偏斜。多因跖骨头内侧过度生长、跖趾关节脱位、姆趾滑膜囊肿等引起。

7. 爪形趾或锤状趾　爪形趾表现为跖趾关节背伸,近端和远端趾间关节跖屈。锤状趾表现为跖趾关节保持过伸状态,近侧趾间关节屈曲挛缩,远侧趾间关节中立或背伸。

（二）后面观

1. 头部倾斜　表现为一侧颈部屈肌紧张,对侧颈部屈肌被牵拉,头部在冠状面上向一侧倾斜。头部倾斜与同侧椎体受压有关,有时也和长期优势上肢的运动有关。

2. 肩下垂　表现为双肩在冠状面上不在同一水平,一侧肩下垂,另一侧肩可以抬高和内收,菱形肌和背阔肌紧张。

3. 肩内旋或外旋　肩外旋少见;肩内旋与肩关节屈曲、外旋受限有关,多见于长期使用腋杖患者。

4. 脊柱侧弯　表现为脊椎棘突在冠状面上向外偏离重心线,同时,肩和骨盆出现代偿性倾斜,可见凹侧肌肉组织紧张,凸侧组织薄弱并被牵拉。功能性胸腰段脊柱侧弯可因长期不对称姿势、优势手、下肢不等长等引起。脊柱侧弯采用悬垂测量法检查:让评定对象直立,评定者将重锤端线置于评定对象第七颈椎棘突或枕骨粗隆中心点处,待垂线稳定于两腿夹缝时,测量脊柱侧弯最远点到垂线的距离(图 3-3)。

5. 骨盆侧倾　表现为骨盆在冠状面偏向一侧。骨盆向某侧倾斜,可伴同侧髋关节外展和对侧髋关节内收,同侧腰方肌及对侧髋内收肌紧张,对侧髋外展肌肌力减弱(图 3-4)。

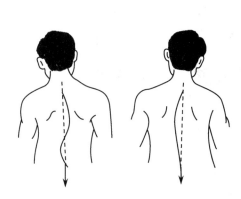

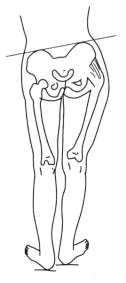

图 3-3 脊柱侧弯悬垂测量法　　　　　　　图 3-4 骨盆侧方倾斜

6. 骨盆旋转　表现为人体重心线落于臀裂的一侧,可伴见内旋肌和屈髋肌肌力减弱。骨盆旋转常见于偏瘫患者。

7. 扁平足或高弓足　扁平足表现为足内侧纵弓变低,距骨向前、内、下方移位,舟骨粗隆凹陷,跟骨向下、旋前,胫后肌和趾长屈肌拉长,腓骨长、短肌和伸趾肌短缩。扁平足可分为僵硬性扁平足和可屈性扁平足,前者是结构上的畸形,后者为姿势性扁平足。姿势性扁平足负重时足内侧纵弓变低,非负重时则外观无异常。高弓足表现为足内侧纵弓异常高,跟骨旋后,胫前、后肌短缩,腓骨长、短肌和外侧韧带拉长(图 3-5)。

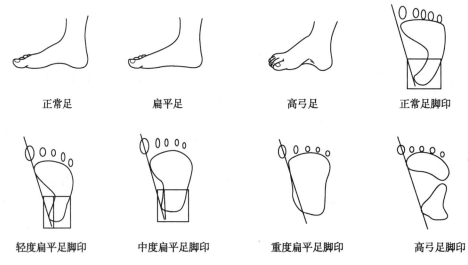

正常足　　　　　扁平足　　　　　高弓足　　　　正常足脚印

轻度扁平足脚印　中度扁平足脚印　重度扁平足脚印　高弓足脚印

图 3-5 异常足弓及其脚印

足 弓

足弓是由跗骨、跖骨借韧带、肌腱共同组成的一个弓形结构。可分为纵弓(前后方向)和横弓(内外方向),纵弓又可分为内侧纵弓和外侧纵弓。足弓使足坚固、轻巧、有弹性,具有保护足底血管、神经等免受压迫的作用,让足可承受较大压力并能缓冲因行走、弹跳运动等产生的震动。足弓形态主要由位于足底的韧带、跖腱膜和肌肉等维持,如果维持的软组织先天性发育不良或过度劳损,或构成足弓的骨发生骨折损伤,均可导致足弓变形。

**(三) 侧面观**

**1. 脊柱前、后凸畸形**

(1)头部前倾:表现为脊柱上颈段伸展增加,下颈段和上胸段屈曲增加,颈椎椎体位于中心线前方,颈部屈肌放松,伸肌紧张。常因颈部长期前屈姿势作业而引起。

(2)胸椎后凸:又称为驼背,表现为脊柱胸段后凸增加,躯体重心位于胸椎椎体前方。可因脊柱结核或退行性改变、长期前倾疲劳或过度屈肌训练导致。

(3)腰椎前凸:又称为鞍背,表现为脊柱腰段前凸增加,躯体重心位于标准姿势重心后方,腹部向前突出。常与腰骶角增大、骨盆前倾、髋屈曲、椎体后部受压以及妊娠、肥胖、不良站立习惯等有关。

(4)平背:又称为直背,表现为脊柱胸段后凸和腰段前凸变小,背部呈扁平状,常伴有骨盆后倾(图3-6)。

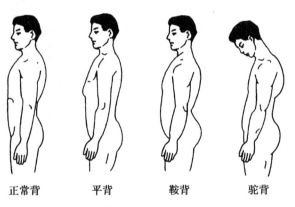

| 正常背 | 平背 | 鞍背 | 驼背 |

图3-6 背的形态

青少年脊柱侧弯危害有哪些? 如何预防?

**2. 胸部畸形**

(1)扁平胸:胸廓横径纵径比例大于2∶1。表现为胸部扁平形,腹上角呈锐角,颈部细长,锁骨突出,锁骨上、下窝凹陷。常见于体格消瘦者或慢性消耗疾病患者。

(2)桶状胸:胸廓纵径增大,横径纵径比例接近1∶1。表现为胸廓呈圆桶状,腹上角呈钝角,颈短,肩高,锁骨上、下窝平整,肋间隙变宽。可因肺气肿、年老、肥胖等引起。

(3)鸡胸:胸廓纵径增大,横径纵径比例小于1:1。表现为胸骨特别是下部明显隆凸。见于佝偻病患者。

(4)漏斗胸:胸骨体(特别是剑突根部)及其相应两侧第3~6肋软骨向内凹陷。表现为前胸壁形似漏斗。多是先天性畸形。

(5)不对称胸:胸廓左右歪斜,大小高低不一致,呈现出不对称特点。可见于重度脊柱侧弯患者(图3-7)。

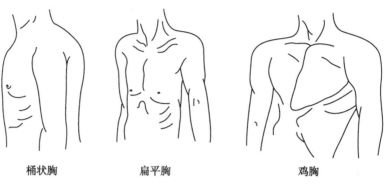

桶状胸　　　　　扁平胸　　　　　鸡胸

图 3-7　胸部畸形

3. 骨盆前倾或后倾　骨盆前倾表现为耻骨联合位于髂前上棘之后,髂前上棘位于重心线前方;骨盆后倾则表现为耻骨联合位于髂前上棘之前,髂前上棘位于重心线后方。对骨盆前、后倾的测评可以使用骨盆量角器进行,耻骨联合到髂后上棘连线(骨盆入口)与水平面成一夹角,此角大于60°,提示骨盆前倾,小于60°提示骨盆后倾(图3-8)。

4. 膝过伸或屈曲　膝过伸表现为膝关节位于重心线的后方,踝关节常呈跖屈位,股四头肌、腓肠肌紧张;膝屈曲则表现为膝关节位于重心线的前方,踝关节呈背伸位,髋关节屈曲,股四头肌被拉长。

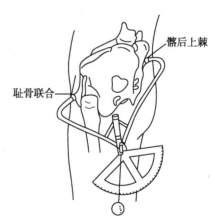

髂后上棘

耻骨联合

图 3-8　骨盆倾角测量

## 三、异常姿势对人体的影响

人体长时间的异常姿势将导致身体组织结构发生变化,进而影响到人体正常功能,出现一系列临床改变。

### (一)异常姿势导致肌肉和韧带失去平衡

异常姿势使得长时间被牵拉的肌肉和韧带变得薄弱、松弛,导致肌力减退,韧带支持与保护关节的功能降低,关节稳定度降低,甚或出现关节半脱位或脱位;长时间处于收缩状态的肌肉则因痉挛或挛缩而随意性及灵活性降低。

**（二）异常姿势导致压力分布异常和关节负重增加**

异常姿势导致肢体关节压力分布不正常,关节的长期异常负重压力可引起关节软骨异常,使得关节过早发生退行性改变。如膝外翻可导致膝外侧关节面异常受压,同时膝内侧副韧带所受牵拉力也会增加。

**（三）异常姿势导致继发性功能障碍**

人体闭合运动链系统任何环节的异常,均可导致整个运动链各组成部分的相应代偿性改变。故而,直立姿势时躯体负重部位的异常可引起其他相关部位的改变。如对膝关节屈曲畸形而言,为了维持直立姿势和重心,就会增加髋和踝关节的屈曲,从而增加了腰部负荷并可能逐步诱发腰部退行性改变;同时,因必须增加股四头肌负荷,也就增加了髌股关节面的压力。

**（四）异常姿势可诱发疼痛**

长期异常姿势导致的过度压力和牵拉可诱发疼痛反应。在日常生活和工作中,不正确姿势的维持引起了相应部位的肌肉组织等发生疼痛,长期的刺激导致了损伤、炎性改变以及退行性变化,形成关节和周围组织的慢性无菌性炎症。这些继发性病变反过来又会加重原有姿势异常程度并导致新的姿势障碍,诱发或进一步加重疼痛。

# 第三节　体格、体型评定

体格、体型评定指对人体形态结构和功能发展水平进行的测评。包括对身高、体重、头围、颈围、胸围、腰围、臀围、肢体长度和周径等形态指标的测定。

## 一、体表标志点

在进行人体形态测评时,需要利用解剖体表标志作为客观参照标志。常用的体表标志如下(图3-9):

**（一）头及躯干常用测量标志点**

1. 头顶点　头顶的最高点。

2. 乳突　位于耳垂的后方。

3. 枕外隆凸　枕骨外面中部的一个隆起。

4. 颈点　第七颈椎棘突后端中心点。

5. 颈静脉切迹　为胸骨柄上缘切迹,平对第2、3胸椎之间。

6. 胸骨角　向两侧连接第2肋,相当于第4胸椎下缘。

7. 胸中点　左右第四胸肋关节连线与胸骨中心线相交的一点。

8. 剑突　其上端两侧连接第7肋,下端游离,平对第9胸椎。

9. 肩胛冈　肩胛骨背面高耸的骨嵴,两侧肩胛冈内侧端连线平对第3胸椎棘突。

10. 肩胛下角　肩胛骨最下缘点,其两侧连线平对第7胸椎棘突。

11. 脐点　肚脐中心点。

12. 腰点　第五腰椎棘突后端中心点。

**（二）肩部及上肢常用测量标志点**

1. 肩峰　肩胛冈最外侧的中心点。

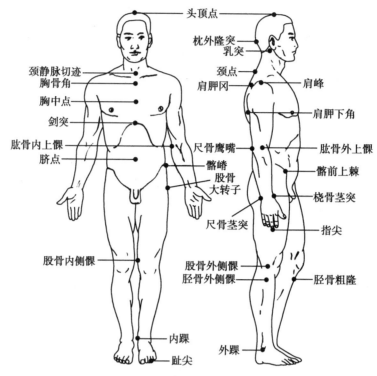

图 3-9　常用体表标志点

2. 肱骨小结节　肱骨头前下方的突起。

3. 肱骨大结节　肱骨小结节外侧的突起。

4. 肱骨内、外上髁　肱骨远端内、外侧的突起。

5. 尺骨鹰嘴　尺骨上端背侧的突起。

6. 桡骨茎突　桡骨远端手腕外侧尖端点。

7. 尺骨茎突　尺骨远端手腕内侧尖端点。

8. 指尖　手指指尖顶端点。

（三）骨盆及下肢常用测量标志点

1. 髂嵴　髂骨最高突点。

2. 髂前上棘　髂嵴前端的突起。

3. 髂后上棘　髂嵴后端的突起。

4. 股骨大转子　股骨颈、体交界处上、外侧的方形突起。

5. 股骨内、外侧髁　股骨下端内、外侧的两个膨大。

6. 胫骨内、外侧髁　胫骨上端内、外侧的两个膨大。

7. 胫骨粗隆　胫骨上端前方与体移行处的突起。

8. 腓骨小头　腓骨上端的膨大。

9. 内、外踝　内踝为胫骨下端内侧面突起；外踝为腓骨下端膨大。

10. 趾尖　足趾趾尖顶端点。

二、身高与体重的测评

人的身高与体重是衡量人体营养与发育状况的基本指标，受年龄、性别、饮食、运动锻炼、遗传以及健康状况等的影响。

（一）身高测量

身高指人体直立时从头顶点到足底的垂直距离,代表头部、脊柱与下肢的长度,反映人体纵向发育情况,是判断骨骼生长发育状况的重要依据。身高是一个稳定中有变化的指标,在青少年时期,身高随年龄增长而逐渐增加;在人的一天中,身高也存在变化,一般规律是早晨起床时最高,傍晚时最矮,相差可以在 2cm 左右。

身高用身高测量计测量。方法是让评定对象赤足背靠立柱立正,足跟、骶骨正中线及两肩胛骨间贴紧立柱,头部处于耳眼平面状态,维持此姿势,将游标板贴紧其头顶点,读取数据并记录。测量精度要求误差不超过 0.5cm(图 3-10)。

（二）体重测量

体重指人体的重量,反映人体横向发育情况,是判断人体皮下脂肪、肌肉、骨骼、内脏器官等组织综合发育情况的依据。

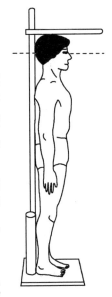

图 3-10 身高测量

 知识链接

**体重的变化**

体重是变化性很大的一个指标,青少年时期,体重一般随年龄增长而逐渐增加;在人的一天中,体重和身高一样存在变化,一般是早上轻、晚上重,相差在 1kg 左右。

体重用称重计测量。方法是让评定对象立于称重计承载处,将身体全部重量置于称重计上,保持平稳,读取数据并记录。要求测量误差不超过 0.1kg(图 3-11)。

（三）身体质量指数与体型

1. 身体质量指数  即体重身高指数(body mass index,BMI),是以体重与身高的相对关系来判断营养及肥胖与消瘦情况的指标。

BMI 值($kg/m^2$)= 体重(kg)/身高的平方($m^2$)。

2. 标准体重  标准体重可以通过一些公式来推断。

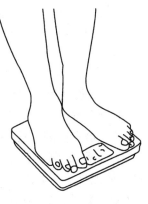

图 3-11 体重测量

（1）标准体重的简单计算公式:标准体重(kg)= 身高(cm)-100(男性)或 105(女性)。

（2）儿童和青少年标准体重:2~12 岁标准体重(kg)= 年龄×2(kg)+8(kg);13~16 岁标准体重(kg)= [身高(cm)-100]×0.9(kg)。

3. 体型评定

（1）成人体型评定:我国目前常用的判断标准见表 3-1。

表 3-1 成人体型 BMI 分类

| 体型 | BMI 值（kg/m²） | 实测体重/标准体重（%） |
|---|---|---|
| 消瘦 | 21 以下 | 90 以内 |
| 正常 | 21～24.9 | 91～110 |
| 超重 | 25～26 | 110～120 |
| 轻度肥胖 | 26.1～30 | 120～130 |
| 中度肥胖 | 30.1～40 | 130～150 |
| 重度肥胖 | 40 以上 | 150 以上 |

（2）儿童体型评定：采用我国目前常用的儿童体型 BMI 分类判断标准（表 3-2）。

表 3-2 儿童体型 BMI 分类

| 体型 | 6 岁以下儿童 BMI 值（kg/m²） | 6～11 岁儿童 BMI 值（kg/m²） |
|---|---|---|
| 正常 | 15～18 | 16～19 |
| 超重 | 18～20 | 19～21 |
| 轻度肥胖 | 20～22 | 21～23 |
| 中度肥胖 | 22～25 | 23～27 |
| 重度肥胖 | 25 以上 | 27 以上 |

## 三、肢体长度测量

肢体长度是指肢体两端端点处体表骨性标志之间的距离。通常利用软尺等测量工具进行测量获得。测量时注意保持肢体姿势正确，将两侧的测量结果进行对比分析。

（一）上肢和下肢长度的测量方法

1. 上肢长度测量（图 3-12）

（1）上肢全长：测量肩峰外侧端到桡骨茎突或中指尖的距离。测量时采用坐位或站位，让上肢在体侧自然下垂，肘关节伸展，前臂旋后，腕关节中立位。

（2）上臂长：测量肩峰外侧端到肱骨外上髁的距离。测量时采用坐位或站位，让上肢在体侧自然下垂，肘关节伸展，前臂旋后，腕关节中立位。

（3）前臂长：测量肱骨外上髁到桡骨茎突的距离。测量时采用坐位或站位，让上肢在体侧自然下垂，肘关节伸展，前臂旋后，腕关节中立位。

（4）手长：测量桡骨茎突与尺骨茎突连线中点到中指尖的距离。测量时采用手指伸展位。

2. 下肢长度测量（图 3-13）

（1）下肢全长：测量髂前上棘到内踝的距离或股骨大转子到外踝的距离。测量时采用仰卧位，让下肢伸展，髋关节处于中立位，骨盆水平位。

（2）大腿长：测量股骨大转子到膝关节外侧间隙的距离。测量时采用仰卧位，让下肢伸展，髋关节处于中立位，骨盆水平位。

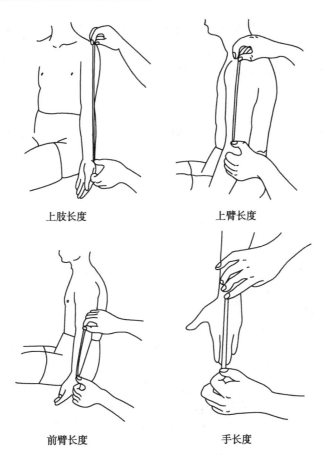

上肢长度

上臂长度

前臂长度

手长度

图 3-12 上肢长度测量

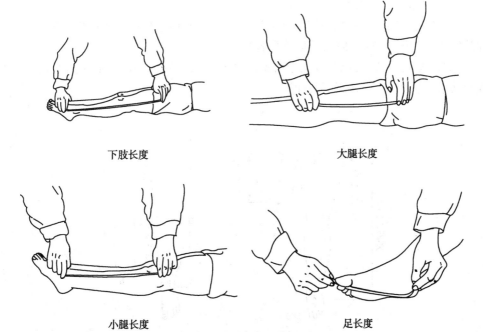

下肢长度

大腿长度

小腿长度

足长度

图 3-13 下肢长度测量

（3）小腿长:测量膝关节外侧间隙到外踝的距离。测量时采用仰卧位,让下肢伸展,髋关节处于中立位,骨盆水平位。

（4）足长:测量足跟末端到第二趾尖的距离。测量时采用踝关节中立位。

（二）残肢长度的测量方法

1. 上肢残段长度测量(图3-14)

（1）上臂残段长度:测量从腋窝到残肢末端的距离。测量时采用坐位或站位,上臂残肢自然下垂。

（2）前臂残段长度:测量从尺骨鹰嘴沿尺骨嵴到残肢末端的距离。测量时采用坐位或站位,残肢上臂自然下垂。

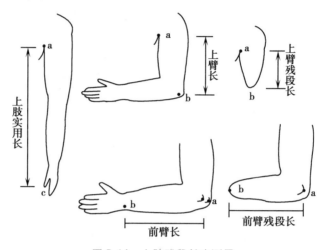

图3-14 上肢残段长度测量

2. 下肢残段长度测量(图3-15)

（1）大腿残段长度:测量从坐骨结节沿大腿后面到残肢末端的距离。测量时采用仰卧位或双拐腋下支撑站位,健侧下肢伸展。

（2）小腿残段长度:测量膝关节外侧间隙到残肢末端的距离。测量时采用仰卧位或双拐腋下支撑站位,健侧下肢伸展。

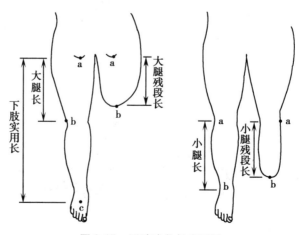

图3-15 下肢残段长度测量

## 四、肢体周径测量

肢体周径即指肢体的围度,包括躯干周径和四肢周径。可以分析身体发育、营养状况及肢体肌肉的肿胀、肥大或萎缩等情况。通常采用软尺等工具进行测量。测量时要求:①被测肢体肌肉充分放松;②软尺围绕肢体形成的环面应与肢体纵轴垂直;③软尺松紧度适宜(可在皮肤上稍微移动但上下不超过 1cm);④四肢周径测量时将两侧测量结果进行对比分析。

（一）躯干周径的测量方法

1. 头围测量 测量通过前额眉弓上缘与枕外隆凸之间头部的周径。测量时采用坐位或站位,上肢自然下垂于体侧(图 3-16)。

2. 颈围测量 测量通过喉结处的颈部的周径。测量时采用坐位或站立位,上肢自然下垂于体侧(图 3-17)。

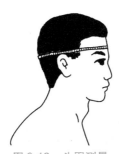

图 3-16 头围测量

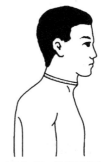

图 3-17 颈围测量

3. 胸围测量 测量通过胸中点和肩胛下角的胸部的周径。测量时采用坐位或站立位,上肢自然下垂于体侧。测量应在评定对象平静吸气末和呼气末进行(图 3-18)。

4. 腰围测量 测量经过腋中线上髂骨上缘与第十二肋骨下缘之间的中点(通常是腰部的天然最窄部位)的腰腹部的水平周径。测量时采用站立位,两脚分开 30～40cm,上肢自然下垂于体侧。测量应在评定对象平静呼气末进行(图 3-19)。

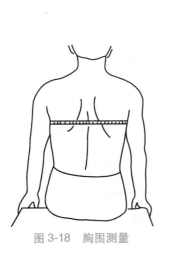

图 3-18 胸围测量

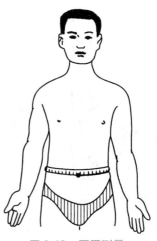

图 3-19 腰围测量

5. 臀围测量 测量股骨大转子与髂前上棘连线中间上臀部的最粗部分。测量时采用站立位,上肢自然下垂于体侧(图 3-20)。

6. 腰臀比 腰围除以臀围得到的比值即腰臀比。腰臀比是预测肥胖的指标,是判断一个人是否肥胖及是否面临患心脏病风险的较佳方法,比值越小,说明越健康。腰臀比的合理值为:男性 0.85~0.90,女性 0.75~0.80。

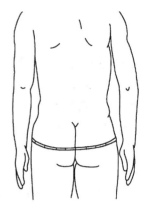

图 3-20 臀围测量

（二）四肢周径的测量方法

1. 上肢周径测量(图 3-21)

(1)上臂周径:测量肱二头肌最隆起处的上臂中部周径。测量时采用坐位或站位,让上肢在体侧自然下垂,肘关节伸展或屈曲。

(2)前臂最大周径:测量前臂上端膨隆部的周径。测量时采用坐位或站位,让上肢在体侧自然下垂。

(3)前臂最小周径:测量前臂下端最细处的周径。测量时采用坐位或站位,让上肢在体侧自然下垂。

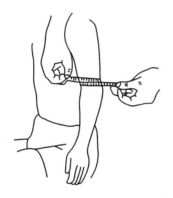

上臂周径(伸肘位)

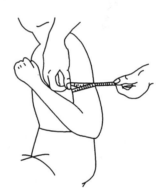

上臂周径(屈肘位)

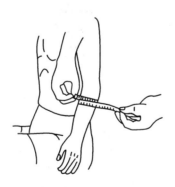

前臂周径(最大)

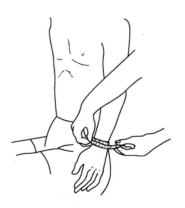

前臂周径(最小)

图 3-21 上肢周径测量

**2. 下肢周径测量**(图 3-22)

(1)大腿周径:分别从髌骨上缘起及向上方 5cm、10cm、15cm、20cm 处测量大腿周径。髌骨上缘 5~10cm 处反映出股内侧肌及股外侧肌的情况,15cm 以上为大腿全部肌群情况。测量时采用仰卧位,下肢稍外展,膝关节伸展位。

(2)小腿最大周径:测量小腿最粗部位的周径。测量时采用仰卧位,下肢稍外展,膝关节伸展位。

(3)小腿最小周径:测量小腿内、外踝上最细处的周径。测量时采用仰卧位,下肢稍外展,膝关节伸展位。

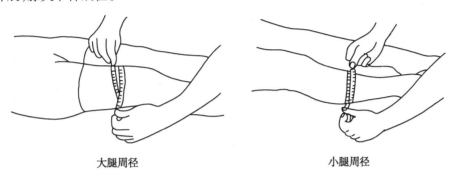

大腿周径　　　　　　　　　小腿周径

图 3-22　下肢周径测量

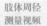
肢体周径
测量视频

**3. 残肢周径测量**　测量肢体残段周径可以判断残肢的水肿状态,并为义肢安装提供依据。由于肢体周径在一日之内有 5~15mm 的变化,测量时应注意记录测评时间(图 3-23)。

(1)上臂残段周径:从腋窝到残段末端,每隔 2.5cm 测量一次周径。

(2)前臂残段周径:从尺骨鹰嘴到残段末端,每隔 2.5cm 测量一次周径。

(3)大腿残段周径:从坐骨结节到残段末端,每隔 5cm 测量一次周径。

(4)小腿残段周径:从胫骨外侧髁到残段末端,每隔 5cm 测量一次周径。

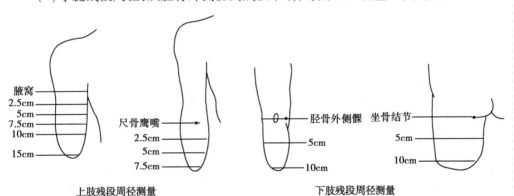

上肢残段周径测量　　　　　　　下肢残段周径测量

图 3-23　残肢周径测量

(孙　权)

## 复习思考题

1. 简述异常姿势对人体的影响。
2. 简述骨盆姿势异常的表现特点。
3. 简述残肢长度的测量方法。
4. 简述残肢周径的测量方法。

# 第四章

## 反射发育评定

 **学习要点**

反射发育的定义;脊髓水平、脑干水平、中脑与大脑水平反射及反应的临床意义和评定方法。

## 第一节 概 述

### 一、基本概念

反射是指机体对内外环境刺激所作的规律性应答反应。反射通过反射弧完成。典型的反射弧包括感受器、传入神经、反射中枢、传出神经、效应器五部分,其中任何一部分发生病变都会使反射出现异常。

反射发育是指某些反射与人体的运动发育过程密切相关,只有在某一个水平的反射出现后才能完成与之相应的运动动作,故又将这类反射称之为发育性反射。

### 二、反射分类

#### (一)脊髓水平反射

脊髓反射是脑桥下 1/3 的前庭外侧核传导的运动反射,它可协调肢体肌肉出现完全的屈曲或伸展动作模式。脊髓水平反射的反应是运动反应,具有典型的表现。

脊髓水平反射一般在妊娠 28 周至出生后 2 个月内出现并存在,2 个月后消失为正常。如果 2 个月以后仍继续存在,提示中枢神经系统成熟迟滞、神经反射发育迟滞。

#### (二)脑干水平反射

脑干水平反射是通过前庭外侧核到位于基底神经节下方的红核之间的区域传导的、静止的姿势反射。脑干水平反射是肌肉张力的调整反应,通过全身肌张力随着头部与身体的位置关系变化以及体位变化而发生变化,对姿势产生影响。

脑干水平反射在正常小儿出生时出现,根据反射的不同,维持 4 个月至 8 岁、9 岁不等。反射在该消失的月(年)龄消失为正常;如超过应当消失的月(年)龄而反射仍存在,提示中枢神经系统发育迟滞,如脑瘫患儿。中枢神经系统损伤导致肢体偏瘫的成年患者也可再现脑干水平的姿势反射。

（三）中脑水平反射

中脑水平反射是在红核上方的中脑整合的,不包括大脑皮质。大部分中脑水平反射在出生时或出生后4~6个月出现,包括各种调整反应。调整反应在调整头在空间位置以及头与身体的位置关系中发挥作用,不仅有助于维持姿势,也是运动形成和调整的基础。

调整反应在出生后开始发育,在10~12周时进一步增强,随着大脑皮质随意运动的增加,其逐渐受到抑制,直到5岁左右基本消失。调整反应能促进基本运动行为的形成,如翻身、坐起、爬行等。

（四）大脑皮质水平反射

临床上将大脑皮质水平的反射称为反应,所以大脑皮质水平反射又称为大脑皮质水平反应,它特指婴幼儿时期出现并终生存在的较高水平的反射,包括保护性伸展反应和平衡反应。

保护性伸展反应是为达到稳定和支持身体的目的,对重心超出支持面时引起的位移刺激所做出的保护性反应。平衡反应是指当身体重心或支持面发生变化时,为了维持平衡所做出的应对反应。大脑皮质水平反应的发育标志着平衡反应发育成熟,某种大脑皮质水平反应在该出现时还没有出现,提示为神经反射发育迟滞或异常。如脑卒中和脑外伤时,患者的各种反射均会遭到破坏。

三、反射的出现与消失

随着神经系统发育成熟,脊髓和某些脑干水平的原始反射在婴幼儿时期由中枢神经系统进行整合而被抑制。一经整合,这些反射通常不能再被引出。因此,脊髓和某些脑干水平反射的出现与消失,意味着中枢神经系统反射发育的成熟过程。在胎儿期或出生时因某些原因致使脑损害,反射则会在该出现时不出现,该消失时却又不消失。这种反射发育异常将导致患儿躯干和肢体运动功能发育异常。在成年期,由于疲劳、用力或中枢神经系统损伤等原因都可能使这些原始反射再现。成年人如果再现发育性反射提示正常运动和姿势的自由选择受到了抑制。

知识链接

**反 射 发 育**

反射发育是动作行为产生的前提,具有时间性。正常反射发育的时间性大体分为四种情况:①出生即有且终生存在;②出生即有并短期存在;③出生后形成并短期存在;④出生后形成且长期存在。

四、反射发育评定目的

（一）判断中枢神经系统发育状况

患儿在胎儿期或出生时受到的脑损害会造成反射或反应发育异常。反射发育异常提示中枢神经系统成熟迟滞、神经反射发育迟滞。因此,可以将反射发育评定用于筛查婴幼儿发育状况。

**（二）判断中枢神经系统损伤情况**

成年人在各种原因导致中枢神经系统损害时,原始的反射形式又复出现,如脑卒中后偏瘫患者出现对称性或非对称性紧张性颈反射及联合反应等。因此,认识和检查原始反射有助于判断中枢神经系统损伤的阶段。

**（三）为制订康复治疗方案提供依据**

根据检查结果确定脑瘫患儿的发育水平,制订出抑制应该消失的原始反射、易化应该出现的反射的康复训练方案。例如正常婴儿在出生后 1~2 个月时,俯卧位的迷路性调整反应和视觉性调整反应即为阳性,此时小儿可在俯卧位的状态下抬头并在45°维持。若患儿以上两种反应呈阴性,应对其进行俯卧位视觉调整反应的易化训练。

# 第二节　反射发育评定方法

## 一、脊髓水平反射评定

### （一）屈肌收缩反射检查（flexor withdrawal）

1. **检查方法**　评定对象取仰卧位,头呈中立位,双下肢伸展,刺激一侧足底。

2. **表现**

（1）阳性反应:受到刺激的下肢失去控制,髋、膝屈曲,足趾展开,踝关节背伸。

（2）阴性反应:受到刺激后伸展的下肢仍保持不动或有意识地让受刺激下肢缩回躲开(图 4-1)。

3. **出现时间**　屈肌收缩反射阳性在出生后 1~2 个月内存在为正常,其后消失。

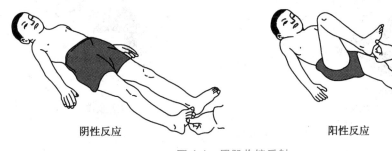

阴性反应　　　　　　　　　　　　阳性反应

图 4-1　屈肌收缩反射

### （二）伸肌伸张反射检查（extensor thrust）

1. **检查方法**　评定对象取仰卧位,头呈中立位,一侧下肢伸展,另一侧下肢屈曲,刺激屈曲侧足底。

2. **表现**

（1）阳性反应:被刺激下肢失去控制,呈现伸展位。

（2）阴性反应:被刺激下肢无反应(图 4-2)。

3. **出现时间**　伸肌伸张反射阳性在出生后 2 个月内存在为正常,其后消失。

### （三）交叉伸展反射检查（crossed extension）

1. **屈伸体位法**

（1）检查方法:评定对象取仰卧位,头呈中立位,一侧下肢屈曲,另一侧下肢伸展,

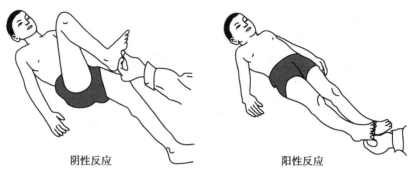

阴性反应　　　　　　　　　阳性反应

图 4-2　伸肌伸张反射

屈曲处于伸展位的下肢。

（2）表现：①阳性反应,屈曲处于伸展位的下肢时,屈曲位下肢立即伸展;②阴性反应,屈曲处于伸展位的下肢时,屈曲位下肢仍呈屈曲位(图 4-3)。

2. 伸展体位法

（1）检查方法：评定对象取仰卧位,头呈中立位,两侧下肢伸展,在一侧下肢大腿内侧给予轻轻叩打刺激。

（2）表现：①阳性反应,对侧下肢出现内收、内旋,踝关节跖屈,即典型的剪刀状体位;②阴性表现为对侧下肢无反应(图 4-4)。

3. 出现时间　交叉伸展反射阳性在出生后 2 个月内存在为正常,其后消失。

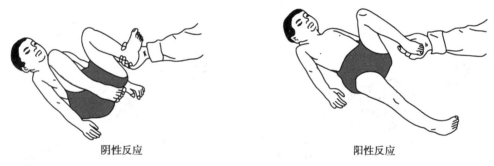

阴性反应　　　　　　　　　　阳性反应

图 4-3　交叉伸展反射—屈伸体位法

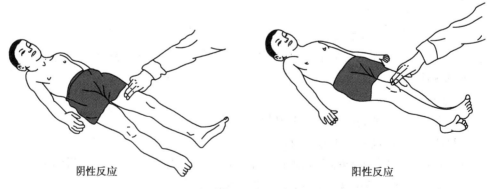

阴性反应　　　　　　　　　　阳性反应

图 4-4　交叉伸展反射—伸展体位法

（四）拥抱反射检查（Moro reflex）

拥抱反射又称莫罗反射。

1. 检查方法　评定对象取半卧位,评定者一手置于其颈后部,将头部和躯干突然向后放下。

2. 表现　阳性反应:上肢外展、外旋,伸展(或屈曲),各手指伸展并外展,吓哭后双上肢屈曲、内收并于胸前交叉(图4-5)。

3. 出现时间　拥抱反射阳性在出生后4个月内存在为正常,其后消失。

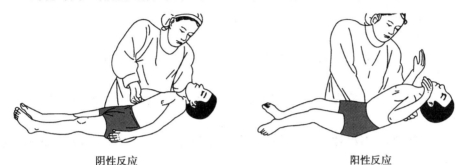

阴性反应　　　　　　　　　　　　阳性反应

图4-5　拥抱反射

（五）抓握反射检查（grasp reflex）

1. 检查方法　评定对象取卧位,对手掌或脚掌持续加压。

2. 表现　阳性反应:手指或足趾屈曲。

3. 出现时间　手掌抓握反射阳性在出生后4~6个月内、足趾跖屈反射阳性在出生后9个月内存在为正常,其后消失。

## 二、脑干水平反射评定

（一）非对称性紧张性颈反射检查（asymmetrical tonic neck reflex,ATNR）

1. 检查方法　评定对象取仰卧位,头呈中立位,上下肢伸展,评定者将评定对象头部转向一侧。

2. 表现

(1)阳性反应:头部转向侧的上、下肢伸展,或伸肌张力增高;另一侧上、下肢屈曲,或屈肌张力增高,犹如"拉弓射箭"或"击剑"姿势。

(2)阴性反应:四肢无姿势反应(图4-6)。

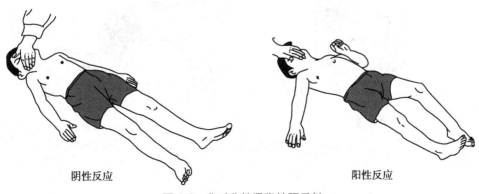

阴性反应　　　　　　　　　　　　阳性反应

图4-6　非对称性紧张性颈反射

3. 出现时间　非对称性紧张性颈反射阳性在出生后 4~6 个月内存在为正常,其后消失;痉挛型和手足徐动型脑瘫患儿在出生 6 个月以后仍存在此反射。

（二）对称性紧张性颈反射检查（symmetrical tonic neck reflex，STNR）

1. 屈颈法

（1）检查方法:评定对象取膝手卧位,或趴在评定者腿上(评定者取坐位),使评定对象头部尽量前屈。

（2）表现:阳性反应为上肢屈曲或屈肌张力增高,下肢伸展或伸肌张力增高;四肢肌张力无变化为阴性(图 4-7)。

2. 伸颈法

（1）检查方法:评定对象取膝手卧位,或趴在评定者腿上(评定者取坐位),使评定对象头部尽量后伸。

（2）表现:阳性反应为双上肢伸展或伸肌张力增高,双下肢屈曲或屈肌张力增高(图 4-8)。

3. 出现时间　对称性紧张性颈反射阳性在出生后 4~6 个月内存在为正常,其后消失。

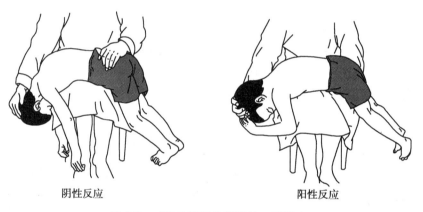

阴性反应　　　　　　　　　　　　　　阳性反应

图 4-7　对称性紧张性颈反射—屈颈法

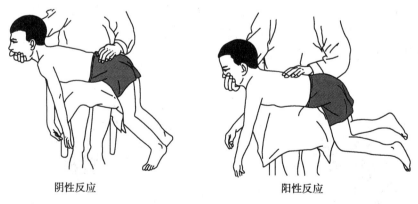

阴性反应　　　　　　　　　　　　　　阳性反应

图 4-8　对称性紧张性颈反射—伸颈法

（三）紧张性迷路反射检查（tonic labyrinthine reflex，TLR）

1. 仰卧位法

（1）检查方法：评定对象取仰卧位，头中立位，双侧上、下肢伸展，保持仰卧位。

（2）表现：阳性反应为四肢伸展，伸肌张力增高（图4-9）。

2. 俯卧位法

（1）检查方法：评定对象取俯卧位，头中立位，双侧上、下肢伸展，保持俯卧位。

（2）表现：①阳性反应为四肢屈曲，屈肌张力增高，或不能完成头部后仰，肩后伸，躯干及上、下肢伸展动作；②阴性反应是伸肌张力无变化，关节被动屈曲无阻力改变（图4-10）。

3. 出现时间　紧张性迷路反射阳性在出生后4~6个月内存在为正常，其后消失。

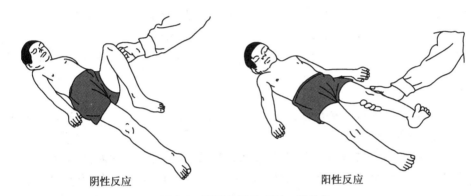

阴性反应　　　　　　　　　　　阳性反应

图4-9　紧张性迷路反射—仰卧位

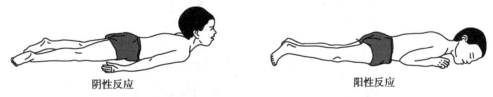

阴性反应　　　　　　　　　　　阳性反应

图4-10　紧张性迷路反射—俯卧位

（四）阳性支持反射检查（positive supporting reflex，PSR）

1. 检查方法　评定对象保持站立位，让其前脚掌着地跳数次。

2. 表现

（1）阳性反应：下肢伸肌肌张力增高，僵硬伸展（拮抗收缩），甚至引起膝反张；踝关节跖屈，难以支持身体平衡。

（2）阴性反应：无肌紧张，下肢可自由屈曲（图4-11）。

3. 出现时间　阳性支持反射阳性在出生后3~8个月内存在为正常，其后消失。

（五）阴性支持反射检查（negative supporting reflex，NSR）

1. 检查方法　对评定对象进行阳性支持反射检查后，即让其取站立位，以体重负荷作为刺激。

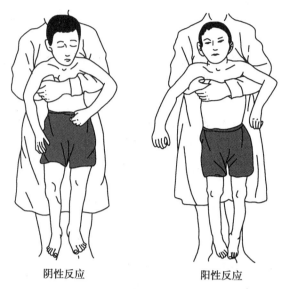

阴性反应　　　　　　　　阳性反应

图 4-11　阳性支持反射检查

2. 表现

（1）阳性反应：阳性支持反射的阳性表现仍存在，阳性支持反射所产生的伸肌张力增高不能得到缓解。

（2）阴性反应：下肢张力从远端向近端缓解，踝、膝关节可以屈曲（图 4-12）。

3. 出现时间　阴性支持反射阳性在出生后 8 个月内存在为正常，其后消失。

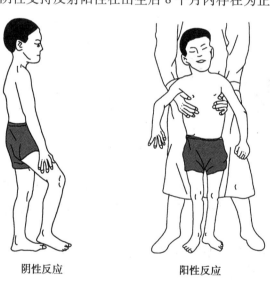

阴性反应　　　　　　　　阳性反应

图 4-12　阴性支持反射

（六）联合反应检查（associated reactions，AR）

联合反应是指当身体某部肌肉用力收缩时，本体感受器受到刺激，诱发其相应部位或其他部位肌肉强烈收缩，表现出某种固定的姿势和运动。这种反应模式是与主动运动不同的异常姿势反射。

1. 检查方法　评定对象取仰卧位，让任何一侧肢体进行抗阻力随意运动（检查脑瘫患儿时,令患儿一只手用力握拳)。

2. 表现　阳性反应:对侧肢体肌张力增高并出现类似动作或身体其他部位肌张力明显增高。

3. 出现时间　联合反应在出生时至出生后 3 个月出现,8~9 岁时联合反应消失。偏瘫患者处于弛缓阶段或痉挛的早期阶段时可诱发出联合反应(表 4-1)。

表 4-1　联合反应的诱发方法及患侧肢体反应

| 联合反应 | 诱发方法 | 患侧肢体反应 |
|---|---|---|
| 上肢对侧性联合反应 | 抵抗健侧肩关节上抬或肘关节屈曲 | 患侧上肢屈肌联带运动 |
|  | 肩关节抗阻力水平内收 | 患侧上肢伸肌联带运动 |
|  | 健侧紧握拳 | 患侧抓握反应(对称性) |
| 下肢对侧性联合反应 | 健侧髋关节抗阻力水平内收或外展 | 相同的运动(Raimiste 现象) |
|  | 健侧下肢抗阻力屈曲 | 患侧下肢伸展(非对称性) |
|  | 健侧下肢抗阻力伸展 | 患侧下肢屈曲(非对称性) |
| 同侧联合反应 | 患侧下肢抗阻力屈曲 | 患侧上肢屈肌收缩或肌张力增加 |

## 三、中脑水平反射评定

### (一) 颈部调整反应检查(neck righting acting on the body, NOB)

1. 检查方法　评定对象仰卧位,头中立位,上、下肢伸展,将其头部主动或被动向一侧旋转。

2. 表现

(1)阳性反应:整个身体随着头部的旋转而向相同方向旋转。

(2)阴性反应:身体不随之转动(图 4-13)。

3. 出现时间　颈部调整反应在出生后 6 个月内存在为正常,其后消失。

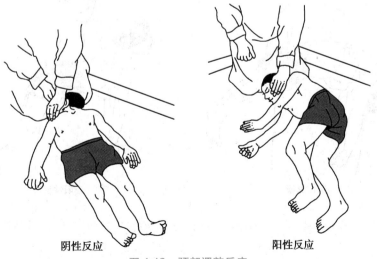

阴性反应　　　　　　　　　　阳性反应

图 4-13　颈部调整反应

（二）躯干旋转调整反应检查（body righting acting on the body，BOB）

1. 检查方法　评定对象仰卧位,头中立位,上、下肢伸展,让其头部主动或被动地向一侧旋转。

2. 表现

（1）阳性反应:身体分节旋转,即头部先旋转,接着两肩旋转,最后骨盆旋转。

（2）阴性反应:整个身体随着头部的旋转而向相同方向旋转(图4-14)。

3. 出现时间　躯干旋转调整反应在出生4~6个月时出现,出生18个月后消失。

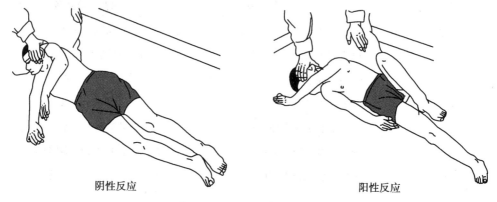

阴性反应　　　　　　　　阳性反应

图4-14　躯干旋转调整反应

（三）头部迷路调整反应检查（labyrinthine righting acting on the head，LR）

1. 检查方法　蒙上评定对象眼睛,评定者用双手将评定对象托起,可以呈仰卧位、俯卧位、直立悬空位;或将评定对象向前、后、左、右等各个方向倾斜。

2. 表现

（1）阳性反应:根据体位,能主动将头抬起至正常垂直位。

（2）阴性反应:垂头,不能主动将头抬起至正常垂直位(图4-15)。

3. 出现时间　头部迷路调整反应在出生时至出生后2个月时出现,出现后终生存在。

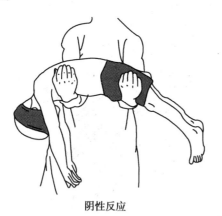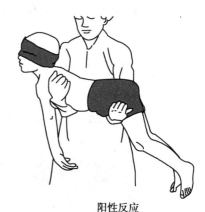

阴性反应　　　　　　　　阳性反应

A

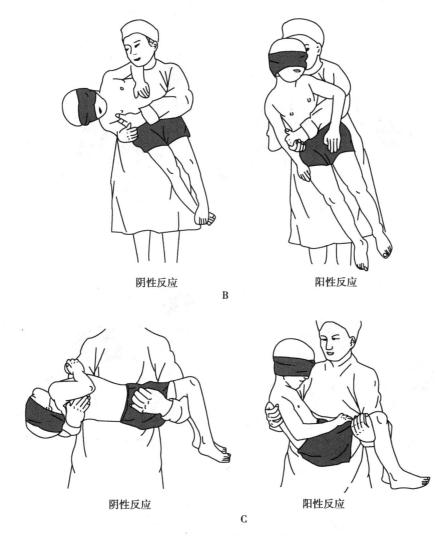

阴性反应        阳性反应

B

阴性反应        阳性反应

C

图 4-15　头部迷路调整反应

A. 俯卧位；B. 直立悬空位；C. 仰卧位

（四）视觉调整反应检查（optical righting，OR）

1. 检查方法　评定者用双手将评定对象托起，可让评定对象呈仰卧位、俯卧位或直立悬空位，或将其向前、后、左、右等各个方向倾斜。

2. 表现

（1）阳性反应：主动地将头抬至正常垂直位。

（2）阴性反应：垂头，不能主动将头抬起（图 4-16）。

3. 出现时间　视觉调整反应在出生时至出生后 2 个月时出现，出现后终生存在。

课堂互动

人们常说"猫有九条命"，导致猫从高空坠落一般不会死亡的原因主要是什么？

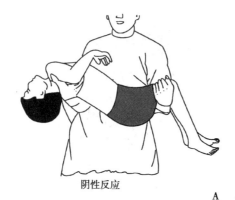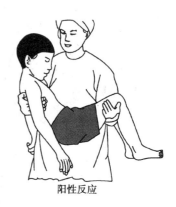

阴性反应　　　　　　　　　　　　　阳性反应

A

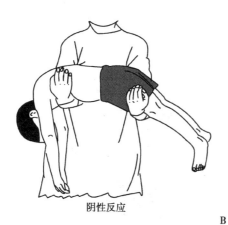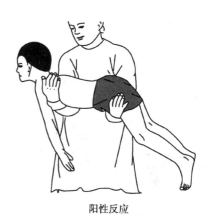

阴性反应　　　　　　　　　　　　　阳性反应

B

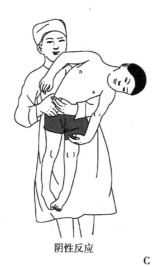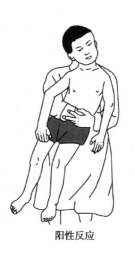

阴性反应　　　　　　　　　　　　　阳性反应

C

图 4-16　视觉调整反应

A. 仰卧位；B. 俯卧位；C. 直立悬空位

## 四、大脑皮质水平反射评定

### （一）保护性伸展反应检查（protective extension）

1. 检查方法　评定对象呈坐位、跪位、站立位或倒立位,让评定对象主动或被动地移动身体使重心超出支撑面(图4-17)。

2. 表现

（1）阳性反应:双上肢或双下肢伸展并外展以支持和保护身体不摔倒。

（2）阴性反应:无保护动作。

3. 出现时间　上肢保护性伸展反应在出生后4~6个月出现,下肢保护性伸展反应在出生后6~9个月出现,并终生存在。

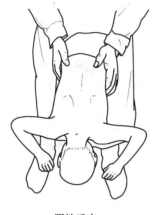
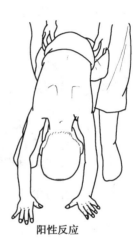

阴性反应　　　　　　　　　　　阳性反应

图4-17　保护性伸展反应

### （二）平衡反应-倾斜反应检查（equilibrium reactions-tilting，ER）

1. 检查方法　评定对象在平衡板或体操球上呈仰卧位、俯卧位、坐位、站立位或膝手卧位,通过侧倾平衡板或移动体操球来改变身体重心。

2. 表现　阳性反应:头部和躯干部出现调整,躯干向翘起侧屈曲,同侧上、下肢伸展并外展;平衡板下斜侧肢体出现保护性伸展反应(图4-18)。

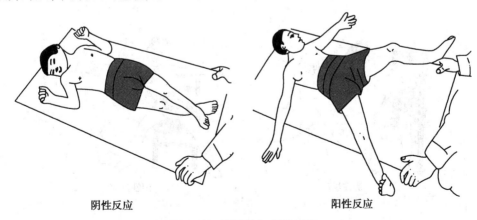

阴性反应　　　　　　　　　　　阳性反应

图4-18　平衡反应-倾斜反应

3. 出现时间　俯卧位平衡反应-倾斜反应于出生后 6 个月出现；仰卧位和坐位平衡反应-倾斜反应在出生后 7~8 个月出现；膝手卧位平衡反应-倾斜反应在出生后 9~12 个月出现；站立位平衡反应-倾斜反应在出生后 12~21 个月出现。平衡反应-倾斜反应出现后终生存在。

（三）平衡反应-姿势固定检查（equilibrium reactions-postural fixation，ER）

1. 检查方法　评定对象于平衡板或体操球上呈坐位、膝手卧位、跪位或站立位，通过评定者推其躯干或将其上肢向一侧牵拉，或随意运动来改变重心与支持面的位置关系。

2. 表现　阳性反应：推评定对象时，其头、躯干向受力侧屈曲，受力侧上、下肢伸展、外展；对侧可见保护性伸展反应。牵拉一侧上肢时，被牵拉肢体的对侧出现上述平衡反应，即躯干侧弯，上、下肢伸展、外展（图 4-19）。

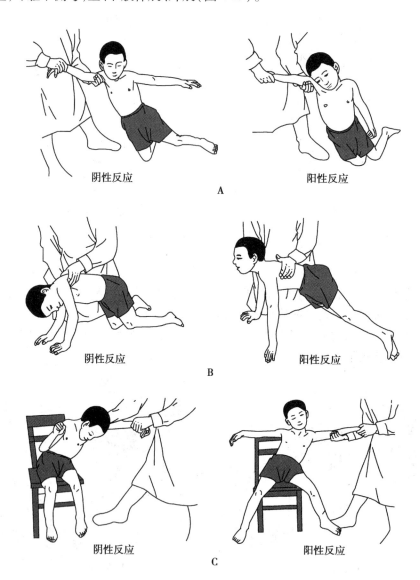

阴性反应　　　　　　　　　阳性反应

A

阴性反应　　　　　　　　　阳性反应

B

阴性反应　　　　　　　　　阳性反应

C

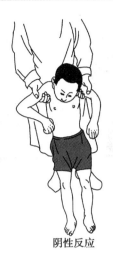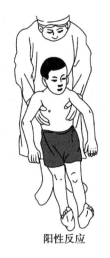

阴性反应　　　　　　　　阳性反应

D

图 4-19　平衡反应-姿势固定

A. 跪位;B. 膝手卧位;C. 坐位;D. 站立位

3. 出现时间　坐位平衡反应-姿势固定在出生后 7~8 个月出现;膝手卧位平衡反应-姿势固定在出生后 9~12 个月出现;跪位平衡反应-姿势固定于出生后 15 个月出现;站立位平衡反应-姿势固定在出生后 12~21 个月出现。平衡反应-姿势固定出现后终生存在。

（四）平衡反应-迈步反应检查（equilibrium reactions-Hopping，ER）

1. 检查方法　评定对象呈立位,评定者握住其双上肢,向左、右、前、后各方向推动。

2. 表现

（1）阳性反应:评定对象为了维持平衡,下肢相应地向侧方或前方、后方迈出一步,头部和躯干出现调整。

（2）阴性反应:无法保持平衡（图 4-20）。

3. 出现时间　前方平衡反应-迈步反应在出生后 12 个月左右出现,侧方平衡反应-迈步反应在出生后 18 个月左右出现,后方平衡反应-迈步反应在出生后 24 个月左右出现,并终生存在。

知识链接

**其他原始反射**

1. 探索反射　属于原始反射,检查方法是触碰口角或外侧颞部,可使舌、口唇、头向刺激侧运动,出生后即有,在 3~4 个月时消失。

2. 吸吮反射　属于原始反射,检查方法是刺激唇、牙齿、舌前部,出现吸吮和吞咽动作,出生后即有,在 4 个月时消失。

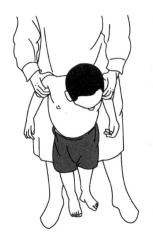 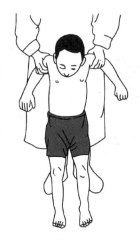 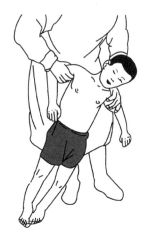

阴性反应 阴性反应 阴性反应

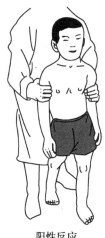 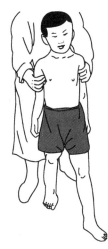 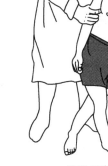

阳性反应 阳性反应 阳性反应

A B C

图4-20 平衡反应-迈步反应

（宋 锐）

 复习思考题

1. 简述反射（反应）的出现与消失的意义。
2. 简述反射发育评定的目的。
3. 简述或演示脊髓水平反射的检查评定方法。
4. 简述或演示脑干水平反射的检查评定方法。
5. 简述或演示中脑水平反射的检查评定方法。
6. 简述或演示大脑皮质水平反射的检查评定方法。

# 第五章

## 关节活动度评定

 **学习要点**

关节活动度的定义；量角器的使用方法；上下肢各关节活动度的测量方法及正常参考值。

## 第一节　概　　述

### 一、基本概念

关节活动度(range of motion，ROM)是指关节运动时所通过的运动弧或转动的角度。关节活动度分为主动关节活动度(AROM)和被动关节活动度(PROM)，前者指由肌肉主动收缩产生的，后者指无随意的肌肉收缩，仅由外力产生的关节活动度。

关节活动度评定是指使用一定的工具测量特定体位下关节的最大活动范围，主要是对主动关节活动度的评定，是康复评定的基本内容之一。

### 二、关节的解剖及运动类型

#### （一）关节的解剖

1. 关节的形成　骨与骨之间借纤维结缔组织、软骨或者骨性结合相连，形成骨连结。骨连结可分为直接连结和间接连结两大类。

(1)直接连结：骨与骨以纤维结缔组织或软骨直接连结，较牢固，不活动或活动甚微。根据连结两骨的组织不同，又可分为纤维连结、软骨连结和骨性结合三类。

(2)间接连结：又称为关节或者滑膜关节，是骨连结的最高分化形式。关节的相对骨面相互分离，之间为充有滑液的腔隙，周围借结缔组织相连结，因此关节一般具有较大的活动性，如肩关节、髋关节等。

2. 关节的结构　构成关节的结构包括基本结构和辅助结构(图5-1)。

(1)关节的基本结构：每一个关节都具有三项基本结构。包括：①关节面：参与组成关节的各相关骨的接触面即关节面，其上终生被覆有关节软骨，关节软骨具有减少摩擦、缓冲震荡和使关节面更相符合的作用。②关节囊：是由纤维结缔组织膜构成的

57

囊,附着于关节周围,与骨膜连续,包围关节,封闭关节腔。关节囊分内外两层,内层为滑膜,外层为纤维膜。③关节腔:由关节囊滑膜层和关节面共同围成的密闭腔隙。关节腔内含少量滑液,呈负压,对维持关节的稳固有一定作用。

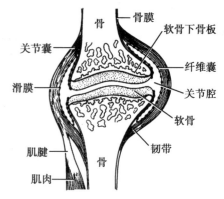

图 5-1　典型的滑膜关节

(2)关节的辅助结构:关节除具备上述三项基本结构外,一些关节为适应其功能还形成了特殊的辅助结构,这些辅助结构对于增加关节的灵活性或稳固性都具有重要作用。关节的辅助结构有:①韧带;②关节盘和关节唇;③滑膜襞和滑膜囊等。

3. 关节的分类　关节有多种分类(图 5-2),按关节运动轴的数目和关节面的形态常将关节分为以下三类:

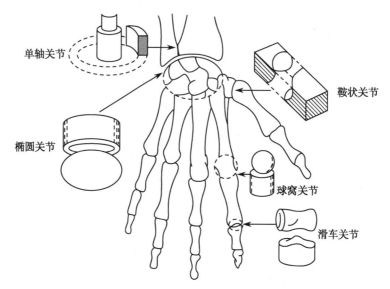

图 5-2　关节的类型

(1)单轴关节:关节只能绕一个运动轴做一组运动。包括两种形式:①屈戌关节:又名滑车关节,如指间关节等;②车轴关节:如寰枢关节、桡尺近侧关节等。

(2)双轴关节:关节能绕两个相互垂直的运动轴进行两组运动,也可进行环转运动。包括两种形式:①椭圆关节:如腕关节、寰枕关节等;②鞍状关节:如拇指腕掌关节等。

(3)多轴关节:关节具有两个以上的运动轴,可做多方向的运动。包括两种形式:①球窝关节:如肩关节、髋关节、掌指关节等;②平面关节:如腕骨间关节、跗跖关节等。

(二) 关节运动类型

1. 关节的生理运动　关节生理运动形式和范围受关节面的复杂形态、运动轴数量和位置决定。关节的生理运动基本上是沿着垂直轴、矢状轴、冠状轴所做的运动,如屈、伸、内收、外展、旋前、旋后、旋内、旋外、内翻、外翻、背伸、跖屈、掌屈、桡偏、尺偏、上举、环转等,是关节活动度评定的主要内容。

（1）移动运动:是一种最简单的运动,一个骨关节面在另一个骨关节面上滑动,活动量较小。

（2）角运动:构成关节的两骨的一端彼此远离或接近,导致关节角度发生变化。有屈伸和收展等运动形式:①屈和伸:通常是指关节沿冠状轴进行的运动,导致两骨之间的角度变小称为屈,反之称为伸;②收和展:通常是指关节沿矢状轴进行的运动,导致骨向正中矢状面靠拢称为收,反之称为展。

（3）旋转运动:通常是指关节沿垂直轴进行的运动,导致骨的前面向前、内侧旋转称为旋内,反之称为旋外。

（4）环转运动:骨的上端在原位转动,下端则做圆周运动,运动时,全骨描绘出一圆锥形的轨迹。凡能沿两轴以上运动的关节均可做环转运动,如肩关节、腕关节等。

2. 关节的附属运动　是指在关节解剖结构允许范围内进行的运动,不能主动完成,但可以由他人或对侧肢体帮助完成。如当关节因僵硬、疼痛等限制其活动时,生理运动和附属运动均受限,若要恢复关节活动,必须同时改善生理运动和附属运动。

课堂互动

髋关节能做外展内收运动吗？与髋关节的内旋、外旋有什么区别？

## 三、影响关节活动度的因素

### （一）关节面的面积差

构成关节的两个关节面,面积差越大,活动度也越大。如肩关节与髋关节,尽管两者都属于球窝关节,但肩关节面积差大,故活动范围较髋关节大。

### （二）关节囊的厚薄与松紧度

关节囊薄而松弛,则关节的活动度大,反之则小。如肘关节的屈伸等。

### （三）关节韧带的强弱与多少

关节韧带弱而少者,则活动度大,反之则小。

### （四）关节周围肌肉及软组织的弹性与多少

关节周围肌肉弹性越好,活动度越大。但关节周围肌肉体积过大和脂肪组织过多也会限制关节活动度。

### （五）关节盘的有无

关节盘使关节腔一分为二,增加了关节运动的形式和范围。如膝关节,半月板的介入,使其做屈伸运动外,还可以在屈膝位做小腿旋转运动。

### （六）年龄、性别及训练水平

一般而言,年龄越小,肢体柔韧性越强,关节活动范围越大。女性一般比男性大,训练水平高者比低者大。

### （七）生理状态

不同生理状态,关节活动度不同。当人处于麻醉或昏迷状态下,由于肌肉松弛,关节活动度比平常时大。

## （八）病理因素

关节或关节周围的病变可导致关节力学改变,引起关节活动度下降。

# 第二节 关节活动度评定方法

## 一、量角器的使用

量角器一般有180°、360°和指关节量角器之分,以180°通用量角器最常用(图5-3)。量角器由一个带有半圆形或圆形角度计的固定臂和一个移动臂组成,两臂交叉点即为轴心。量角器操作简单、携带方便、使用广泛。

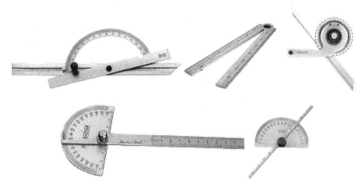

图5-3 各型量角器

测量时,根据所测量的关节大小不同,选择合适的量角器。使用时,量角器轴心一般应与关节的运动轴一致,固定臂与关节的近端骨长轴平行,移动臂与关节的远端骨长轴平行(图5-4)。

用量角器测量时应注意:①测量前要对评定对象说明测量方法,得到合作,防止出现错误的运动姿势;②测量前要使被测量关节充分暴露,以免服装影响测量结果;③测量时评定者与评定对象须保持正确体位,为了提高测量信度,首次和再次测量的时间、地点、测量人以及所用测量工具应保持一致;④评定者应熟练掌握量角器的操作,固定

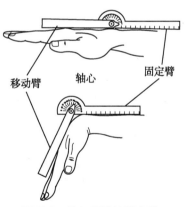

图5-4 量角器的使用方法

臂、移动臂和轴心要严格按规定方法放置;⑤被动运动关节时手法要柔和,速度要均匀、缓慢,尤其对伴有疼痛和痉挛的评定对象不能做快速运动;⑥对活动受限的关节,主动与被动关节活动范围均应测量并在记录中注明,以便分析受限原因;⑦测量时,注意防止其他相邻关节或部位对被检关节的影响或代偿;⑧测量时观察到的内容要记录在备注中,如关节变形、水肿、疼痛、痉挛、挛缩以及测定时评定对象的反应等;⑨避免在按摩、运动及其他康复治疗后立即检查关节活动范围情况;⑩检查结果应进行健、患侧对比,如果健侧肢体已不存在,其测量结果应与相同年龄、相似形体的个体的关节活动度比较,脊柱的测量也是如此。

技能要点

**使用量角器测量关节活动度时,如何选取轴心?**

量角器测量关节活动度时,常常使用以半圆为基础的度量衡系统,即 0°~180°,以中立位或人体解剖位置为 0°位,并除外髋和肩旋转以及前臂旋前或旋后。在测量过程中,除非对量角器放置位置有某种特殊要求,一般测量时没有明确不变的轴心,若量角器两臂能够与关节近端和远端对准,此轴心就是正确的。

## 二、上肢关节活动范围测量及正常参考值

上肢各关节活动范围的测量方法及正常值见表 5-1。

表 5-1　上肢各关节活动范围的测量方法及正常参考值

| 关节 | 运动形式 | 评定对象体位 | 量角器放置方法 | | | 正常范围 | 图解 |
|---|---|---|---|---|---|---|---|
| | | | 轴心 | 固定臂 | 移动臂 | | |
| 肩胛带 | 屈、伸 | 端坐,双肩自然下垂 | 头顶 | 通过肩峰在冠状面的投影线 | 头顶与肩峰的连线 | 屈:0°~20°;伸:0°~20° | 图 5-5 |
| | 上升、下降 | 端坐或仰卧位 | 胸骨上缘 | 两肩峰连线 | 肩峰与胸骨上缘连线 | 升:0°~20°;降:0°~10° | 图 5-6 |
| 肩 | 屈 | 端坐或仰卧,肱骨处于中立位 | 起始位:位于肱骨侧面的肩峰;终末位:置于三角肌群所形成的皱褶末端 | 与躯干平行 | 与肱骨平行 | 0°~180° | 图 5-7 |
| | 伸 | 端坐或俯卧,肱骨处于中立位 | 肱骨侧面的肩峰 | 与腋中线平行 | 与肱骨平行 | 0°~50° | 图 5-7 |
| | 外展 | 端坐或俯卧,肱骨处于外旋位 | 肩峰后部 | 与脊柱平行 | 与肱骨平行 | 0°~180° | 图 5-8 |
| | 内收位内旋 | 端坐,肱骨紧靠躯干,屈肘 90°,前臂中立位并与身体冠状面垂直 | 鹰嘴突 | 与前臂平行 | 与前臂平行 | 0°~60° | 图 5-9 |
| | 内收位外旋 | 端坐,肱骨紧靠躯干,屈肘 90°,前臂中立位并与身体冠状面垂直 | 鹰嘴突 | 与前臂平行 | 与前臂平行 | 0°~80° | 图 5-9 |

续表

| 关节 | 运动形式 | 评定对象体位 | 量角器放置方法 | | | 正常范围 | 图解 |
|---|---|---|---|---|---|---|---|
| | | | 轴心 | 固定臂 | 移动臂 | | |
| 肩 | 外展位内旋 | 端坐或俯卧,肩外展90°,前臂中立位并与身体冠状面垂直 | 鹰嘴突 | 与前臂平行 | 与前臂平行 | 0°~70° | 图5-10 |
| | 外展位外旋 | 端坐或仰卧,肩关节外展90°,屈肘90°,前臂旋前 | 鹰嘴突 | 与前臂平行 | 与前臂平行 | 0°~90° | 图5-10 |
| | 水平外展 | 端坐,肩外展90°,肘伸直,掌心朝下 | 肩峰突 | 与过肩峰的水平线平行 | 与肱骨平行 | 0°~40° | 图5-11 |
| | 水平内收 | 端坐,肩外展90°,肘伸直,掌心朝下 | 肩峰突 | 与过肩峰的水平线平行 | 与肱骨平行 | 0°~130° | 图5-11 |
| 肘 | 伸、屈 | 站位、端坐或仰卧,肱骨紧靠躯干,肩外旋,前臂旋后 | 肱骨外上髁 | 与肱骨平行 | 与桡骨平行 | 0°~135°/150° | 图5-12 |
| 前臂 | 旋前、旋后(法1) | 端坐或站位,肱骨紧靠躯干,屈肘90°,前臂中立位并与身体冠状面垂直 | 尺骨茎突 | 与地面垂直 | 与腕关节掌侧横纹平行,保持移动臂通过前臂远端的中心 | 0°~80°/90° | 图5-13 |
| | 旋前、旋后(法2) | 体位同法1,评定对象手握一小棒,使其与地面垂直 | 第三掌骨头 | 与地面垂直 | 与小棒平行 | 0°~80°/90° | 图5-13 |
| 腕 | 掌屈、背伸 | 端坐,前臂中立位,前臂和手的尺侧面置于桌面上 | 桡骨茎突 | 与桡骨平行 | 与示指掌骨平行 | 掌屈:0°~80°;背伸:0°~70° | 图5-14 |

续表

| 关节 | 运动形式 | 评定对象体位 | 量角器放置方法 | | | 正常范围 | 图解 |
|---|---|---|---|---|---|---|---|
| | | | 轴心 | 固定臂 | 移动臂 | | |
| 腕 | 尺偏、桡偏 | 端坐,前臂旋前,掌心向下置于桌面上 | 腕关节背侧第三掌骨根部 | 与前臂轴线平行 | 与第三掌骨平行 | 尺偏:0°~30°;桡偏:0°~20° | 图 5-15 |
| 掌指关节 | 屈曲、过伸 | 端坐,前臂中立位,腕关节0°位,前臂和手的尺侧面置于桌面上 | 掌指关节顶端中心 | 与掌骨平行 | 与近端指骨平行 | 屈曲:0°~90°;过伸:0°~15°/45° | 图 5-16 |
| | 外展 | 端坐,前臂旋前,手心向下置于桌面上,手指伸直 | 掌指关节中心 | 与掌骨平行 | 与近端指骨平行 | 0°~25° | 图 5-17 |
| 近端指间关节 | 屈曲 | 端坐,前臂中立位,腕关节0°位,前臂和手的尺侧面置于桌面上 | 近端指间关节背侧中心 | 与近端指骨平行 | 与中间指骨平行 | 0°~110° | 图 5-18 |
| 远端指间关节 | 屈曲 | 端坐,前臂中立位,腕关节0°位,前臂和手的尺侧面置于桌面上 | 远端指间关节背侧中心 | 与中间指骨平行 | 与远端指骨平行 | 0°~80° | 图 5-19 |
| 拇指掌指关节 | 屈曲 | 端坐,前臂旋后45°,腕关节0°位,前臂和手置于桌面上 | 掌指关节背侧 | 与拇指掌骨平行 | 与近端指骨平行 | 0°~50° | 图 5-20 |
| 拇指指间关节 | 屈曲 | 端坐,前臂中立位,腕关节0°位,前臂和手的尺侧面置于桌面上 | 指间关节背侧 | 与近端指骨平行 | 与远端指骨平行 | 0°~80°/90° | 图 5-21 |
| 拇指 | 桡侧外展 | 端坐,前臂旋前,手掌朝下置于桌面上 | 拇指掌骨根部 | 与桡骨平行 | 与拇指掌骨平行 | 0°~50° | 图 5-22 |

续表

| 关节 | 运动形式 | 评定对象体位 | 量角器放置方法 | | | 正常范围 | 图解 |
|------|---------|------------|------|------|------|---------|------|
| | | | 轴心 | 固定臂 | 移动臂 | | |
| 拇指 | 掌侧外展 | 端坐,前臂中立位,腕关节0°位,前臂和手的尺侧面置于桌面上,拇指旋转至手的掌侧面 | 拇指掌骨根部 | 与桡骨平行 | 与拇指掌骨平行 | 0°~50° | 图5-23 |
| | 对指 | 端坐,前臂旋后,掌心向上,腕关节0°位 | 通过使用刻度尺测量拇指指腹至小指指腹的距离来评估 | | | 可以对指为正常 | 图5-24 |

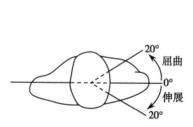

图5-5 肩胛带屈曲、伸展测量

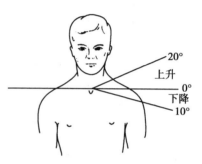

图5-6 肩胛带上升、下降测量

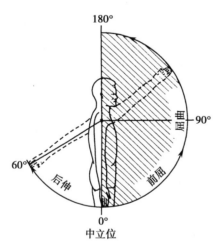

图5-7 肩关节屈曲、伸展测量

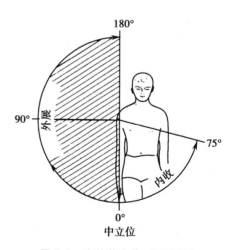

图5-8 肩关节内收、外展测量

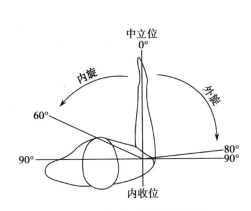

图 5-9　肩关节内收位旋转测量

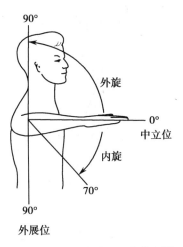

图 5-10　肩关节外展位旋转测量

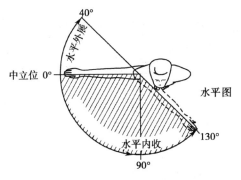

图 5-11　肩关节水平外展、内收测量

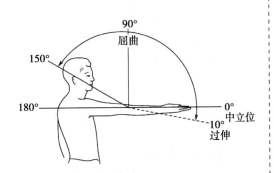

图 5-12　肘关节伸展、屈曲测量

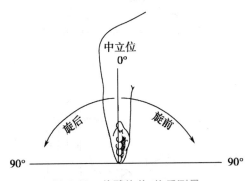

图 5-13　前臂旋前、旋后测量

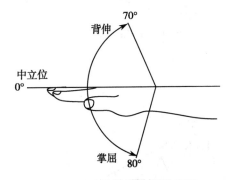

图 5-14　腕关节掌屈、背伸测量

腕关节掌屈、背伸测量视频

腕关节尺偏、桡偏测量视频

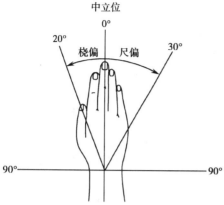

图 5-15　腕关节尺偏、桡偏测量

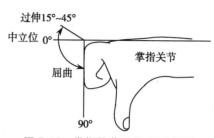

图 5-16　掌指关节屈曲、过伸测量

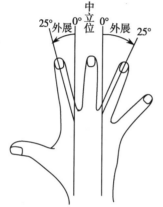

图 5-17　掌指关节外展测量

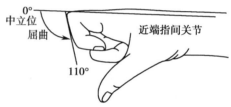

图 5-18　近端指间关节屈曲测量

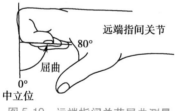

图 5-19　远端指间关节屈曲测量

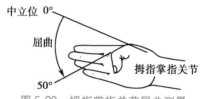

图 5-20　拇指掌指关节屈曲测量

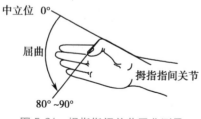

图 5-21　拇指指间关节屈曲测量

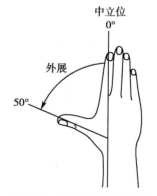

图 5-22　拇指桡侧外展测量

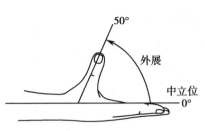

图 5-23　拇指掌侧外展测量

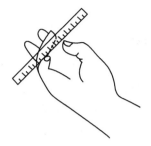

图 5-24　拇指对指测量

案例分析

　　王某,男,43岁,工人,右肩关节疼痛半年,加重5天。症见:右肩剧烈疼痛,活动加重,并伴有肩部外展、后伸、上举等关节活动受限,右上肢力量比健侧稍弱,伴颈项不适;劳则晕眩,纳食尚可,睡眠差,二便调。既往有高血压病史、颈椎病史,无肝炎病史及传染病病史。查体:右肩前后及外侧均有压痛,局部可触及条索状肿胀肌肉组织,关节活动受限,内收15°,外展75°,后伸15°,平举60°,舌红,苔黄腻,脉弦数。

　　试分析该患者证候,并简述你在诊断过程中运用关节活动度评定的相关知识。

## 三、下肢关节活动范围测量及正常参考值

　　下肢各关节活动范围的测量方法及正常值见表 5-2。

表 5-2　下肢各关节活动范围的测量方法及正常参考值

| 关节 | 运动形式 | 评定对象体位 | 量角器放置方法 | | | 正常范围 | 图解 |
|---|---|---|---|---|---|---|---|
| | | | 轴心 | 固定臂 | 移动臂 | | |
| 髋 | 屈曲 | 仰卧,髋、膝关节伸展 | 股骨大转子侧面 | 指向骨盆侧面 | 平行股骨长轴 | 0°~120° | 图 5-25 |
| | 伸展 | 俯卧,髋、膝中立位 | 股骨大转子侧面 | 指向骨盆侧面 | 平行股骨长轴 | 0°~15°/30° | 图 5-26 |
| | 外展、内收 | 仰卧,髋、膝关节伸展于0°中立位 | 髂前上棘 | 位于两侧髂前上棘连线上 | 平行股骨长轴 | 外展:0°~45°;内收:0°~35° | 图 5-27 |
| | 内旋、外旋 | 端坐或俯卧或仰卧,髋、膝屈曲于90°位 | 胫骨平台中点 | 与胫骨长轴平行 | 与胫骨长轴平行 | 内旋:0°~35°;外旋:0°~45° | 图 5-28 |
| 膝 | 屈伸 | 仰卧或俯卧,髋、膝伸展 | 腓骨小头 | 与股骨长轴平行 | 平行腓骨长轴 | 0°~135° | 图 5-29 |

续表

| 关节 | 运动形式 | 评定对象体位 | 量角器放置方法 | | | 正常范围 | 图解 |
|------|----------|--------------|----------------|------|------|----------|------|
| | | | 轴心 | 固定臂 | 移动臂 | | |
| 踝 | 背伸、跖屈 | 仰卧或端坐屈膝90°,踝关节中立位 | 踝中点下约2.5cm | 与腓骨长轴平行 | 与第5跖骨平行 | 背伸:0°~20°;跖屈:0°~45° | 图5-30 |
| | 内翻 | 端坐或仰卧,屈膝90°,踝关节中立位 | 邻近跟骨的外侧面 | 与胫骨长轴平行 | 与跟骨跖面平行 | 0°~35° | 图5-31 |
| | 外翻 | 端坐或仰卧,屈膝90°,踝关节中立位 | 跗趾关节内侧面的中点 | 与胫骨长轴平行 | 与足底跖面平行 | 0°~35° | 图5-31 |

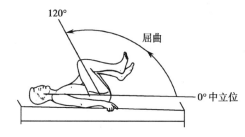

图 5-25 髋关节屈曲测量

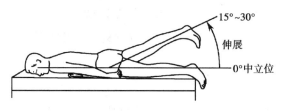

图 5-26 髋关节伸展测量

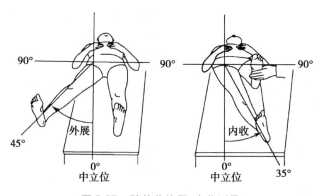

图 5-27 髋关节外展、内收测量

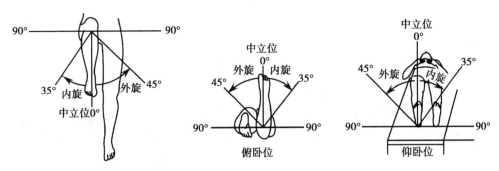

图 5-28 髋关节内旋、外旋测量

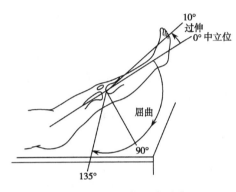

图 5-29 膝关节屈伸测量

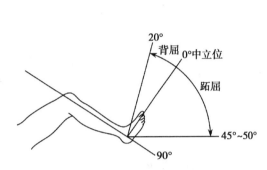

图 5-30 踝关节背伸、跖屈测量

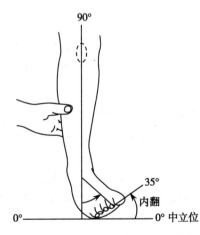

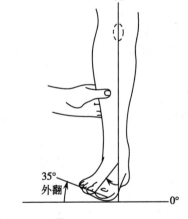

图 5-31 踝关节内、外翻测量

## 知识链接

### 踝关节的运动形式

　　正常踝关节的足弓与小腿呈直角,运动时小腿的前面与足背的夹角增大为屈,小腿的前面与足背的夹角减小则为伸。而踝关节两侧有三角韧带等坚强韧带的加强,因此运动中踝关节易于屈伸运动而不易于向两侧运动。由于距骨滑车呈前宽后窄状,当背屈时,滑车前宽部被内、外踝夹紧,比较稳固;当跖屈时,滑车后窄部进入关节窝内,因此可有轻微的侧方(收、展)运动,此时距小腿关节松动而稳定性较差,易受扭伤,其中以内翻扭伤较为多见(即外侧韧带损伤)。

## 四、脊柱活动范围测量及正常参考值

脊柱关节活动范围的测量方法及正常值见表5-3。

表 5-3　脊柱活动范围的测量方法及正常参考值

| 部位 | 运动形式 | 评定对象体位 | 量角器放置方法 | | | 正常范围 | 图解 |
|---|---|---|---|---|---|---|---|
| | | | 轴心 | 固定臂 | 移动臂 | | |
| 颈椎 | 前屈、后伸 | 端坐或站立位 | 下颌角 | 靠在肩上 | 将一压舌板置于齿间，移动臂与之平行 | 前屈：0°～45°；后伸：0°～45° | 图 5-32 |
| | 左、右侧屈 | 端坐或站立位 | 第七颈椎棘突 | 放在肩上与地面平行或垂下与患者胸椎平行 | 对准枕后隆凸 | 左屈：0°～45°；右屈：0°～45° | 图 5-33 |
| | 左、右旋转 | 仰卧位 | 头顶 | 与地面平行或与测量侧肩峰平行 | 对准鼻尖 | 左旋：0°～60°；右旋：0°～60° | 图 5-34 |
| 胸腰椎 | 前屈、后伸 | 站立，固定骨盆 | 第五腰椎棘突侧面投影 | 与地面垂直 | 对准第七颈椎棘突 | 前屈：0°～80°；后伸：0°～30° | 图 5-35 |
| | 左、右侧屈 | 站立，固定骨盆 | 第一骶椎 | 与地面垂直 | 对准第七颈椎棘突 | 左屈：0°～40°；右屈：0°～40° | 图 5-36 |
| | 左、右旋转 | 仰卧或站立，固定骨盆 | 头顶 | 与两髂前上棘连线平行 | 与两肩峰平行 | 左旋：0°～45°；右旋：0°～45° | 图 5-37 |

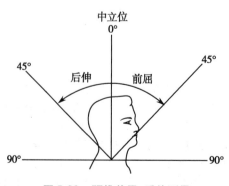

图 5-32　颈椎前屈、后伸测量

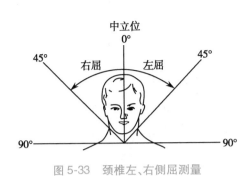

图 5-33 颈椎左、右侧屈测量

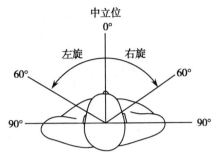

图 5-34 颈椎左、右旋转测量

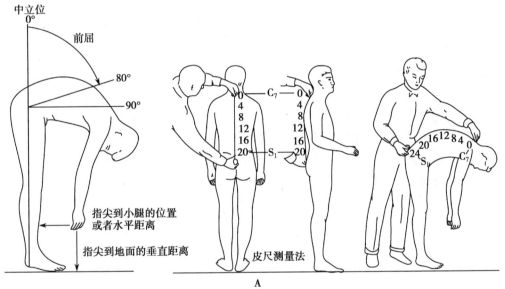

A

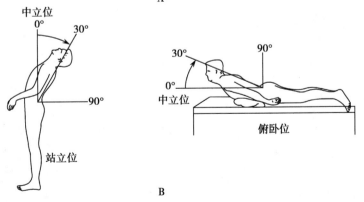

B

图 5-35 脊柱前屈、后伸测量

A. 前屈；B. 后伸

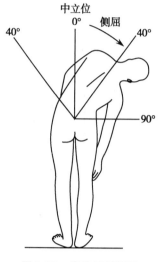

图 5-36 脊柱侧屈测量

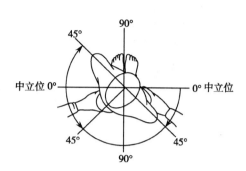

图 5-37 脊柱旋转测量

（张　程）

扫一扫
测一测

## 复习思考题

1. 简述关节的基本结构。
2. 简述使用量角器测量关节活动度的操作步骤。
3. 简述踝关节各个运动方向的关节活动度正常范围。
4. 简述肘关节伸屈活动范围的测量方法。

# 第六章

# 肌 力 评 定

 学习要点

肌力的概念;徒手肌力评定标准;四肢主要肌群的徒手肌力评定方法;应用仪器的肌力评定方法。

## 第一节 概 述

### 一、基本概念

肌力是指肢体做随意运动时肌肉收缩的力量。也可将其视为肌肉收缩所产生的最大力量,又称绝对肌力。

肌肉功能评定包括肌肉形态学和生理学两方面。肌力评定指徒手或者运用器械对评定对象的肌肉主动收缩功能进行评定,属于对肌肉生理学方面的评定,是肌肉功能评定的重要内容。肌力评定常与电诊断、肌电图和日常生活活动能力评定等并用,用于诊断运动系统功能障碍的原因与程度,从而为康复治疗方法的选择和评价训练效果提供参考依据,是运动功能评定中最重要的内容之一。

### 二、肌肉分类与收缩类型

#### (一) 肌肉分类

1. 心肌、平滑肌和骨骼肌 这是按肌肉结构和功能不同进行的分类。平滑肌主要构成内脏和血管的管壁,具有收缩缓慢、持久、不易疲劳等特点;心肌构成心壁;两者都不随人的意志收缩,也叫不随意肌。骨骼肌主要分布于头、颈、躯干和四肢,通常附着于骨,具有收缩迅速有力,容易疲劳和随人的意志舒缩等特点,又称随意肌。

2. 原动肌、拮抗肌和协同肌 这是根据肌肉参加工作所起的作用不同而分类。

(1)原动肌:直接参与完成动作的肌群即为原动肌。其中,主动收缩发力并起主要作用的肌群为主动肌,协助完成动作或仅在动作某一阶段起作用的原动肌称为副动肌。如:屈肘的原动肌有肱二头肌、肱肌、肱桡肌、桡侧腕屈肌和旋前圆肌,其中肱二头肌和肱肌是主动肌,肱桡肌、桡侧腕屈肌和旋前圆肌是副动肌。

(2)拮抗肌:是在主动肌完成动作的过程中,位于原动肌相反一侧并同时松弛和伸长的肌肉。如在屈肘动作中,肱三头肌是肱二头肌和肱肌的拮抗肌。拮抗肌既有对抗原动肌工作的作用,也有协调原动肌工作的作用。

（3）协同肌:又称合作肌。配合原动肌并随原动肌一同收缩,在体内的配置上具有互相协调运动或张力关系,使动作更加精准的肌群称为协同肌。协同肌分为以下三类:①副动肌:即联合肌。②固定肌:固定原动肌一端附着点所在骨,以防原动肌产生不必要的动作,如在屈肘动作中,使肩胛骨固定于脊柱的斜方肌、菱形肌等。③中和肌:抵消原动肌收缩时所产生的一部分不需要的动作,如在伸腕动作中,桡侧伸腕肌和尺侧伸腕肌同时收缩,使腕向桡侧及尺侧背伸的作用相互抵消,因此互为中和肌。

（二）肌肉收缩类型

1. 等张收缩　即动力性收缩,指肌肉收缩时肌张力保持恒定,但伴有肌纤维长度的伸长或缩短,从而产生关节活动的肌肉收缩方式。

（1）向心性收缩:肌肉收缩时,肌纤维长度变短,肌肉起止点相互接近,此时产生的内力大于施加的外力。如手握哑铃使肘关节屈曲时,肱二头肌的向心性收缩。

（2）离心性收缩:肌肉收缩时,肌纤维长度变长,肌肉起止点相互远离,此时施加的外力大于产生的内力。如手握哑铃使肘关节缓慢伸直时,肱二头肌对抗重力的离心性收缩。

2. 等长收缩　即静力性收缩,指肌肉收缩时,肌张力增高,肌纤维长度没有改变,也不产生关节活动,此时肌肉产生的内力等于施加的外力。如半蹲位时股四头肌的收缩。等长收缩常用于维持特定体位和姿势,也是增强肌力的有效方法。

3. 等速收缩　亦为等动收缩,指整个关节运动范围内,肌肉以恒定进度进行的最大用力收缩,且肌肉收缩产生的力量始终与阻力相等。等速收缩也可分为向心性收缩和离心性收缩两种,所产生的运动称为等速运动。

课堂互动

做仰卧起坐和平板支撑时,两者均可以锻炼腹直肌肌力。两种锻炼动作中腹直肌收缩方式一样吗? 锻炼效果一样吗?

### 三、影响肌力的因素

（一）肌肉生理横截面积

肌肉生理横截面积指肌肉内各纤维素的横断面之和。肌肉横截面积越大,肌肉收缩所产生的力量也越大。

（二）肌肉初长度

肌肉初长度指肌肉收缩前的长度。肌肉在最佳初长度时,细肌丝和粗肌丝处于最适宜的重叠状态,收缩的效果也最好。肌肉的弹性特点决定了在一定范围内,若收缩前被牵拉至适宜的初长度,则收缩产生的肌力较大。肌肉拉长时,肌梭将感知肌纤维长度变化从而产生冲动,会提高肌纤维回缩力来对抗拉力,当长度拉到一定程度将引起牵张反射,从而提高肌力的发挥效率。肌肉收缩前初长度为其静息长度的1.2倍时产生的肌力最大。

（三）运动单位募集及动作电位释放速率

一个运动神经元连同受其支配的全部肌纤维所组成的肌肉收缩最基本的单位称

为运动单位,肌肉负荷时需要募集一定数量的运动单位来产生肌力,募集的运动单位数量越大,肌力也越大。一个被激活的运动单位所产生的电生理信号被称为一个动作电位。当负荷继续增大,动作电位释放速率则成为形成肌力的重要机制,比运动单位募集率更重要。

（四）肌肉收缩速度

肌肉收缩速度影响运动单位募集率,肌肉收缩速度越低,运动单位的募集机会就越大,从而可产生较大的肌力。

（五）肌纤维走向

在一些较大的肌肉中,肌纤维与肌腱之间形成一定角度,呈羽状连接,成角较大,则形成快肌纤维。肌肉中,如果快肌纤维占优势,由于快肌纤维含较多的肌原纤维,而肌红蛋白和细胞色素较少,运动时收缩的速度快而有力,爆发力强,但持久力较差。反之,在慢肌纤维含量较高的肌肉中,由于慢肌纤维中的线粒体体积大且数目多,线粒体中有氧代谢酶活性较高,肌红蛋白的含量也较丰富,毛细血管较为发达,它的收缩速度慢、力量小,但能持续时间较长且不易疲劳。如腓肠肌等快肌,具有较强的收缩力,而比目鱼肌等慢肌,收缩力就较小,但具有较高的持续等长收缩能力。

（六）肌肉收缩类型

肌肉的肌力会随不同的收缩形式而改变,肌肉离心收缩产生的肌力最大,等长收缩产生的肌力则较小,向心收缩产生的肌力最小。

（七）中枢神经系统和外周神经系统的调节功能

通过调节运动单元的同步性、调节更多的原动肌参加工作、调节拮抗肌适当放松等功能对肌力的大小产生影响。

（八）个体差异

肌力的大小与年龄、性别、健康状况、心理因素等有关。一般而言,人的肌力水平在 20~30 岁时达到峰值,同龄的男性肌力约为女性肌力的 1.5 倍。

（九）其他力学因素

牵拉角度、力臂长度等也可造成肌力大小的改变。如临床上髌骨切除后股四头肌力臂缩短,使伸膝力矩降低约 30%。

## 四、肌力评定目的

肌力评定的目的主要有:①判断肌力有无减弱及其部位与程度;②分析找出肌力减弱的可能原因;③预防肌力失衡引起的损伤和畸形;④为制订康复治疗、训练计划提供依据;⑤评价康复治疗、训练的效果。

## 五、肌力评定应用范围

（一）原发性肌病

肌力评定可应用于由伤病直接引起的肌肉功能损害及因制动等原因使得运动减少而造成的失用性肌力减退评价。

（二）骨关节疾病

对因骨与关节疾患引起的关节源性肌力减退等可进行肌力评定。

### （三）神经系统疾患

对因中枢神经系统、周围神经系统损害导致的神经源性肌力减退可应用肌力评定。

### （四）健身锻炼

评估健身锻炼效果时,可以应用肌力评定来评价局部肌肉的肌力与耐力水平。同时,也可以作为体质强弱的一般性评价指标。

需要指出的是,对于患有局部炎症、关节腔积液、关节不稳、急性扭伤或局部严重疼痛者及患有严重心脏病或高血压者不宜进行肌力评定。

## 六、肌力评定方法分类

常用的肌力评定方法有徒手肌力评定( manual muscle testing, MMT)、应用简单仪器进行肌力评定、等速肌力测试等。低于 3 级的肌力一般很难用仪器检测,主要依靠徒手肌力评定。当所测肌力超过 3 级时,为了进一步做更细致的定量评定,可借助简单仪器(便携式测力计,如握力计、拉力计或水银血压计等)来进行检测,这种方法测出的客观度量指标已经在临床上被广泛地应用。等速肌力测试具有良好的精确性和可重复性,对各种神经系统和运动系统损伤后肌力的评价起到重要作用。

# 第二节　徒手肌力评定

徒手肌力评定是指在借助重力或徒手施加外在阻力的前提下,测试肌肉(或肌群)产生最大自主收缩能力的一种肌力评定方法。在评定过程中,要求评定对象分别处于减重力、抗重力和抗阻力等特定体位下,然后评定者通过触摸所测肌肉肌腹、肌腱收缩的感觉,观察所测肌肉在特定体位下完成运动的能力以及关节活动范围,来判断肌力的大小和等级。

## 一、徒手肌力评定标准

### （一）Lovett 分级法

Lovett 分级法将肌力分为 0~5 级( 表 6-1)。

表 6-1　Lovett 分级法

| 级别 | 名称 | 评定标准 |
| --- | --- | --- |
| 0 | 零(Zero,0) | 无可见或可感觉到的肌肉收缩 |
| 1 | 微缩(Trace,T) | 可扪及肌肉轻微收缩,但不能引起关节活动 |
| 2 | 差(Poor,P) | 在减重状态下能做关节全范围活动 |
| 3 | 可(Fair,F) | 能抗重力做关节全范围活动,但不能抗阻力 |
| 4 | 良好(Good,G) | 能抗重力及抗一定阻力运动 |
| 5 | 正常(Normal,N) | 能抗重力及抗充分阻力运动 |

### （二）Kendall 分级法

Kendall 分级法根据抗重力或抗阻力时运动的幅度将肌力从 0%~100%分为 6 级,

与 Lovett 分级法的 6 级相对应,即 0 级为 0%;1 级为 10%;2 级为 25%;3 级为 50%;4 级为 75%;5 级为 100%。

（三）MRC 分级法

1983 年,美国医学研究委员会( medical research council,MRC)在 Lovett 肌力分级法的基础上进一步细分,以弥补其在临床应用中的不足(表 6-2)。

表 6-2 MRC 分级法

| 分级 | 评定标准 |
| --- | --- |
| 0 | 无可测知的肌肉收缩 |
| 1 | 可触及肌肉收缩,但无关节运动 |
| 2$^-$ | 消除肢体重力影响时能活动,但活动范围在 50%~100%之间 |
| 2 | 不能抗重力,但在消除重力影响后能做全范围运动 |
| 2$^+$ | 能对抗重力,但活动范围小于 50% |
| 3$^-$ | 能对抗重力,但活动范围在 50%~100%之间 |
| 3 | 能对抗重力,且能完成全范围的活动,但不能对抗任何阻力 |
| 3$^+$ | 情况与 3 级相仿,但在运动终末能对抗轻微的阻力 |
| 4$^-$ | 能对抗的阻力与 4 级同,但活动范围在 50%~100%之间 |
| 4 | 能对抗阻力,且能完成全范围的活动,但阻力达不到 5 级水平 |
| 4$^+$ | 在活动的初、中期能对抗的阻力与 4 级相同,但在末期能对抗 5 级阻力 |
| 5$^-$ | 能对抗与 5 级相同的阻力,但活动范围在 50%~100%之间 |
| 5 | 能对抗与正常相应肌肉相同的阻力,且能做全范围的活动 |

以上各种分级法肌力评定标准之间的关系见表 6-3。

表 6-3 各种肌力评定标准的关系

| Lovett 分级 | Kendall 分级(%) | MRC 分级 |
| --- | --- | --- |
| N | 100 | 5 |
| N$^-$ | 95 | 5$^-$ |
| G$^+$ | 90 | 4$^+$ |
| G | 80 | 4 |
| G$^-$ | 70 | 4$^-$ |
| F$^+$ | 60 | 3$^+$ |
| F | 50 | 3 |
| F$^-$ | 40 | 3$^-$ |
| P$^+$ | 30 | 2$^+$ |
| P | 20 | 2 |
| P$^-$ | 10 | 2$^-$ |
| T | 5 | 1 |
| Z | 0 | 0 |

## 二、徒手肌力评定注意事项

徒手肌力评定一般要求:①把握好肌力评定的适应证和禁忌证;②测试前评定者必须做好动员,使评定对象理解并主动参与和配合;③选择舒适的检查室,不宜在评定对象容易被干扰的环境中进行测试;④评定者和评定对象体位均要摆放正确,并去除评定对象局部可能影响评定结果的衣物;⑤首先评定所涉及的所有关节有无畸形、萎缩、肥大及活动情况等;⑥根据评定对象的具体情况,分别采用抗重力检查、抗阻力检查、活动范围检查和目测肌腱、触诊肌腹等方法给予相应评定;⑦避免检查过程中的假性运动影响评定结果。

值得注意的是,如果评定对象在肌力减退的同时伴有相应关节活动受限,则在记录评定结果时应标注出关节活动范围,以表明肌力是在该关节活动范围内的评定结果。如肘关节活动范围为 0°~90°,在此活动范围内测试出的屈伸肘肌力为 4 级,则应记录为 0°~90°/4 级。如果评定对象存在肌肉痉挛,则应在测试结果后用括号内"S"标注。

### 技能要点

**不适宜徒手肌力检查的情况**

若检查对象骨折错位或未愈合,骨关节不稳定、脱位,关节及周围软组织急性损伤、严重疼痛,以及关节活动极度受限、严重的关节积液和滑膜炎,严重骨质疏松、心血管疾病、骨化性肌炎,抑或是检查对象处于术后,均应禁止进行肌力测定检查。

## 三、徒手肌力评定方法

### (一) 5 级和 4 级肌力评定

5 级和 4 级肌力通常采用抗阻力检查法来评定。可以在全关节活动范围内全程施加阻力,也可以在全关节活动范围的运动终末端施加阻力(制动试验),后一种方法必须在施加阻力之前所评定的肌肉达到最大收缩状态且维持一定时间。根据患者自身情况和所评定肌肉来掌握施加阻力的大小,在评定过程中,还要注意与健侧或同条件的健康人对比。

### (二) 3 级肌力评定

3 级肌力通常采用抗重力检查法来评定。观察所评定肌肉在抗重力不抗阻力的情况下,完成全范围关节活动的能力。本法相比其余级别肌力评定,需要评定者的主观判断更少,结果的客观性更强。

### (三) 2 级肌力评定

2 级肌力通常在消除重力影响下,通过观察肢体活动情况来评定。可以使肢体旋转 90°在水平面上运动;也可以借助吊带悬挂远端肢体来消除重力;还可以在光滑面板上运动。

### (四) 1 级和 0 级肌力评定

1 级和 0 级肌力通常通过目测肌腱、触诊肌腹来评定。

注意:在抗阻力检查中,评定者可以根据施加阻力的大小主观判断"+""-";在抗重力检查中,评定者可以根据活动范围客观判断"+""-"。

### 四、人体主要肌肉的徒手评定

#### (一)上肢主要肌肉(或肌群)的徒手肌力评定

上肢主要肌肉(或肌群)的徒手肌力评定见表6-4。

表 6-4 上肢主要肌肉(或肌群)的徒手肌力评定

| 关节 | 运动 | 主动肌 | 神经支配 | 副动肌 | 检查方法与评定 | 图解 |
|---|---|---|---|---|---|---|
| 肩胸 | 内收 | 斜方肌中部菱形肌 | 副神经、$C_{3~4}$肩胛背神经、$C_5$ | 斜方肌上部、下部 | 5、4级:俯卧,两臂后伸,做肩胛骨内收动作,阻力将肩胛骨向外推;<br>3级:体位同上,两臂后伸可做全范围肩胛骨内收动作;<br>2、1级:体位同上,可见肩胛骨活动或可触及肌肉收缩 | 图6-1 |
| | 内收、下降 | 斜方肌下部 | 副神经、$C_{2~4}$ | 斜方肌中部 | 5、4级:俯卧,头转向对侧,两臂前伸位做下拉动作,阻力将肩胛下角向上向外推;<br>3级:体位同上,两臂前伸位可做全范围下拉动作;<br>2、1级:体位同上,可见肩胛骨活动或可触及肌肉收缩 | 图6-2 |
| | 上提 | 斜方肌上部肩胛提肌 | 副神经、$C_{2~4}$肩胛背神经、$C_{3~5}$ | 菱形肌 | 5、4级:端坐,做耸肩动作,阻力加于肩峰部向下压;<br>3级:体位同上,可做全范围耸肩动作;<br>2、1级:体位同上,能耸肩或可触及肌肉收缩 | 图6-3 |
| | 外展、外旋 | 前锯肌 | 胸长神经、$C_{5~7}$ | 斜方肌上部;肩胛提肌 | 5、4级:端坐,上臂前平举,屈肘,上臂做向前移动作,阻力将肘部后推;<br>3级:体位同上,上臂可做全范围向前移动作;<br>2、1级:体位同上,托住上臂可见肩胛骨活动或可触及肌肉收缩 | 图6-4 |

续表

| 关节 | 运动 | 主动肌 | 神经支配 | 副动肌 | 检查方法与评定 | 图解 |
|---|---|---|---|---|---|---|
| 肩肱 | 前屈 | 三角肌前部喙肱肌 | 腋神经、$C_{5\sim7}$ 肌皮神经、$C_7$ | 三角肌中部、肱二头肌、斜方肌、胸大肌、前锯肌 | 5、4级:端坐,上肢做前平屈动作,阻力加于肘部向下压; 3级:体位同上,上肢能抗重力做全范围前平屈; 2、1级:对侧卧位,悬起上肢可主动前屈或可触及肌肉收缩 | 图6-5 |
| | 后伸 | 背阔肌大圆肌三角肌后部 | 胸背神经、$C_{6\sim8}$ 肩胛下神经、$C_6$ 腋神经、$C_5$ | 小圆肌、肱三头肌长头 | 5、4级:俯卧,上肢做后伸动作,阻力加于肘部向下压; 3级:体位同上,上肢能抗重力做全范围后伸; 2、1级:对侧卧位,悬起上肢可主动后伸或可触及肌肉收缩 | 图6-6 |
| | 外展 | 三角肌中部冈上肌 | 腋神经、$C_5$ 肩胛上神经、$C_5$ | 三角肌前部、后部,前锯肌 | 5、4级:端坐,稍屈肘,上臂外展,阻力加于肘部向下压; 3级:体位同上,上臂能抗重力做全范围外展; 2、1级:仰卧,悬起上肢能主动外展或可触及肌肉收缩 | 图6-7 |
| | 水平后伸 | 三角肌后部 | 腋神经、$C_5$ | 冈下肌小圆肌 | 5、4级:俯卧,肩外展90°,屈肘,上臂做后伸动作,阻力加于肘后向下压; 3级:体位同上,上臂能抗重力做全范围的水平后伸; 2、1级:端坐,悬起上肢可后伸或可触及肌肉收缩 | 图6-8 |
| | 水平前屈 | 胸大肌 | 胸内、外神经,$C_5 \sim T_1$ | 三角肌前部 | 5、4级:仰卧,肩外展90°,做水平前屈动作,阻力加于肘部向外拉; 3级:体位同上,上臂能抗重力做全范围的水平前屈; 2、1级:端坐,悬起上肢能主动水平前屈或可触及肌肉收缩 | 图6-9 |

续表

| 关节 | 运动 | 主动肌 | 神经支配 | 副动肌 | 检查方法与评定 | 图解 |
|---|---|---|---|---|---|---|
| 肩胛 | 外旋 | 冈下肌<br>小圆肌 | 肩胛上神经、$C_5$<br>腋神经、$C_{5\sim7}$ | 三角肌后部 | 5、4级:俯卧,肩外展90°,前臂在桌外下垂,做肩内、外旋动作,阻力加于腕部;<br>3级:体位同上,上臂不抗阻力能做全范围的内、外旋动作;<br>2、1级:体位同上,肩可内、外旋或可触及肌肉收缩 | 图6-10 |
| | 内旋 | 肩胛下肌<br>胸大肌<br>背阔肌<br>大圆肌 | 肩胛下神经、$C_{5\sim6}$<br>胸内、外神经,$C_5\sim T_1$<br>胸背神经、$C_{6\sim8}$<br>肩胛下神经、$C_{5\sim6}$ | 三角肌前部 | | 图6-11 |
| 肘 | 屈曲 | 肱二头肌<br>肱肌 | 肌皮神经、$C_{5\sim7}$<br>肌皮神经、$C_{5\sim7}$ | 肱桡肌、桡侧腕屈肌、旋前圆肌 | 5、4级:端坐,测肱二头肌时前臂旋后,测肱肌时旋前,测肱桡肌时中立,做屈肘动作,阻力加于腕部;<br>3级:体位同上,上臂下垂可抗重力做全范围屈肘;<br>2、1级:端坐,肩外展90°,悬起前臂时可屈肘或可触及肌肉收缩 | 图6-12 |
| | 伸展 | 肱三头肌<br>肘肌 | 桡神经、$C_5\sim T_1$<br>桡神经、$C_{7\sim8}$ | 部分前臂伸肌群 | 5、4级:仰卧,肩前屈90°,肘关节屈曲,做伸肘动作,阻力加于腕部;<br>3级:体位同上,可抗重力做全范围伸肘;<br>2、1级:端坐,肩外展90°,悬起前臂时可伸肘或可触及肌肉收缩 | 图6-13 |
| 前臂 | 旋后 | 肱二头肌<br>旋后肌 | 肌皮神经、$C_{5\sim7}$<br>桡神经、$C_6$ | 肱桡肌 | 5、4级:端坐,上臂下垂,屈肘90°,做前臂旋后、旋前动作,阻力加于腕部;<br>3级:体位同上,在无阻力情况下前臂可做全范围旋后、旋前动作;<br>2、1级:体位同上,可做部分范围的旋转动作或可触及肌肉收缩 | 图6-14 |
| | 旋前 | 旋前圆肌<br>旋前方肌 | 正中神经、$C_6$<br>骨间神经、$C_8$、$T_1$ | 桡侧腕屈肌 | | 图6-14 |

续表

| 关节 | 运动 | 主动肌 | 神经支配 | 副动肌 | 检查方法与评定 | 图解 |
|---|---|---|---|---|---|---|
| 腕 | 掌屈 | 尺侧腕屈肌 桡侧腕屈肌 | 尺神经、$C_8 \sim T_1$ 正中神经、$C_6$ | 掌长肌 | 5、4级:端坐,上臂下垂,屈肘90°,前臂旋后,手放松,固定前臂做屈腕动作,阻力加于手掌; 3级:体位同上,无阻力时能做全范围的屈腕动作; 2、1级:体位同上,前臂中立位,固定前臂,可屈腕或可触及肌肉收缩 | 图6-15 |
| | 背伸 | 尺侧腕伸肌 桡侧腕伸肌 | 桡神经、$C_7$ 桡神经、$C_{6\sim7}$ | / | 5、4级:端坐,上臂下垂,屈肘90°,前臂旋前,手放松,固定前臂做伸腕动作,阻力加于手背; 3级:体位同上,无阻力时能做全范围的伸腕动作; 2、1级:体位同上,前臂中立位,固定前臂,可伸腕或可触及肌肉收缩 | 图6-16 |
| 掌指 | 屈 | 蚓状肌 骨间掌侧肌、骨间背侧肌 | 正中神经、尺神经,$C_7 \sim T_1$ 尺神经、$C_8$、$T_1$ 尺神经、$C_8$、$T_1$ | 小指短屈肌、指浅屈肌、指深屈肌 | 5、4级:前臂旋后,掌心向上,伸直指间关节,屈掌指关节,阻力加于近节指腹; 3级:体位同上,无阻力时可做全范围的掌指关节屈曲动作; 2、1级:前臂中立位,可部分屈曲掌指关节或可触及掌心肌肉收缩 | 图6-17 |
| | 伸 | 指伸肌 示指伸肌 小指伸肌 | 桡神经、$C_6$ 桡神经、$C_7$ 桡神经、$C_7$ | / | 5、4级:前臂旋前,掌心向下,指间关节屈曲,伸掌指关节,阻力加于近节指背; 3级:无阻力时可做全范围掌指关节伸直动作; 2、1级:前臂中立位,可部分伸直掌指关节或可触及掌背肌腱活动 | 图6-18 |

续表

| 关节 | 运动 | 主动肌 | 神经支配 | 副动肌 | 检查方法与评定 | 图解 |
|---|---|---|---|---|---|---|
| 掌指 | 内收 | 骨间掌侧肌 | 尺神经、$C_8$、$T_1$ | / | 5、4级:前臂旋前,手置于桌面,做指内收动作,阻力加于示、环、小指内侧;<br>3级:体位同上,无阻力时能做全范围的指内收动作;<br>2、1级:体位同上,可部分内收手指或可触及指基部的肌腱活动 | 图6-19 |
| | 外展 | 骨间背侧肌<br>小指展肌 | 尺神经、$C_8$、$T_1$<br>尺神经、$C_8$、$T_1$ | / | 5、4级:前臂旋前,手置于桌面,做指外展动作,阻力加于手指外侧;<br>3级:体位同上,无阻力时能做全范围的指外展动作;<br>2、1级:体位同上,可部分外展手指或可触及指基部的肌腱活动 | 图6-20 |
| 近侧指间 | 屈 | 指浅屈肌 | 正中神经、$C_{7\sim8}$、$T_1$ | / | 5、4级:前臂旋后,掌心向上,固定关节近端,屈曲手指,阻力加于远端;<br>3级:无阻力时能做全范围的屈指动作;<br>2、1级:前臂中立位,可部分屈曲手指或可触及肌腱活动 | 图6-21 |
| 远侧指间 | 屈 | 指深屈肌 | 正中神经、尺神经,$C_7\sim T_1$ | / | | 图6-21 |
| 拇指腕掌 | 内收 | 拇收肌 | 尺神经、$C_8\sim T_1$ | / | 5、4级:前臂旋前,腕关节中立,拇伸直位做内收动作,阻力加于拇指尺侧;<br>3级:体位同上,无阻力时能做全范围的拇内收动作;<br>2、1级:体位同上,可部分内收拇指或可触及肌肉收缩 | 图6-22 |
| | 外展 | 拇长展肌<br>拇短展肌 | 桡神经、$C_7$<br>正中神经、$C_{6\sim7}$ | 掌长肌 | 5、4级:前臂旋后,腕关节中立,拇伸直位做外展动作,阻力加于拇指桡侧;<br>3级:体位同上,无阻力时能做全范围的拇外展动作;<br>2、1级:体位同上,可部分外展拇指或可触及肌肉收缩 | 图6-22 |

续表

| 关节 | 运动 | 主动肌 | 神经支配 | 副动肌 | 检查方法与评定 | 图解 |
|---|---|---|---|---|---|---|
| 拇指腕掌 | 对掌 | 拇对掌肌<br>小指对掌肌 | 正中神经、$C_{6\sim8}$、$T_1$<br>尺神经、$C_8$、$T_1$ | 拇长展肌<br>拇短展肌 | 5、4级:前臂旋后,腕关节中立,做拇指与小指对指动作,阻力加于拇指与小指掌骨头掌面;<br>3级:体位同上,无阻力时能做全范围的对掌动作;<br>2、1级:体位同上,可部分对掌或触及肌肉收缩 | 图6-23 |
| 拇指掌指、指间 | 屈曲 | 拇短屈肌<br>拇长屈肌 | 正中神经、$C_{6\sim7}$<br>正中神经、$C_{7\sim8}$ | / | 5、4级:前臂旋后,掌心向上,做屈拇动作,阻力加于拇指近节或远节掌侧面;<br>3级:体位同上,无阻力时能做全范围的屈拇动作;<br>2、1级:体位同上,可部分屈拇或可触及肌腱活动 | 图6-24 |
|  | 伸展 | 拇短伸肌<br>拇长伸肌 | 桡神经、$C_7$<br>桡神经、$C_7$ | / | 5、4级:前臂和腕均处于中立位,固定第一掌骨,做伸拇动作,阻力加于拇指近节、远节背侧;<br>3级:体位同上,无阻力时能做全范围的伸拇动作;<br>2、1级:体位同上,可部分伸指或可触及肌腱活动 | 图6-25 |

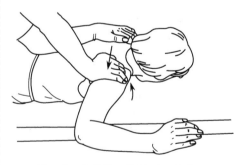

图6-1　肩胛骨内收肌群肌力检查

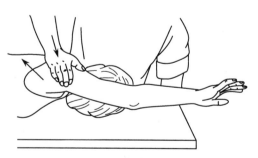

图6-2　肩胛骨下降及内收肌群肌力检查

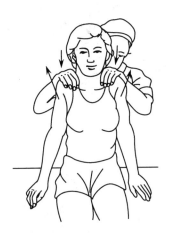

图 6-3 肩胛骨上提肌群肌力检查

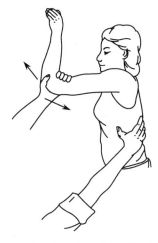

图 6-4 肩胛骨外展外旋肌群肌力检查

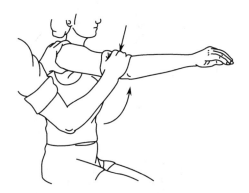

图 6-5 肩关节前屈肌群肌力检查

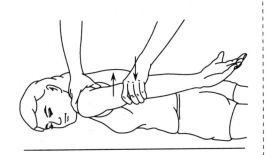

图 6-6 肩关节后伸肌群肌力检查

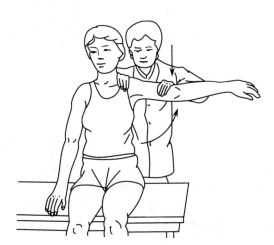

图 6-7 肩关节外展肌群肌力检查

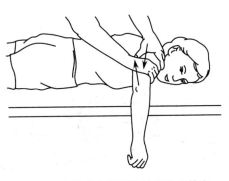

图 6-8 肩关节水平后伸肌群肌力检查

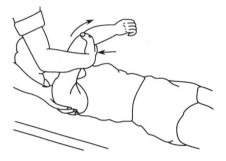

图 6-9　肩关节水平屈曲肌群肌力检查

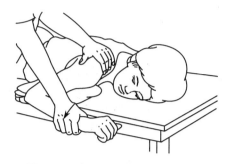

图 6-10　肩关节外旋肌群肌力检查

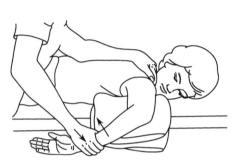

图 6-11　肩关节内旋肌群肌力检查

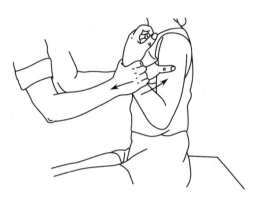

图 6-12　肘关节屈曲肌群肌力检查

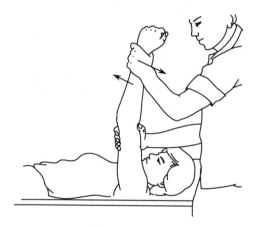

图 6-13　肘关节伸展肌群肌力检查

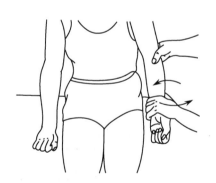

图 6-14　前臂旋前、旋后

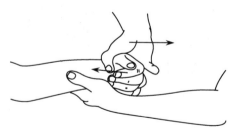

图 6-15　腕关节屈曲肌群肌力检查

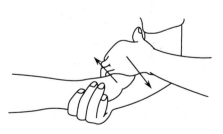

图 6-16　腕关节背伸肌群肌力检查

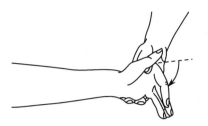

图 6-17 掌指关节屈曲肌群肌力检查

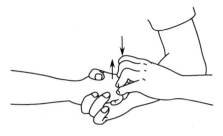

图 6-18 掌指关节伸展肌群肌力检查

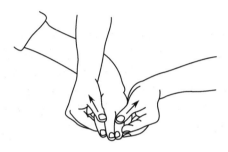

图 6-19 手指内收肌群肌力检查

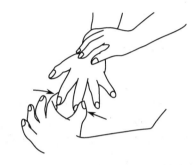

图 6-20 手指外展肌群肌力检查

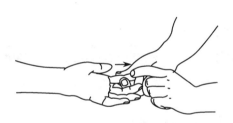

图 6-21 近侧、远侧指间关节
屈曲肌群肌力检查

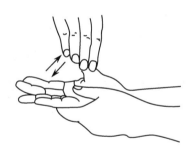

图 6-22 拇指内收、外展
肌群肌力检查

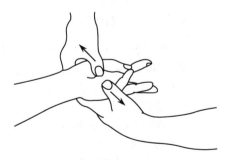

图 6-23 拇指小指对掌肌群肌力检查

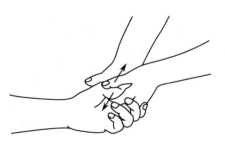

图 6-24 拇指掌指、指间关节
屈曲肌群肌力检查

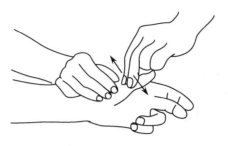

图6-25 拇指掌指、指间关节伸展肌群肌力检查

## 案例分析

　　周某,女,53岁,会计。脑出血后遗症转入。患者系在做家务时,突然头晕跌倒,不省人事,家人急送往医院神经外科,确诊为脑出血。经20天治疗病情稳定后,转入康复科。转入后查体结果如下。关节被动活动:右肩关节前屈0°~135°,后伸0°~60°,内旋0°~50°,水平外展0°~65°,水平内收0°~100°;右肘关节屈曲0°~120°;右髋关节屈曲0°~85°,外展0°~30°,内收0°~20°;右膝关节屈曲0°~90°。肢体肌力评定:右肩关节前屈肌群、内收肌群肌力2级,后伸肌群、外展肌群肌力1级;右肘关节屈曲肌群肌力2级,伸展肌群肌力0级;右髋关节屈曲肌群、外展肌群肌力2级,内收肌群肌力1级。

　　试结合康复评定相关知识,针对患者制订功能恢复训练计划。

### （二）下肢主要肌肉（或肌群）的徒手肌力评定

　　下肢主要肌肉(或肌群)的徒手肌力评定见表6-5。

表6-5 下肢主要肌肉(或肌群)的徒手肌力评定

| 关节 | 运动 | 主动肌 | 神经支配 | 副动肌 | 检查方法与评定 | 图解 |
|---|---|---|---|---|---|---|
| 髋 | 屈 | 髂腰肌 | 腰丛神经、$L_{2~3}$ | 股直肌、缝匠肌、耻骨肌、内收肌群、阔筋膜张肌 | 5、4级:仰卧或端坐,小腿置于床缘外,做屈髋动作,阻力加于膝上;<br>3级:体位同上,可抗重力做全范围屈髋;<br>2、1级:被检侧侧卧,托起对侧下肢,可主动屈髋或于腹股沟上缘触及肌肉收缩 | 图6-26 |
| | 伸 | 臀大肌 腘绳肌 | 臀下神经、$L_2 \sim S_4$ 坐骨神经、$L_4 \sim S_2$ | / | 5、4级:俯卧,固定骨盆,测臀大肌时屈膝,测腘绳肌时伸膝,做伸髋动作,阻力加于大腿远端;<br>3级:体位同上,可抗重力做全范围伸髋;<br>2、1级:被检侧侧卧,托起对侧下肢,可伸髋或触及肌肉收缩 | 图6-27 |

续表

| 关节 | 运动 | 主动肌 | 神经支配 | 副动肌 | 检查方法与评定 | 图解 |
|---|---|---|---|---|---|---|
| 髋 | 内收 | 内收肌群 股薄肌 耻骨肌 | 闭孔神经、$L_{2\sim4}$ 闭孔神经、$L_{2\sim4}$ 闭孔神经、股神经、$L_{2\sim3}$ | / | 5、4级:被检侧侧卧,托起对侧下肢,做髋内收动作,阻力加于大腿下端; 3级:体位同上,可抗重力做全范围髋内收; 2、1级:仰卧,可在面板上做髋内收或触及肌肉收缩 | 图6-28 |
| | 外展 | 臀中肌 梨状肌 | 臀上神经、$L_{4\sim5}$ 骶丛神经、$L_5$,$S_{1\sim2}$ | 臀小肌、臀大肌上部阔筋膜张肌 | 5、4级:对侧侧卧,做髋外展动作,阻力加于大腿下段外侧; 3级:体位同上,可抗重力做全范围髋外展; 2、1级:仰卧,可在面板上做髋外展或触及肌肉收缩 | 图6-29 |
| | 外旋 | 股方肌 梨状肌 臀大肌 上、下孖肌 闭孔内、外肌 | 骶丛神经、$L_5\sim S_1$ 骶丛神经、$L_5$,$S_{1\sim2}$ 臀下神经、$L_2\sim S_4$ 闭孔神经、$L_{3\sim4}$ 骶丛神经、闭孔神经、$S_{1\sim4}$ | 股二头肌长头、缝匠肌 | 5、4级:仰卧,小腿垂于床外,做髋外旋、内旋动作,即小腿向外、向内摆,阻力加于小腿下端; 3级:体位同上,无阻力下可做全范围髋外、内旋; 2、1级:仰卧伸腿,可部分髋外旋或内旋,或可触及肌肉收缩 | 图6-30 |
| | 内旋 | 臀小肌 阔筋膜张肌 | 臀上神经、$L_1\sim S_4$ 臀上神经、$L_1\sim S_4$ | 臀中肌、半腱肌、半膜肌 | | |
| 膝 | 屈 | 腘绳肌 | 坐骨神经、$L_4\sim S_2$ | 腘肌、缝匠肌、腓肠肌、股薄肌 | 5、4级:俯卧,做屈膝动作,评定者一手固定骨盆,另一手阻力加于后踝; 3级:体位同上,可抗重力做全范围屈膝; 2、1级:被检侧侧卧位,托起对侧下肢,可屈膝或触及肌肉收缩 | 图6-31 |
| | 伸 | 股四头肌 | 股神经、$L_{3\sim4}$ | / | 5、4级:仰卧或坐位,小腿垂于床边,做伸膝动作,阻力加于踝前方; 3级:体位同上,可抗重力做全范围伸膝; 2、1级:被检侧侧卧位,托起对侧下肢,可伸膝或触及肌肉收缩 | 图6-32 |

续表

| 关节 | 运动 | 主动肌 | 神经支配 | 副动肌 | 检查方法与评定 | 图解 |
|---|---|---|---|---|---|---|
| 踝 | 跖屈 | 腓肠肌<br>比目鱼肌 | 胫神经、$S_{1\sim2}$<br>胫神经、$S_{1\sim2}$ | 胫骨后肌,腓骨长、短肌,蹞长屈肌,趾长屈肌,跖肌 | 5、4级:俯卧,测腓肠肌时伸膝,测比目鱼肌时屈膝,然后做踝跖屈动作,阻力加于足后跟;<br>3级:体位同上,可抗重力做全范围踝跖屈;<br>2、1级:侧卧,可跖屈或触及跟腱活动 | 图6-33 |
| | 内翻背伸 | 胫骨前肌 | 腓深神经、$L_{4\sim5}$ | / | 5、4级:端坐,小腿下垂,做足内翻踝背伸动作,阻力加于足背内缘,向足外足底方向推;<br>3级:体位同上,可抗重力做全范围足内翻、踝背伸;<br>2、1级:侧卧位,可做足内翻背伸或触及肌肉收缩 | 图6-34 |
| | 内翻跖屈 | 胫骨后肌 | 胫神经、$L_5$、$S_1$ | 蹞长屈肌、趾长屈肌、腓肠肌内侧头 | 5、4级:同侧侧卧位,做足内翻跖屈动作,阻力加于足内缘向足外足背方向推;<br>3级:体位同上,可抗重力做全范围足内翻跖屈;<br>2、1级:仰卧位,可做足内翻跖屈或触及内踝后肌腱活动 | 图6-35 |
| | 外翻跖屈 | 腓骨长、短肌 | 腓浅神经、$L_4\sim S_2$ | 趾伸长肌、第三腓骨肌 | 5、4级:对侧卧位,做足外翻跖屈动作,阻力加于足外缘向足内足背方向推;<br>3级:体位同上,可抗重力做全范围足外翻跖屈;<br>2、1级:仰卧,可做足外翻跖屈或触及外踝后肌腱活动 | 图6-36 |

续表

| 关节 | 运动 | 主动肌 | 神经支配 | 副动肌 | 检查方法与评定 | 图解 |
|---|---|---|---|---|---|---|
| 跖趾 | 屈 | 蚓状肌<br>蹞短屈肌 | 足底内、外侧神经、$L_5$、$S_{1~3}$<br>足底内侧神经、$S_{1~2}$ | 蹞长屈肌,趾长、短屈肌,骨间肌,小趾短屈肌 | 5、4级:仰卧,踝关节中立位,做屈或伸趾动作,阻力加于趾近节跖侧或背侧;<br>3级:体位同上,无阻力时能做全范围屈或伸趾动作; | 图 6-37 |
| | 伸 | 趾长、短伸肌<br>蹞短伸肌<br>蹞长伸肌 | 腓深神经、$L_{4~5}$、$S_1$<br>腓深神经、$L_5$、$S_1$<br>腓深神经、$L_5$、$S_1$ | / | 2、1级:体位同上,能做部分范围屈或伸趾动作或可触及肌肉收缩 | 图 6-38 |
| 趾间 | 屈 | 蹞长屈肌<br>趾长、短屈肌 | 胫神经、$L_4$～$S_3$<br>足底内侧神经、胫神经、$L_5$、$S_1$ | / | | 图 6-39 |

髋关节屈肌肌群肌力评定视频

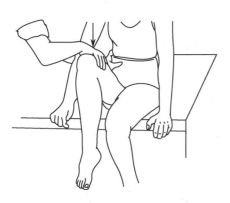

图 6-26 髋关节屈曲肌群肌力检查

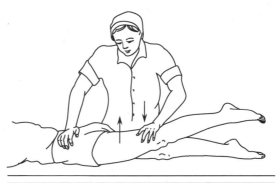

图 6-27 髋关节后伸肌群肌力检查

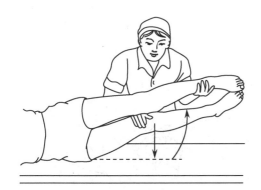

图 6-28 髋关节内收肌群肌力检查

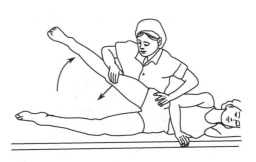

图 6-29 髋关节外展肌群肌力检查

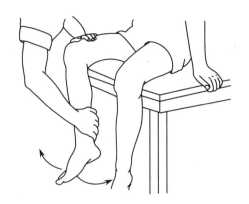

图 6-30　髋关节内旋、外旋肌群肌力检查

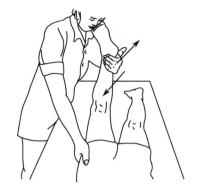

图 6-31　膝关节屈曲肌群肌力检查

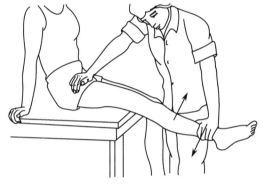

图 6-32　膝关节伸展肌群肌力检查

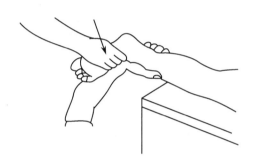

图 6-33　踝关节跖屈肌群肌力检查

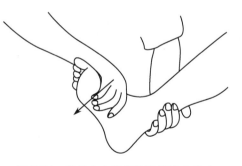

图 6-34　踝关节内翻背伸肌群肌力检查

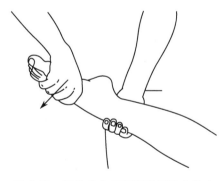

图 6-35　踝关节内翻跖屈肌群肌力检查

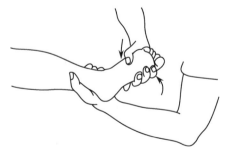

图 6-36　踝关节外翻跖屈肌群肌力检查

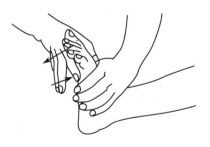

图 6-37　跖趾关节屈曲肌群肌力检查

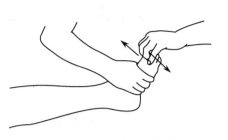

图 6-38 跖趾关节及趾间关节
伸展肌群肌力检查

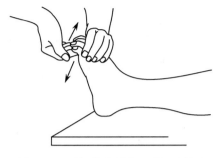

图 6-39 趾间关节屈曲肌群肌力检查

### 知识链接

**运动足关节(距小腿关节、跗骨间关节等)的肌肉**

足跖屈:小腿三头肌、趾长屈肌、胫骨后肌、蹈长屈肌、腓骨长肌和腓骨短肌。

足背伸:胫骨前肌、蹈长伸肌和趾长伸肌。

足内翻:胫骨前肌、胫骨后肌、蹈长屈肌和趾长屈肌。

足外翻:腓骨长肌和腓骨短肌。

### (三)躯干主要肌肉(或肌群)的徒手肌力评定

躯干主要肌肉(或肌群)的徒手肌力评定见表6-6。

表 6-6 躯干主要肌肉(或肌群)的徒手肌力评定

| 部位 | 运动 | 主动肌 | 神经支配 | 副动肌 | 检查方法与评定 | 图解 |
|---|---|---|---|---|---|---|
| 颈 | 屈 | 斜角肌<br>颈长肌<br>头长肌<br>胸锁乳突肌 | 颈丛神经、$C_{3\sim8}$<br>$C_{2\sim6}$<br>$C_{1\sim3}$<br>副神经、$C_{2\sim3}$ | 舌骨下肌群、头前直肌 | 5、4级:仰卧,抬头屈颈,一手固定胸廓,另一手阻力加于前额向下;<br>3级:体位同上,无阻力下可全范围抬头屈颈;<br>2、1级:侧卧,可屈颈或可触及肌肉收缩 | 图6-40 |
| | 伸 | 斜方肌<br>颈部骶棘肌 | 副神经、$C_{2\sim4}$<br>胸神经、$C_6\sim T_4$ | 多裂肌,头上、下斜肌,头后大、小直肌,肩胛提肌 | 5、4级:俯卧,前胸垫一枕头,抬头后伸,一手固定胸背,另一手阻力加于枕部向下;<br>3级:体位同上,无阻力下可全范围抬头伸颈;<br>2、1级:侧卧,托住头部可仰头或可触及肌肉收缩 | 图6-41 |

续表

| 部位 | 运动 | 主动肌 | 神经支配 | 副动肌 | 检查方法与评定 | 图解 |
|---|---|---|---|---|---|---|
| 躯干 | 屈 | 腹直肌 | 肋间神经、$T_{5\sim12}$ | 腹内斜肌<br>腹外斜肌 | 5 级:仰卧,屈髋屈膝,双手抱头后能全范围坐起;<br>4 级:体位同上,双手前平举能坐起;<br>3 级:体位同上,能抬起头及肩胛部;<br>2 级:体位同上,能抬起头部;<br>1 级:体位同上,可触及上腹部肌肉收缩 | 图 6-42 |
|  | 伸 | 骶棘肌<br>腰方肌 | 脊神经后支、<br>$C_2\sim L_5$、$T_2\sim L_3$ | 多裂肌<br>半棘肌 | 5、4 级:俯卧,胸以上置于床缘外,后抬上身。一手固定骨盆,另一手阻力加于胸背下部;<br>3 级:体位同上,无阻力下能全范围抬起上身;<br>2、1 级:体位同上,能做头后仰动作或可触及背肌收缩 | 图 6-43 |
|  | 旋转 | 腹内斜肌<br>腹外斜肌 | 肋间神经、$T_{7\sim12}$、髂腹股沟神经及生殖股神经、$T_{12}\sim L_1$<br>肋间神经、$T_{5\sim11}$ | 背阔肌、骶棘肌、多裂肌、腹直肌 | 5 级:仰卧,固定下肢,抱头能坐起并向一侧做转体动作;<br>4 级:体位同上,双手前平举坐起及转体;<br>3 级:仰卧,能转体使一侧肩离床;<br>2 级:坐位能全范围转体;<br>1 级:体位同上,能触及腹外斜肌收缩 | 图 6-44 |
| 骨盆 | 侧向倾斜 | 腰方肌 | 脊神经、$T_{12}\sim L_3$ | 腹内斜肌<br>腹外斜肌<br>背阔肌 | 5、4 级:仰卧,向头的方向提拉一侧腿,阻力加于踝部;<br>3 级:体位同上,能抗较小阻力达全范围活动;<br>2、1 级:体位同上,无阻力下能拉动一侧腿或触及腰方肌收缩 | 图 6-45 |

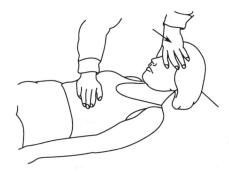

图 6-40 颈前屈肌群肌力检查

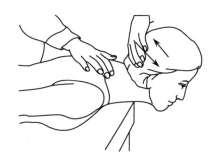

图 6-41 颈后伸肌群肌力检查

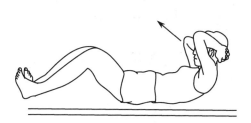

图 6-42 躯干前屈肌群肌力检查

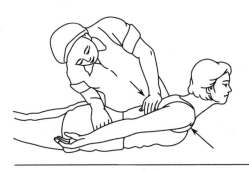

图 6-43 躯干后伸肌群肌力检查

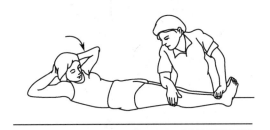

图 6-44 躯干旋转肌群肌力检查

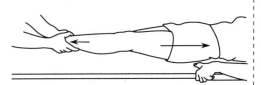

图 6-45 骨盆上提肌群肌力检查

# 第三节 应用简单仪器的肌力评定

## 一、简单仪器评定肌力的原理与特点

当评定对象局部肌群通过指定方式作用于便携式测力计时,其肌力大小立刻显示在测力计的仪表盘上,结果比较客观。测力计主要通过等长收缩或等张收缩的形式,对部分肌群进行肌力或耐力评定,其中以等长收缩为主,握力、捏力、背拉力及四肢肌力评定均采取这类形式,所以也称为等长肌力评定。

应用简单仪器进行肌力评定有如下特点:①使用方便,操作简单;②能快速获得评定结果,且结果客观可信;③便携式测力计主要用于评定一定部位的肌群,不适合分别测定指定肌肉肌力;④使用者需要具有一定操作经验,以保证测试结果的准确性。

## 二、手部肌力评定

### (一) 握力

1. 操作方法　常用握力计评定的是屈指肌等长收缩的肌力。测试时,患者头部保持中立位,所测上肢在体侧下垂,肘关节伸直,前臂和腕关节处于中立位。握力计表面向外,将把手握至适当宽度,在保持身体静止状态下,评定对象尽可能快速、最大努力地抓握握力计,测 2~3 次,同一手两次测试时间间隔 30~60 秒(图 6-46)。

2. 评定方法　取几次测试的最大数值,常用握力指数评定。

握力指数 = 握力(kg)/体重(kg)×100%。

3. 正常值　正常握力一般超过体重的 50%(握力指数大于 50%),但在具体评定时应注意左右侧肢体、性别、年龄、职业及握力计的不同对测定结果的影响。

### (二) 捏力

1. 操作方法　常用捏力计评定的是拇指对掌肌及屈指肌肌力。测试时,用拇指与其他手指相对,捏捏力计指板,测 2~3 次(图 6-47)。

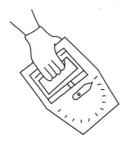　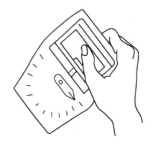

图 6-46　握力测试　　　　　图 6-47　捏力测试

2. 评定方法　取几次测试的最大数值。
3. 正常值　正常值约为握力的 30%。

## 三、四肢肌力评定

四肢肌力的便携式测力计评定一般属于等长收缩肌力测试,所使用的等长肌力测试台是经钢丝绳和滑轮拉动固定的测力计(弹簧秤)组成的综合测力器(图 6-48)。

## 四、背拉力评定

背拉力测试时两膝伸直,将拉力计把手调节到膝盖高度,双手抓握拉力计把手,然后做伸腰动作,上提把手(图 6-49)。

背拉力大小也可以用拉力指数评定。

拉力指数 = 拉力(kg)/体重(kg)×100%。

正常背拉力:男性为体重的 1.5~2 倍(拉力指数 150%~200%),女性为体重的1~1.5 倍(拉力指数 100%~150%)。

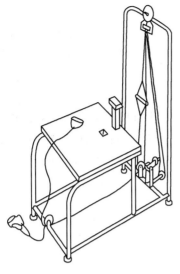

图 6-48　等长肌力测试台

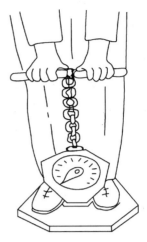

图 6-49　背拉力测试

# 第四节　应用等速运动仪器的肌力评定

## 一、等速运动的概念、特点

等速运动指运动过程中肌纤维收缩导致肌张力增加但运动角速度恒定的运动方式。

等速肌肉收缩是一种特殊的肌肉收缩形式，在进行等速运动时，肌纤维长度缩短或拉长，引起关节活动，属于动力性收缩，类似肌肉等张收缩。而运动中，等速仪器所提供的顺应性阻力随肌肉收缩张力的大小而变化，类似肌肉等长收缩。

## 二、等速肌力测试仪的工作原理与特点

在测试时，预先在等速仪器上设定速度，此速度不会受到评定对象的影响而变化，评定对象的主观用力只能使肌肉张力增高，力矩输出增加，测试仪产生顺应性阻力并将各种参数记录下来，经计算机处理，得到力矩、做功、加速能、耐力比等多项数据，作为评定肌肉运动功能的定量指标。值得注意的是，等速肌力测试仪测试的是一组肌群的肌力之和，而不是个别肌肉的肌力，并且只能对 3 级以上的肌力进行测试。

## 三、等速肌力测试仪评定肌力的操作要领

### （一）测试准备

注意等速肌力测试的禁忌证，选择良好的测试时机，动员评定对象，做好沟通合作。每次开机时均需要校正仪器。

## （二）测试顺序

评定对象为健康者,则先测试优势侧肢体(一般为右侧);评定对象为患者,则先测健肢,再测患肢。必要时,为缓解评定对象紧张和提高测试精确性,可让评定对象体会性预测2~3次。

## （三）体位、轴心、动力臂

按要求放置体位,并记录各种体位参数和动力臂长短,便于同条件复查。被测试关节运动轴心的位置必须与仪器动力轴心处于同一轴线,特别是肩关节、踝关节等多轴关节,以使仪器显示的力矩与肌肉力矩输出保持一致,保证测试结果的精确性。

## （四）固定

为了减少协同肌或各种代偿运动对测试结果的影响,在测试时应将被测关节的近端以及躯干固定良好。

## （五）肢体称重

大部分等速仪器都设置有肢体称重程序,对于测试在垂直面上运动的肌力时,则应考虑肢体重力的影响,必须按照程序进行肢体称重,确保测试结果的准确。

## （六）制订测试方案

制订测试方案时要考虑如下因素:

1. 肌力测试的方式　根据测试中肌肉收缩长度的变化,将肌力测试分成以下几种方式:

(1)等速向心肌力测试:是康复临床中最常用的一种测试方式。测试时,肌纤维长度变短,肌肉起止点向中心点靠近,呈向心收缩。通常采用主动肌/拮抗肌的向心收缩/向心收缩方式,可以同时测试两组肌群。

(2)等速离心肌力测试:测试时,肌肉被动拉长,肌肉起止点远离中心点,呈离心收缩。可采用向心收缩/离心收缩和离心收缩/离心收缩两种方式。

(3)等长肌力测试:设定仪器上的角速度为0°/s,连续测试一组肌群在关节活动范围内多个角度的最大等长肌力,又称多角度等长肌力测试。

(4)等张肌力测试:测试时,采用等张测试模式,阻力恒定,再设置速度。

2. 测试速度　根据评定对象具体情况,选择不同测试速度。一般将小于等于60°/s称为慢速测试;60°~180°/s之间称为中速测试;大于等于180°/s称为快速测试。慢速测试和中速测试主要用于肌力测试,而快速测试主要用于耐力测试。

3. 测试次数　测试肌力一般重复5次,主要用于判断最大肌力和分析力矩曲线形态。测试耐力重复20~25次,主要用于观察肌肉耐力指数和肌肉疲劳曲线。

4. 间歇时间　为了避免肌肉过度疲劳,在测试中,每种测试速度之间间歇60秒,耐力测试后需要间歇90秒以上,两侧肢体的测试应间歇3~5分钟,同一肢体两组测试则至少间歇1小时以上,最好隔日测试。

5. 测试频率　根据评定对象的具体情况而定,一般每月测试一次。

### 等速运动技术的发展

等速运动概念于20世纪60年代末由Hislop和Perrine提出。第一台等速肌力训练仪器于70年代由美国公司制造,此后世界上许多国家都开启了等速技术的应用和研究,我国于80年代初投入等速技术研究,主要应用于体育科研领域中运动员的肌肉力量和耐力评价,现已在运动医学领域和康复领域用于各种运动损伤的肌力评定和康复治疗等。

随着计算机技术的进步,等速运动技术进一步发展。在测试方面,新研发的等速肌力训练仪器可进行等速离心、等速向心、等张及等长不同收缩方式的肌力测试,并做出详细的结果分析报告,为肌肉功能参数和力矩曲线的研究提供了便利;在训练方面,可进行等速离心、等速向心、等张及等长不同收缩方式的肌力训练,还能提供持续被动活动训练模式,提高了训练效率。

## 四、等速肌力测试仪的评定指标及意义

通过对测试获得的各种参数和曲线进行分析,再结合临床检查,做出综合评定,来指导康复治疗和训练。主要评定的指标及意义如下:

### (一) 峰力矩

峰力矩指肌肉收缩产生的最大力矩输出,代表了肌肉收缩产生的最大肌力(图6-50)。单位为牛顿·米(N·m)。

在等速肌力测试中,峰力矩因具有较高的准确性和可重复性,故称为黄金指标和参照值。在等速向心肌力测试中,峰力矩随测试速度的增加而降低(图6-51)。在等速离心肌力测试中,峰力矩与运动速度关系不大。

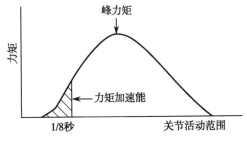

图6-50 等速肌力测试的力矩曲线

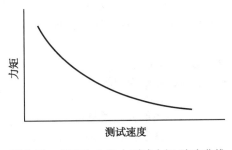

图6-51 等速向心肌力测试力矩-速度曲线

### (二) 指定角度的峰力矩值

指定角度的峰力矩值,即根据测试要求指定的角度所对应的峰力矩值,目的在于比较两侧指定角度的力矩值。

### (三) 峰力矩体重比

峰力矩体重比,即单位体重的峰力矩值。代表肌肉收缩的相对肌力。

### (四) 峰力矩角度

峰力矩角度,即在力矩曲线中,峰力矩所对应的角度。代表肌肉收缩的最佳用力角度。

### (五) 力矩加速能

力矩加速能,指肌肉在收缩最初1/8秒的做功量(图6-50)。代表肌肉收缩的爆

发力,反映了肌肉最初收缩产生力矩的速率和做功能力。

（六）总做功和单次最大做功

总做功表示肌肉数次收缩做功量之和,单次最大做功表示肌肉重复收缩中最大一次的做功量。

（七）平均功率

平均功率,即单位时间内肌肉的做功量,单位为瓦（W）,反映了肌肉做功的效率。在一定范围内,平均功率与测试速度呈正比。

（八）耐力比

重复运动 20～25 次后,最后 5 次肌肉做功量与最前 5 次肌肉做功量的比值即耐力比。主要反映肌肉重复收缩时的耐疲劳能力。

## 五、等速肌力测试仪应用注意事项

1. 测试前要掌握等速肌力测试的禁忌证

（1）相对禁忌证:急性肌肉关节损伤、风湿性关节炎急性发作、渗出性滑膜炎、测试部位明显疼痛。

（2）绝对禁忌证:关节周围有严重的骨质疏松、骨折愈合不良、关节不稳、急性关节或软组织肿胀、活动范围极度受限、骨或关节肿瘤、严重疼痛等。

2. 测试时要考虑评定对象的职业（特别是运动员）对两侧肢体测试指标的影响。

3. 应采用评定对象两侧肌力自身比较的方法来评定,对于测试结果应注意,两侧肢体测试指标相差小于等于 10% 为正常,相差 11%～20% 为可疑异常,相差超过 20% 为异常。

4. 在各种测试指标中,峰力矩可信度较高,单次最大做功、平均功率、力矩加速能可信度为中等,而耐力比可信度较低。

（张 程）

扫一扫
测一测

**复习思考题**

1. 简述肌力评定的目的。
2. 简述肌力评定的应用范围。
3. 简述徒手肌力评定时的注意事项。
4. 简述肱二头肌肌力评定。

# 第七章

# 痉挛与肌张力评定

**学习要点**

肌张力的基本概念与分类；影响肌张力的因素；肌张力的分级及评定方法。

## 第一节 概 述

### 一、基本概念

肌张力(muscle tone)是指人体在静止松弛状态下,肌肉保持一定紧张状态的能力。在检查和评定过程中,评定者通过被动活动评定对象肢体所受到的阻力被视为肌张力。

正常的肌张力依赖于完整的神经系统调节机制、肌肉组织本身的物理特性、肌肉或结缔组织内部的弹性和延展性,以及肌肉的收缩能力等因素。必要的肌张力是维持肢体位置,支撑体重所必需的,也是保证肢体运动控制能力、空间位置、进行各种复杂运动所必需的条件。

### 二、肌张力分类

根据身体所处的不同状态,肌张力可分为静止性肌张力、姿势性肌张力和运动性肌张力。

1. 静止性肌张力 可在肢体静息状态下,通过观察肌肉外观、触摸肌肉硬度、感觉被动牵伸运动时肢体活动受限的程度及其阻力来判断。如正常的坐、卧等静态下的肌张力。

2. 姿势性肌张力 可在患者变换各种姿势的过程中,通过观察肌肉的阻力和肌肉的调整状态来判断。如在正常情况下协调有序地完成翻身、从坐到站的动作。

3. 运动性肌张力 可在患者完成某一动作的过程中,通过检查相应关节的被动运动阻力来判断。如做上肢肘关节被动屈曲、伸展运动时,感觉到的肌肉弹性和轻度的抵抗感。

101

### 三、正常肌张力的特征

正常肌张力具有以下特征：①关节近端的肌肉可以进行有效地同步收缩；②具有完整抵抗肢体重力和外来阻力的运动能力；③将肢体被动地置于空间某一位置时，具有保持该姿势不变的能力；④能够维持原动肌和拮抗肌之间的平衡；⑤具有随意使肢体由固定到运动和在运动过程中转换为固定姿势的能力；⑥如有需要，具有选择性地完成某一肌群协同运动或某一肌肉单独运动的能力；⑦被动运动时，具有一定的弹性和轻度的抵抗感。

### 四、影响肌张力的因素

1. 体位　不良的姿势和肢体放置位置可使肌张力增高。如在痉挛期的脑卒中患者，俯卧位时患侧下肢屈肌肌张力可增加。

2. 精神因素　紧张和焦虑情绪以及不良的心理状态都可以使肌张力增高。

3. 并发症　有尿路结石、感染、膀胱充盈、便秘、压疮、静脉血栓、疼痛、关节痉挛等并发症时，肌张力可增高。

4. 神经状态　中枢抑制系统和中枢易化系统的失衡，可使肌张力发生变化。

5. 局部压力　局部肢体受压可使肌张力增高。如穿紧而挤的衣服和鞋子时肌张力增高。

6. 疾病　如骨折、脱位、异位骨化等外伤或疾病可使肌张力增高。

7. 药物　如烟碱能明显增加脊髓损伤患者的痉挛程度；巴氯芬则有抑制脊髓损伤患者痉挛发生及降低其频率、强度的作用。

8. 外界环境　当气温发生剧烈变化时，肌张力可增高。

9. 主观因素　评定对象对运动的主观控制作用，可使肌张力发生改变。

### 五、异常肌张力

根据评定对象现有肌张力与正常静息肌张力水平的比较，可将异常肌张力分为肌张力增高、肌张力迟缓和肌张力障碍。

（一）肌张力增高

肌张力增高即肌肉张力高于正常静息水平。又分为痉挛和肌肉强直两种情况。

1. 痉挛　痉挛是一种由牵张反射高兴奋性所致、以速度依赖的紧张性牵张反射增强、伴腱反射异常为特征的运动障碍。所谓痉挛的速度依赖是指伴随肌肉牵伸速度的增加，痉挛的程度也增加。痉挛是上运动神经元损伤所致，常见于脊髓损伤、脱髓鞘疾病、脑卒中、脑外伤和脑瘫等。特征是牵张反射异常；紧张性牵张反射的速度依赖性增加；腱反射异常；具有选择性，并由此导致肌群间的失衡，进一步引发协同运动功能障碍。临床上可表现为肌张力增高、腱反射活跃或亢进、阵挛、被动运动阻力增加、运动协调性降低。痉挛的特殊表现有：①巴宾斯基反射。为痉挛性张力过强的特征性伴随表现，巴宾斯基反射阳性时足大趾背伸。②折刀样反射。当被动牵伸痉挛肌时，初始产生的较高阻力随之被突然地抑制发动而中断，造成痉挛肢体的阻力突然下降，产生类似折刀样的现象。③阵挛。在持续牵伸痉挛肌时可发生，特点为以固定频率发生的拮抗肌周期性痉挛亢进，常发生于踝部，也可发生于身体的其他部位。④去大脑强直和去皮质强直。去大脑强直表现为持续收缩，躯体和四肢处于完全伸展的姿势；去皮质强直表现为持续地收缩，躯干和下肢处于伸展姿势，上肢处于屈曲姿势。两者均由于牵张反射弧的改变所致。

　　2. 肌肉强直　肌肉强直即僵硬，是主动肌和拮抗肌张力同时增加，各个方向的关节被动活动阻力均增加的现象。常为锥体外系的损害所致，帕金森病是僵硬最常见的病因。具有如下特征：①任何方向的关节被动运动及整个关节活动范围阻力都增加；②相对持续，且不依赖牵张刺激的速度；③齿轮样僵硬的特征是在僵硬的基础上存在震颤，从而导致在整个关节活动范围中收缩、放松交替出现；④铅管样僵硬的特征是在关节活动范围内持续僵硬，无收缩、放松交替现象出现；⑤僵硬和痉挛可在某一肌群同时存在。

（二）肌张力迟缓

　　肌张力迟缓即肌张力低于正常静息水平，对关节进行被动运动时感觉阻力消失的状态称为肌张力迟缓。肌张力迟缓时，牵张反射减弱，运动的整体功能受损，常伴有肢体麻痹或瘫痪，深反射消失或缺乏，被动关节活动范围扩大。

　　肌张力迟缓可由影响小脑或锥体束的上运动神经元损害所致，可为暂时性状态，如脊髓损伤的脊髓休克阶段或颅脑外伤、脑卒中早期，其发生由中枢神经系统损伤的部位所决定；亦可由影响外周神经系统的下运动神经元损害所致；还可由原发性肌病所致，如重症肌无力。肌张力迟缓为主动肌和拮抗肌收缩同时减弱或消失；肢体抗重力能力减弱或消失；肌力降低或消失。此时除了低张力表现外，还可伴有肌力弱、瘫痪、低反射性和肌肉萎缩等表现。

（三）肌张力障碍

　　肌张力障碍是一种以肌肉张力损害、持续和扭曲的不自主运动为特征的肌肉运动功能亢进性障碍。可由中枢神经系统缺陷（如手足徐动型脑性瘫痪）所致；也可由遗传因素（如原发性肌张力障碍）所致；与其他神经退行性疾患（如肝豆状核变性）或代谢性疾患（如氨基酸或脂质代谢障碍）也有一定关系；此外，也可见于痉挛性斜颈。肌张力障碍特征为：肌肉收缩快或慢，且表现为重复、扭曲；肌张力以不可预料的形式由低到高变动，其中张力障碍性姿态为持续扭曲畸形，可持续数分钟或更久。

　　在上述异常肌张力中，最重要的是痉挛问题。

## 六、痉挛的临床意义

（一）痉挛的积极意义

痉挛的积极意义有：①借助伸肌痉挛等帮助患者站立或行走；②在无承重和失用

的情况下,可因此而预防骨质疏松;③降低麻痹性肢体的依赖性水肿;④充当静脉肌肉泵,降低发生深静脉血栓的危险性;⑤可相对保持肌容积;⑥活动过强的牵张反射可促进等长和离心自主收缩的肌力,但向心收缩力弱。

### 课堂互动

痉挛对患者康复来说都是不利的吗?

### (二)痉挛的负面影响

痉挛的负面影响为:①由于阵挛、髋内收或屈肌痉挛而损害站立平衡;②由于伸肌痉挛和阵挛而损害步态的摆动相;③可导致缓慢的自主运动;④可增加骨折、异位骨化的危险性;⑤由于紧张性牵张反射亢进或屈肌痉挛而造成挛缩危险;⑥由于屈肌痉挛而导致皮肤应力增加(这一现象也可发生在床和轮椅体位);⑦由于自发性痉挛而导致睡眠障碍;⑧由于痉挛或阵挛而干扰驾驶轮椅、助动车等;⑨由于髋屈肌、内收肌痉挛而影响会阴清洁、损害性功能;⑩持续的屈肌痉挛可导致疼痛(虽然大部分痉挛可无疼痛)。

### 知识链接

#### 痉挛的产生及部位

中枢神经系统损伤后立即出现持续几个小时、几天或几周的肌张力消失。此后约90%患者出现痉挛。痉挛主要发生在抗重力肌群,即上肢为屈肌型痉挛,下肢为伸肌型痉挛。由于伸肌、屈肌、旋前肌、旋后肌的肌张力分布异常,致使患者出现痉挛性姿势模式:头部旋转,向患侧屈曲,使面朝向健侧;躯干向患侧屈并后旋;肩胛骨回收,肩带下降,肩关节内收,内旋;肘关节屈曲伴前臂旋前(或旋后);腕关节屈曲并向尺侧偏斜;各指屈曲、内收;患侧骨盆旋后、上提;髋关节伸展、内收、内旋;膝关节伸展;足跖屈、内翻;足趾屈曲、内收。

## 第二节　肌张力评定

### 一、肌张力检查

#### (一)肌张力降低

评定者拉伸评定对象肌群时几乎感受不到阻力;评定对象不能自己抬起肢体,或当肢体运动时可感到柔软、沉重感;当肢体下落时,肢体即向重力方向下落,无法保持原有姿势;肌张力显著降低时,肌肉不能保持正常肌的外形与弹性,呈现松弛软弱。

#### (二)肌张力增高

表现为肌腹丰满、硬度增高;评定对象在肢体放松的状况下,评定者以不同速度对其关节做被动运动时,感觉有明显阻力,甚至无法进行被动运动;评定者松开手时,肢体被拉向肌张力增高一侧。长时间肌张力增高可能会引起局部肌肉、肌腱挛缩,影响肢体运动;痉挛肢体的腱反射常表现为亢进。

**（三）影响肌张力异常临床检查的因素**

主要因素有：①体位和肢体位置与牵张反射的相互作用；②中枢神经系统的状态；③心理因素如紧张、焦虑等；④评定对象对运动的主观作用；⑤某些药物的服用；⑥评定对象的整体健康水平；⑦环境温度；⑧其他如膀胱状态（充盈或空虚）、发热与感染、代谢及电解质紊乱等也可影响肌张力异常临床检查。

## 二、肌张力分级

**（一）肌张力减低**

肌张力迟缓的评定相对简单，可将其严重程度分为轻度、中到重度两级评定。

1. 轻度　肌张力降低，肌力下降，仍存在一些功能活动。将肢体置于可下垂的位置上并故意放开时，肢体只能保持短暂的抗重力，随之落下。

2. 中到重度　肌张力显著降低或消失；徒手肌力评定肌力为0级或1级；不能进行任何功能活动。将肢体置于可下垂的位置上并故意放开时，肢体立即落下。

另外，对于上肢肌张力迟缓，也可采用上肢下落试验评定。评定者通过上肢突然下落时"卡住"来判定患者自主本体感觉反应的强度。肌张力正常的上肢可表现为瞬间的下落。然后"卡住"并保持姿势（完整的本体感觉反应预防其下落）；而肌张力迟缓的上肢则表现为下落迅速；肌张力过强的上肢表现为下落迟缓和抵抗。若存在肌张力低下，应进一步开展肌力测试，如徒手肌力测试等，以确定肌力弱的程度。

**（二）肌痉挛**

肌痉挛手法检查是按对关节进行被动运动时所感受的阻力来进行分级评定的。常用的分级方法有Ashworth分级，其他还有按自发性肌痉挛发作频度分级的Penn分级法和按踝阵挛持续时间分级的Clonus分级法，但不常用。

另外，对肌张力减低和肌痉挛也可以采用神经科分级方法（表7-1）。

## 三、反射检查

进行反射检查时，应特别注意检查评定对象是否存在腱反射亢进等现象。检查方法是直接用指尖或标准的反射叩诊锤轻叩，检查腱反射导致的肌肉收缩情况，可按0~4级评分。其中0级为无反应；1$^+$级为反射减退；2$^+$级为正常反射；3$^+$级为痉挛性张力过强、反射逾常；4$^+$级为阵挛。

## 四、被动运动评定

被动运动评定可以发现肌肉对牵张刺激的反应，以发现是否存在肌张力过强、肌张力过强是否为速度依赖、是否伴有痉挛，并与挛缩进行比较和鉴别。

**（一）评分标准**

可按神经科分级方法，也可以采用其他的等级评法。

1. 神经科分级法　分为0~4级（表7-1）。

2. 其他的等级评分法　0级：无反应（肌张力迟缓）；1级：反应减弱（肌张力低）；2级：正常反应（肌张力正常）；3级：逾常反应（轻或中度肌张力高）；4级：持续反应（严重肌张力高）。Ashworth评分法也属于被动运动评定范畴。

表 7-1　肌张力神经科分级方法

| 分级 | 表现 |
| --- | --- |
| 0 级 | 肌张力降低 |
| 1 级 | 肌张力正常 |
| 2 级 | 肌张力稍高,但肢体活动未受限 |
| 3 级 | 肌张力高,肢体活动受限 |
| 4 级 | 肌肉僵硬,机体被动活动困难或不能 |

### (二)注意事项

被动运动评定应注意:①由于被动运动检查常处于缺乏自主控制的条件下,因此应要求评定对象尽量放松,由评定者支持和移动肢体。②所有的运动均应予以评定,并应特别注意初始视诊时即被确诊为有问题的部位。③评定过程中,评定者应保持固定形式和持续徒手接触,并以恒定速度移动患者肢体。肌张力正常时,肢体极易被动移动,评定者可很好地改变运动方向和速度,而不感到异常阻力,肢体的反应和感觉较轻。肌张力高时,评定者总的感觉为僵硬,运动时有抵抗。肌张力迟缓时,评定者可感到肢体沉重感,且无反应。有时老年人可能难以放松,由此可被误诊为痉挛,此时可借助改变运动速度的方法加以判断,快速运动往往可加剧痉挛的反应并使阻力增加,快速牵张刺激可用于评定痉挛。④若欲与挛缩鉴别,可加用拮抗肌的肌电图检查。⑤评定过程中,评定者应熟悉正常反应的范围,以便建立评估异常反应的恰当参考。⑥在局部或单侧功能障碍时,注意不宜将非受累侧作为"正常"肢体进行比较,将脑损害同侧肢体作为"正常"肢体比较推测异常可能不正确。

### 五、主动运动评定

通过主动运动评定可进一步鉴别肌张力异常的情况。例如伴随拮抗肌收缩的缓慢运动可能预示原动肌痉挛或协同收缩;不伴随拮抗肌收缩的缓慢运动可能预示原动肌无力。自主肌力的评定可采用常用的徒手肌力评定方法。

### 六、功能评定

功能评定可以对痉挛或肌张力异常是否干扰坐或站立平衡及移行等功能以及日常生活活动能力进行评定。具体可以包括是否有床上活动、转移、行走和生活自理能力的损害及其程度等。注意,此时的失能可能是由于痉挛或肌张力过强所致,也可能是由于肌力弱所致。因此,评定时须结合病史及神经肌肉功能检查,以确定失能原因,并分析与肌张力相关的失能情况。功能独立性测量(FIM)等量化评定系统是间接提供痉挛和其他肌张力异常改变的评定方法。Barthel 指数等日常生活活动能力的评定方法,对评定与痉挛和肌张力过强相关的功能状态改变有价值。

## 第三节　痉挛定量评定

痉挛定量评定方法较多,常用的有改良 Ashworth 分级法、钟摆试验法、屈曲维持试验、测力计、肌电图评定等。

## 一、痉挛分级法

采用改良 Ashworth 分级法评定(表 7-2)。改良 Ashworth 分级法属于痉挛手法评定方法之一。手法评定是一种根据关节进行被动运动时所感受的阻力来分级评定的方法,是临床上评定痉挛的主要手段。由于 Ashworth 原始痉挛 5 级评定时易出现集束效应,即大部分患者集中在低、中级评分水平,因此存在一定缺陷。为此,改良的 Ashworth 分级法评定时还需要考虑阻力出现的角度,并要求将被动运动的速度控制在 1 秒内通过全关节活动范围。

检查评定时,评定对象处于舒适体位,一般采用仰卧位,分别对双侧上下肢进行被动关节活动范围运动。然后根据评定标准进行记录分析。

改良 Ashworth 分级法具有较好的评定者间信度,评定方法也较为便捷,但不能区分痉挛和其他导致肌张力增高的障碍问题。

表 7-2　改良 Ashworth 分级法

| 级别 | 评定标准 |
| --- | --- |
| 0 级 | 无肌张力增加 |
| 1 级 | 肌张力略微增加,受累部分被动屈伸时,在关节活动范围之末时出现突然卡住,然后呈现最小阻力或释放 |
| 1$^+$级 | 肌张力轻度增加,表现为被动屈伸时,在关节活动后 50% 范围内出现突然卡住,然后均呈现最小阻力 |
| 2 级 | 肌张力增加较明显,通过关节活动范围的大部分时肌张力均明显增加,但受累部分仍能被较容易移动 |
| 3 级 | 肌张力严重增高,被动活动困难 |
| 4 级 | 僵直,受累部分被动屈伸时呈现僵直状态,不能活动 |

## 二、钟摆试验法

钟摆试验(pendulum test)是一种通过在肢体自抬高位沿重力方向下落运动中,观察肢体摆动然后停止的过程,分析痉挛妨碍自由摆动的状态来进行评定的方法。痉挛越重,摆动受限越显著。钟摆试验常用于下肢痉挛评定,尤其是股四头肌和腘绳肌。

评定对象坐位或仰卧位,膝关节于检查床缘屈曲,小腿在床外下垂(尽可能使检查床仅支撑大腿的远端);然后将评定对象膝关节抬高至充分伸展位;当小腿自膝关节充分伸展位自由落下时,通过电子量角器(或肌电图)记录小腿钟摆样摆动情况。

正常人的摆动角度运动呈典型的正弦曲线模式,而存在痉挛的肢体则摆动运动受限,并很快地回到起始位。评定指标包括放松指数(relaxation index,RI)等。RI = $A_1/1.6A_0$[其中 $A_1$ 是多次关节摆动中第一次摆动的振幅(cm),$A_0$ 是开始时角度与静止时角度之差(cm)]。一般情况下 RI 应大于 1.0。

钟摆试验重测信度较高;与 Ashworth 分级法相关性好;可在普通装置上进行;可区分偏瘫痉挛和帕金森强直,但必须进行多次检查,并计算其平均值。

## 三、屈曲维持试验

屈曲维持试验(ramp and hold)用于上肢痉挛的评定。

评定对象取舒适坐位,患侧肩外展 60°～70°,屈曲 20°～30°;肘关节置于支架上,前臂旋前固定;使用一被动活动装置,让肘关节在水平面上活动;用电位计和转速计记录肘关节位置角度与速度。这些信号作为反馈传入控制器以产生位置调节促动(装置具有在无论负荷存在与否的条件下应用特定角度偏差的能力),同时可用力矩计记录力矩,用表面电极记录肱二头肌、肱桡肌和肱三头肌外侧的肌电活动。

## 四、便携式测力计

采用便携式测力计可对肌肉在被动牵张时所表现的阻力增高现象进行相对精确的评定,由此进行痉挛的定量评定。

仪器一般采用 Penny 和 Giles 便携式测力计,其具有一传感器和液晶显示器。应用一可塑性装置将传感器远端固定在肢体远端,以使便携式测力计在被动运动过程中保持与固定点的接触。通过不同速度时的被动运动,记录达到被动运动终点时便携式测力计的读数。

便携式测力计评定方法:一般在踝跖屈痉挛评定时采用低速(10°～12°/s)、高速(20°～100°/s)的测试速度进行 3 次连续被动踝背伸。低速时 3 秒内完成,高速时 0.5秒内完成。

 知识链接

### 等速装置评定法

等速装置评定方法:主要有等速摆动试验和等速被动测试两种方法。1985 年由 Bohannon 等率先在 Cybex 等速装置上描计评定对象小腿在重力作用下自然摆动的摆动曲线;1993 年由 Firoozbakhsh 等率先在等速装置上完成类似 Ashworth 评定的量化评定方法,两者测试的信度和效度较高,但等速装置的费用也较高。

## 五、表面肌电图

利用多通道表面电极肌电图是电生理评定方法中较为可取的一种方法。表面电极贴敷于所选肌肉相应体表,在痉挛患者进行主动或被动运动过程中,或在接受皮肤刺激过程中记录相应肌电活动,从而更好地反映痉挛患者的功能障碍情况。

表面电极肌电图常可用于鉴别挛缩和拮抗肌痉挛。在被动关节活动度和主动关节活动度均明显受限的情况下,应用表面电极肌电图记录拮抗肌及拮抗肌被阻滞后的肌电活动,可以区分挛缩和拮抗肌痉挛。

表面电极肌电图也可用于帮助选择治疗方法和随访治疗效果。例如,表面肌电图可以鉴别脑外伤患者肱二头肌痉挛和臂痛、臂部放射痛造成的肌张力增高,以决定是选择阻滞方法还是外科松解方法。此外,在步态分析过程中同时应用表面电极肌电图可较好地评定这一过程中的痉挛情况,其中主要采用痉挛指数(即所测肌肉在步态离地期肌电活动与步态着地期肌电活动比值)或股四头肌与腘绳肌拮抗肌收缩指数作为正常人和痉挛者的判断指标。

（罗　萍）

 复习思考题

扫一扫
测一测

1. 简述肌张力的定义、分类及正常肌张力的特征。
2. 简述异常肌张力的分类及其特征。
3. 简述改良的 Ashworth 肌张力分级评定标准。

# 第八章

# 平衡功能评定

## 学习要点

平衡的定义;平衡功能定性评定;平衡功能定量评定。

## 第一节　概　　述

### 一、基本概念

平衡(balance)是指身体重心偏离稳定位置时,通过自发、无意识的或反射性的活动,以恢复自身稳定的能力。平衡是人体保持体位,完成各项日常生活活动,尤其是各种转移动作、行走以及跑、跳等复杂运动的基本保证。平衡功能正常时,人体能够保持体位,在随意运动中调整姿势,安全有效地对外来干扰做出反应。为保持平衡,人体重心(body's center of gravity,COG)必须垂直地落在支持面内。

支持面(support surface)指人在立、坐、卧、走等各种体位下所依靠的表面,即接触面。站立时支持面为包括两足底在内的两足间的表面。支持面的面积大小和质地均影响身体平衡。当支持面不稳定或面积小于足底面积、质地柔软或表面不规整等情况使得双足与地面接触面积减少时,身体稳定性下降。图 8-1 说明如何通过改变双足位置和使用拐杖来影响支持面的大小和身体稳定性。图 8-1A 支持面小,身体稳定性则

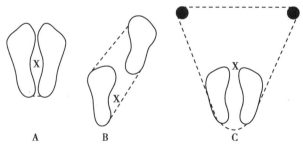

图 8-1　支持面

注:X 为身体重力线与支持面的交叉点,虚线为支持面的边缘

110

较低;图 8-1B 身体的前后稳定性增高,而图 8-1C 显示前、后、左、右稳定性均增加。

稳定极限(limit of stability,LOS)指正常人站立时身体倾斜的最大角度。在这个极限范围内,平衡不被破坏,COG 能够安全移动而无需借助挪动脚步或外部支持来防止跌倒。LOS 的大小取决于支持面的大小和性质。正常人双足自然分开站在平整坚实地面上时,LOS 的周长围成一个椭圆形,人体最大摆动角度:前后方向约为 12.5°,左右方向为 16°。当重心偏离并超出支持面范围以外,超出 LOS 时,平衡便被破坏,如不及时跨出一步就会跌倒。

## 二、平衡功能的分类

1. 静态平衡(static balance)　是指身体不动时,维持身体于某种姿势的能力,如坐、站立、单腿站立、倒立、站在平衡木上维持不动。

2. 动态平衡(dynamic balance)　是指运动过程中调整和控制身体姿势稳定性的能力。动态平衡从另一个角度反映了人体随意运动控制的水平。坐或站着进行各种作业活动,站起和坐下、行走等动作都需要具备动态平衡能力。

3. 反应性平衡(reactive balance)　当身体受到外力干扰而使平衡受到威胁时,人体做出保护性调整反应以维持或建立新的平衡,如保护性伸展反应、迈步反应等。

## 三、平衡的生理学机制

人体能够在包括来自本身和外环境的变化等各种情况下保持平衡,有赖于中枢神经系统控制下感觉系统和运动系统的参与合作以及相互作用。感觉系统包括躯体感觉、视觉以及前庭三个系统。

### (一) 躯体感觉系统

躯体感觉系统通过位于皮肤内的触、压觉感受器和肌梭、关节内的本体感受器,感觉身体的位置和运动,以及身体各部位的相对位置和运动。平衡的躯体感觉输入包括皮肤感觉(触、压觉)输入和本体感觉输入。在维持身体平衡和姿势过程中,与支持面相接触的皮肤触、压觉感受器向大脑皮质传递有关体重分布和身体重心位置情况;分布于肌梭、关节的本体感受器则向大脑皮质输入随支持面变化(如面积、硬度、稳定性以及表面平整度)而出现的有关身体各部位的空间定位和运动方向的信息。这些感受器在支持面受到轻微干扰时能够迅速做出反应。正常人立于固定支持面时,足底皮肤的触、压觉和踝关节的本体感觉输入起主导作用,此时身体的姿势控制主要依赖于躯体感觉系统,即使去除视觉信息输入,人体重心摆动亦无明显增加。当足底皮肤和下肢本体感觉输入完全消失时,人体失去感受支持面情况的能力,姿势的稳定性立刻受到严重影响,闭目站立时身体倾斜、摇晃,并容易跌倒。双腿截肢安装假肢的患者,其平衡与姿势控制能力与截肢平面密切相关。如大腿截肢患者因踝关节和膝关节本体感觉输入均丧失,其站立时的平衡控制能力明显低于小腿截肢患者。

### (二) 视觉系统

视觉感受器主要提供头部相对于环境物体位置的变化以及头部相对于环境的定位信息。视觉系统在视环境静止不动时准确感受环境中物体的运动以及眼睛和头部相对于环境的视空间定位。当环境处于动态之中时,由于视觉输入受到干扰而使人体产生错误反应。如果评定对象立于一个墙壁可移动的活动房中，当墙壁靠近他或远离他时，其身体都会出现明显晃动。当墙壁远离他时，评定对象产生错觉，以为自己此时正向后晃动，为了维持身体平衡，其通过主动向前晃动作为反应；反之亦然。当身体的平衡因躯体感觉受到干扰或破坏时，视觉系统发挥重要作用。它通过颈部肌肉收缩使头保持向上直立位和保持水平视线来使身体保持或恢复到直立位，从而获得新的平衡。如果去除视觉输入，如闭眼站立，姿势的稳定性将较睁眼站立时明显下降。

（三）前庭系统

头部的运动刺激前庭系统中两类感受器。半规管内的壶腹嵴为运动位置感受器，感受头部在三维空间中旋转运动的角加速度变化所引起的刺激。前庭迷路内的椭圆囊斑和球囊斑感受头在静止时地心引力和头的直线加速度运动刺激。无论体位如何变化，都要通过头的调整反射改变颈部肌肉张力来保持头的直立位置是椭圆囊斑和球囊斑的主要功能。通过测知头部位置及其运动，使身体各部随头做适当的调整和协调运动，从而保持身体平衡。在躯体感觉和视觉系统正常输入的情况下，前庭冲动在控制人体重心位置上的作用很小。当躯体感觉冲动和视觉冲动均不存在或者出现错误时，前庭系统的感觉输入在维持平衡中才变得至关重要。

（四）中枢神经系统的整合作用

当体位或姿势变化时，为了判断人体重心的准确位置和支持面状况，中枢神经系统根据躯体感觉、视觉及前庭系统的三种感觉输入，迅速判断选择出提供准确定位信息的感觉输入，放弃错误的感觉输入。这个选择与综合正确感觉信息的过程被称为感觉整合。一般而言，在支持面和环境稳定的情况下，主要通过躯体感觉输入维持直立姿势；若支持面被破坏，视觉就成为主要感觉输入；如果支持面和视觉均被干扰或发生冲突，前庭输入就成为中枢神经系统判断感觉信息的主要来源。因此，做出何种平衡反应是根据当时具体情况、环境而定，并由特定感觉输入引发。当出现支持面不稳定、视觉干扰或感觉信息发生冲突等单一情况时，由于其他感觉信息输入仍然存在使平衡仍得以保持。但是，如果两个感觉系统同时出现障碍则会影响平衡控制。一旦中枢神经系统做出正确决定，相应肌群即协调参与以应对姿势变化，调整重心，重建平衡。

（五）协同性运动模式

多个肌群共同工作所产生的合作性动作，称为协同动作。协同动作中肌肉运动以固定的时间和空间关系模式进行。将多种不同的协同动作组织和编排在一起就是正常的协调性运动。姿势协同动作通过下肢和躯干肌肉以固定组合、固定时间顺序和强度进行收缩的运动模式，达到保护站立平衡的目的。姿势协同动作通过三种对策来对付支持面或外力的变化以维护站立平衡，包括踝关节动作模式、髋关节动作模式及跨步动作模式。踝关节协同动作指身体重心以踝关节为轴进行前后转动或摆动，类似钟摆运动。髋关节动作模式则通过髋关节屈伸来调整身体重心以保持平衡。跨步动作模式是通过向作用力方向快速跨步来重建重心支撑点，即为身体确定新的站立支持面。姿势协同动作及各种平衡反应受经验、特定感觉输入、特定干扰刺激以及身体在失平衡时的体位等因素影响。

**平衡的调节**

对于正常人而言,平衡干扰较小时,踝关节动作模式是维持站立平衡的主要对策;当平衡干扰很大,超出踝关节动作模式控制范围,或支持面过小无法诱发踝关节协同动作,通常会采用髋关节动作模式来进行对抗;当身体重心达到稳定极限时,上肢、头和躯干运动也来参与平衡反应;若身体倾斜超过稳定极限时常采用跨步对策,以建立新的平衡。

### （六）姿势控制中的预备性活动

在许多不稳定的随意运动开始之前,身体的某些部位就已经预先出现肌肉的收缩活动和体重的转移。这一现象被称为预备性姿势调整活动。预备性姿势调整在快速协调运动中保持平衡是非常重要的。当患者不能进行预备性姿势调整或转移时,也就不能进行有目的的随意运动。

## 四、平衡功能评定适应证、禁忌证及评定目的

许多疾病或损伤可引起坐位或站立位平衡功能障碍,当各种原因导致维持姿势稳定的感觉运动器官受到损害时,平衡功能即出现障碍,损害平衡功能的临床常见疾患包括:①中枢神经系统损害,如脑外伤、脑血管意外、帕金森病、多发性硬化、小脑疾患、脑肿瘤、脑瘫、脊髓损伤等;②耳鼻喉科疾病,如各种眩晕症等;③骨科疾病或损伤,如骨折及骨关节疾患、截肢、关节置换、影响姿势与姿势控制的颈部与背部损伤,以及各种运动损伤、肌肉疾患和外周神经损伤等。平衡功能评定的禁忌证为:①严重的心肺疾患;②下肢骨折未愈合。

对于上述引起平衡功能障碍疾患的患者都有必要进行平衡功能评定。通过评定达到以下目的:①确定是否存在影响行走或其他功能性活动的平衡障碍;②确定障碍的水平或程度;③寻找和确定平衡障碍的发生原因;④指导确定康复治疗计划;⑤监测平衡功能障碍的治疗(手术、药物)和康复训练的疗效;⑥跌倒风险的预测。

此外,老年人平衡功能由于生理功能的退行性变化而下降,并因此而出现易跌倒的情况。对老年人进行平衡功能跟踪监测,有助于及早发现障碍,对可能发生的危险情况进行预测并及时采取有效预防措施。运动员、飞行员及宇航员是对身体平衡功能有着特殊要求的职业,其高水平的平衡功能训练也以平衡功能评定为基础。由此可见,对于人体平衡功能的评定,不仅局限于患者,亦应用于正常人。

临床上"脊髓型颈椎病"的患者出现走路不稳、似踩棉花状,主要原因是什么?

## 第二节　平衡功能评定方法

平衡功能可以采用定性评定、量表评定及仪器定量评定。

## 一、平衡功能定性评定

### （一）平衡反应检查

平衡反应是人体维持特定姿势和运动的基本条件,是人体为恢复被破坏的平衡做出的保护性反应。检查可以在不同的体位如卧位、跪位、坐位或站立位进行。评定者破坏评定对象原有姿势的稳定性,然后观察评定对象的反应。阳性反应为正常。检查既可以在一个静止、稳定的表面上进行,亦可以在一个活动的表面如大治疗球或平衡板上进行。正常人对于破坏平衡的典型反应为调整姿势,使头部向上直立和保持水平视线以恢复正位姿势、获得新的平衡。如果破坏过大,则会引起保护性跨步或上肢伸展反应。平衡反应检查包括如下内容:

1. 卧位倾斜反应  包括俯卧位倾斜反应和仰卧位倾斜反应检查。

（1）俯卧位倾斜反应:评定对象于平衡板上呈俯卧位,上、下肢伸展,将平衡板向一侧倾斜。阳性反应为头部和躯干出现调整,平衡板翘起的一侧上下肢外展、伸展,平衡板向下倾斜的一侧可见保护反应;阴性反应为头部和躯干无调整,未出现平衡反应和保护反应(身体的某个局部可见阳性反应)。

（2）仰卧位倾斜反应:评定对象于平衡板上呈仰卧位,上、下肢伸展,将平衡板向一侧倾斜。阳性反应为头部和躯干出现调整,即平衡板抬高的一侧上下肢外展、伸展(平衡反应)。平衡板下降的一侧可见保护反应;阴性反应为头部和躯干无调整,无平衡反应及保护反应出现(身体某个局部可能出现反应,但其他部分无反应)。

2. 膝手位反应  评定对象双手、双膝支撑身体,评定者推动评定对象躯干,使其向一侧倾斜。阳性反应为头部和躯干出现调整,受力一侧上下肢外展、伸展(平衡反应),另一侧可见保护反应;阴性反应为头部和躯干无调整,未见平衡反应和保护反应(或仅身体局部出现阳性反应)。

3. 坐位平衡反应  评定对象坐在椅子上,评定者将评定对象上肢向一侧牵拉。阳性反应为头部和躯干出现调整,被牵拉一侧出现保护反应,另一侧上、下肢伸展、外展(平衡反应)。阴性反应为头部和躯干无调整,未见平衡反应和保护反应(或仅身体的某一部分出现阳性反应)。

4. 跪位平衡反应  评定对象取跪位,牵拉评定对象的一侧上肢,使之倾斜。阳性反应为头部和躯干出现调整,被牵拉一侧可见保护反应。对侧上、下肢外展、伸展,出现平衡反应;阴性反应为头部和躯干未出现调整,未见平衡反应和保护反应(身体某局部可能出现阳性反应)。

5. 迈步反应  评定对象取立位,评定者握住评定对象上肢,向左侧、右侧、前方及后方推动评定对象。阳性反应为维持平衡,脚向侧方或前方、后方踏出一步,头部和躯干出现调整。阴性反应为头部和躯干不出现调整,不能为了掌握平衡而踏出一步。

6. 结果分析  平衡反应为皮质水平的反应,它整合前庭、视觉及触觉刺激输入,是大脑皮质、基底节与小脑相互作用的结果。肌张力正常且能够随身体重心的变化而变化,即具有适应性,是可诱发平衡反应的条件。因此,中枢神经系统损害常表现出平衡反应障碍。

### （二）运动系统检查

1. 关节活动度与肌力检查  对于有平衡障碍的评定对象,要首先进行关节活动度和肌力的评定以分别判断其是否对姿势控制有影响。肌力检查应当在功能状态下进行,如臀中肌最好在单腿站立同时提高对侧骨盆的姿势下检查;股四头肌则在半蹲姿势或其他有关功能活动时检查。

2. 诱发下肢关节协同动作检查 正常人在身体重心受到前、后方向干扰时会采用踝关节协同动作、髋关节协同动作以及跨步协同动作来抗干扰并维持平衡。重心干扰诱发出何种姿势协同模式取决于站立支持面的种类和干扰强度。检查应按踝关节模式、髋关节模式及跨步模式的顺序依次进行。检查中施加的干扰速度和强度以及支持面的变化应循序渐进。检查踝关节协同动作时,站立支持面要平、硬且宽;检查髋关节协同动作时,评定对象可站在窄于足底长度的横木上,或采取不会引起踝关节协同动作的其他体位,如足跟接足尖站立位。在干扰的同时,检查相应动作肌群的收缩情况及动作反应,如检查有无踝关节协同动作,干扰使身体向前倾斜时触摸腓肠肌、腘绳肌以及脊柱旁肌群;干扰使身体向后倾斜时触摸胫前肌、股四头肌和腹肌。检查干扰中是否出现髋关节协同动作,干扰使身体向前摆动时检查有无腹肌和股四头肌收缩;干扰使身体向后摆动时检查有无脊柱旁肌群和腘绳肌收缩。在检查中需要清楚协同动作模式是否有以下情况:①存在并且正常;②存在但受限;③存在但不能在特定的状况中出现;④异常;⑤消失。如果有异常或消失等情况,评定者需要进一步分析:哪些姿势协同动作不能诱发出来;协同动作本身有无异常,如肌肉收缩时间、收缩顺序或应答是否发生错误等。为了更加深入、准确地了解参与姿势协同动作模式的肌群活动情况,有条件时应进行肌电图分析。

3. 结果分析 关节肌肉功能异常可导致平衡障碍。踝关节活动度受限及其周围肌肉肌力下降将影响踝关节协同动作的有效利用;髋关节活动度受限及其周围肌肉肌力下降将影响髋关节协同动作的利用,使动作反应受限或减弱;原发性前庭功能障碍患者常伴有颈部关节活动受限;协同动作反应延迟或在不该出现的时间和部位出现,提示肌群应答错误、各种感觉信息判断不准确或感觉运动整合错误。为了区分平衡功能障碍是由于运动系统病变所致还是异常的中枢神经系统所致,抑或两者兼有,有必要对平衡障碍发生的原因做进一步调查和分析,即进行平衡感觉整合检查,以明确障碍原因。

(三)平衡感觉整合检查

1. 感觉检查 在进行感觉整合检查时,应首先检查本体感觉和皮肤触、压觉。足底和踝关节为重点检查部位。

2. 感觉整合检查(sensory organization test,SOT) 感觉整合检查将评定对象置于6种感觉控制条件下进行测试(表8-1)。评定对象除站在正常的支持面上,还要站在硬海绵上来干扰躯体感觉系统传递来自踝关节和皮肤的、有关人体垂直位的正确信息;通过睁眼、闭眼及戴上头罩(一个大的球形罩将头面部包括在其中,头罩随头部的运动而动,头罩的内面有经纬线用于视刺激和视固定跟踪)的方法分别输入正确视觉信息、阻断视觉信息输入及输入错误视觉信息。通过改变站立支持面和视觉输入条件,有系统、有步骤地控制躯体感觉和视觉信息输入,可以分别对躯体感觉、视觉和前庭等感觉成分在维持平衡功能上的作用进行单因素分析,亦检测评定对象抑制不准确感觉信息的能力(图8-2)。平衡的感觉整合也可用高科技的平衡功能检测设备来检查。

表 8-1 感觉整合检查步骤与方法

| 检查步骤 | 检查方法 | 平衡控制机制 |
| --- | --- | --- |
| 1 | 支持面稳定,睁眼,输入正确视觉信息 | 以躯体感觉信息为主 |
| 2 | 支持面稳定,双眼遮蔽 | 依赖躯体感觉信息 |
| 3 | 支持面稳定,睁眼,视环境受到干扰 | 以依赖视觉信息为主 |
| 4 | 支持面不稳定,睁眼,输入正确视觉信息 | 依赖视觉信息 |
| 5 | 支持面不稳定,双眼遮蔽 | 以依赖躯体感觉信息为主 |
| 6 | 支持面不稳定,睁眼,视环境受到干扰 | 依赖前庭觉信息 |

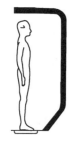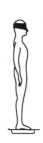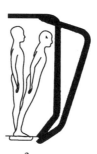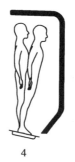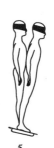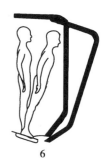

图 8-2 感觉整合检查步骤与方法

3. 结果分析 因感觉损伤而致的平衡功能障碍,可根据感觉整合检查鉴别感觉损伤的种类。感觉整合检查通过改变躯体感觉和视觉输入的准确性,能够系统地逐一筛查躯体感觉、视觉以及前庭对于平衡功能的影响。当双眼因被遮蔽而不能感受视觉信息时,只有依赖躯体感觉信息控制平衡。此时若躯体感觉功能障碍,则重心摆动异常增大。在检查 4 中,正常情况下起主要作用的躯体感觉因支持面不稳定而受到干扰,使重心摆动随之增加,但由于此时视觉输入正常,重心摆动增加幅度并不大;如果摆动幅度异常增加,提示评定对象关于平衡的视觉输入出现障碍。在检查 6 中,由于视觉和躯体感觉同时被干扰并发生冲突,故只能依赖前庭解决冲突并控制平衡。正常人此时重心摆动虽有所增加,但仍可以保持平衡;如摆动幅度超出正常范围,则提示前庭功能障碍。

需要指出的是,有些中枢神经系统损伤患者,虽然没有外周感觉(躯体感觉、视觉、周围性前庭觉)异常,但仍表现出平衡和协调运动障碍。它提示中枢神经损伤可能使来自不同感觉输入的信息整合受到影响。因此,其运动、平衡功能障碍并非疾病本身或外周感受器受到破坏引起,而是由于中枢性整合功能缺陷所致。

## 二、平衡功能量表评定

主要介绍 Berg 平衡量表(Berg balance scale)。Berg 平衡量表正式发表于 1989 年,由加拿大的 Berg 等人设计,该表为综合性功能检查量表。此量表通过观察多种功能活动来评价评定对象重心主动转移的能力,对评定对象动、静态平衡进行全面检查,是一个标准化的评定方法。该量表临床应用广泛,为国际上评定脑卒中患者平衡功能最常用和最通用的评定量表,具有较好的信度、效度和敏感度。

（一）评定内容

Berg 评定量表将平衡功能从易到难分为 14 项内容进行检查（表 8-2）。

表 8-2　Berg 平衡量表评定内容

| 检查序号 | 评定内容 |
| --- | --- |
| 1 | 从坐位站起 |
| 2 | 无支持站立 |
| 3 | 无支持坐位 |
| 4 | 从站立位坐下 |
| 5 | 转移 |
| 6 | 闭目站立 |
| 7 | 双脚并拢站立 |
| 8 | 上肢向前伸展并向前移动 |
| 9 | 从地面拾起物品 |
| 10 | 转身向后看 |
| 11 | 转身 360° |
| 12 | 将一只脚放在凳子上 |
| 13 | 两脚一前一后站立 |
| 14 | 单腿站立 |

（二）评定方法及评分标准

Berg 平衡量表包含 14 个动作项目，根据评定对象完成的质量，将每一评定项目均分为 0、1、2、3、4 五个功能等级予以记分。4 分表示能够正常完成所检查的动作，0 分则表示不能完成或需要中等或大量帮助才能完成。最低分为 0 分，最高分为 56 分。检查工具包括秒表、尺子、椅子、小板凳和台阶。测试用椅子高度要适当。

1. 从坐位站起

指导语：请站起来，试着不用手扶。

4 分：不用手扶能够独立站起并保持稳定。

3 分：用手扶着能够独立站起。

2 分：几次尝试后自己用手扶着站起。

1 分：需要他人少量帮助才能站起或保持稳定。

0 分：需要他人中等或大量帮助才能站起或保持稳定。

2. 无支持站立

指导语：不用手扶，请站 2 分钟。

4 分：能够安全站立 2 分钟。

3 分：在监视下能够站立 2 分钟。

2 分：在无支持的条件下能够站立 30 秒。

1 分：需要若干次尝试才能无支持站立达 30 秒。

0分:无帮助时不能站立30秒。

如果被检者不用手扶可独立站2分钟,则检查3无靠背坐位给4分,跳过检查3直接进行检查4。

3. 无靠背坐位,但双脚着地或放在一个凳子上

指导语:请双臂交叉抱拢坐2分钟。

4分:能够安全保持坐位2分钟。

3分:在监视下能够保持坐位2分钟。

2分:能坐30秒。

1分:能坐10秒。

0分:没有靠背支持,不能坐10秒。

4. 从站立位坐下

指导语:请坐下。

4分:最小量用手帮助安全坐下。

3分:借助双手能够控制身体下降。

2分:用小腿后部顶住椅子来控制身体下降。

1分:独立地坐,但不能控制身体下降。

0分:需要他人帮助坐下。

5. 转移

指导语:请坐到这把椅子上来。

准备两把椅子(一把无扶手,一把有扶手)用于支点转移检查。要求被检者分别向无扶手和有扶手的椅子转移。

4分:稍用手扶着就能够安全转移。

3分:绝对需要用手扶着才能够安全转移。

2分:需要口头提示或监视才能够转移。

1分:需要一个人帮助。

0分:为了安全,需要两个人帮助或监视。

6. 无支持闭目站立

指导语:请闭眼站10秒。

4分:能够安全地站10秒。

3分:监视下能够安全地站10秒。

2分:能站3秒。

1分:闭眼不能达3秒,但站立稳定。

0分:为了不摔倒而需要两个人帮助。

7. 双脚并拢无支持站立

指导语:不用手扶,双脚并拢站立。

4分:能够独立将双脚并拢并安全站立1分钟。

3分:能够独立将双脚并拢并在监视下站立1分钟。

2分:能够独立将双脚并拢,但不能保持30秒。

1分:需要别人帮助将双脚并拢,但能够双脚并拢站15秒。

0分:需要别人帮助将双脚并拢,双脚并拢站立不能保持15秒。

8. 站立位时上肢向前伸展并向前移动

指导语:上肢向前伸展达水平位(肩屈曲 90°),手指尽量向前伸。

上肢向前伸展达水平位,评定者将一把尺子放在指尖末端,手指不要触及尺子。测量的距离是评定对象身体从垂直位到最大前倾位时手指向前移动的距离。如可能,要求评定对象伸出双臂以避免躯干旋转。

4 分:能够向前伸出超过 25cm。

3 分:能够安全向前伸出超过 12cm。

2 分:能够安全向前伸出超过 5cm。

1 分:上肢可以向前伸出,但需要监视。

0 分:在向前伸展时失去平衡或需要外部支持。

9. 站立位时从地面捡起鞋子

指导语:拾起放在你脚前面的鞋子。

4 分:能够轻易且安全地将鞋捡起。

3 分:能够将鞋捡起,但需要监视。

2 分:伸手向下达 2~5cm 且独立地保持平衡,但不能将鞋捡起。

1 分:试着做伸手向下捡鞋的动作时需要监视,但仍不能将鞋捡起。

0 分:不能试着做伸手向下拾鞋的动作,或需要帮助免于失去平衡或摔倒。

10. 站立位转身向后看

指导语:从左侧转身向后看,然后从右侧转身向后看(为了鼓励被检者转身,检查者可手持一件物品站在被检者身后)。

4 分:从左、右侧向后看,重心转移良好。

3 分:仅从一侧向后看,另一侧重心转移较差。

2 分:仅能转向侧面,但身体的平衡可以维持。

1 分:转身时需要监视。

0 分:需要帮助以防失去平衡或摔倒。

11. 转身 360°

指导语:请原地转一个圈。停,再从另一个方向原地转一个圈。

4 分:在 4 秒时间内,安全转身 360°。

3 分:在 4 秒时间内,仅能从一个方向安全转身 360°。

2 分:能够安全转身 360°,但动作缓慢。

1 分:需要密切监视或口头提示。

0 分:转身时需要帮助。

12. 无支持站立时将一只脚放在台阶或凳子上

指导语:每一只脚交替放在小凳子或台阶上;每只脚分别踏在小凳子或台阶上 4 次(连续完成)。

4 分:能够安全且独立地站,在 20 秒内完成 8 次。

3 分:能够独立地站,完成 8 次,超过 20 秒。

2 分:无需辅助具,在监视下能够完成 4 次。

1 分:需要少量帮助,能够完成 2 次以上。

0 分:需要帮助以防止摔倒或完全不能做。

13. 一脚在前无支持站立

指导语:请将一只脚直接放在另一只脚的正前方(足跟与脚尖接触)。

检查者做示范。如果不能做到,一只脚可向前方迈一步。3分为向前迈出的步幅大于脚的长度。

4分:能够独立将双脚一前一后排列(无距离)并保持30秒。

3分:能够独立将一只脚放在另一只脚前方(有距离)并保持30秒。

2分:能够独立迈一小步并保持30秒。

1分:向前迈步需要帮助,但能够保持15秒。

0分:迈步或站立时失去平衡。

14. 单腿站立

指导语:不用手扶,请尽可能长时间地单腿站立(偏瘫患者取患侧单腿站立的评分)。

4分:能够独立抬腿并保持10秒以上。

3分:能够独立抬腿并保持5~10秒。

2分:能够独立抬腿并保持3~5秒。

1分:试图抬腿,不能保持3秒,但可维持独立站立。

0分:不能抬腿或需要帮助以防摔倒。

(三)结果分析

平衡与步行能力关系密切。Berg量表评分结果为0~20分,提示平衡功能差,患者需乘坐轮椅;21~40分,提示有一定平衡能力,患者可在辅助下步行;41~56分则说明平衡功能较好,患者可独立步行;小于40分提示有跌倒的危险。

## 三、平衡功能检测仪定量评定

平衡功能检测仪是对有关平衡功能的各种参数进行量化。平衡功能检测所采用的力台技术是通过连续测定和记录身体作用于力台表面的垂直力位置来确定身体摆动的轨迹,使身体自发摆动状况得以进行定量分析。当评定对象双脚按照规定的位置站在力台上时,力台通过压电或晶体传感器将来自身体的压力信号即人体重心移动信号转换成电信号。信号经微机处理获得与重心摆动有关的多项指标。

(一)静态平衡功能

重心移动或摆动测定是目前评定人体在静立状态下姿势稳定性即静态平衡功能的主要方法。它可以客观、定量地记录身体重心摆动的程度和性质,提供准确的平衡功能评定。

1. 评定内容　静态平衡功能评定的方法包括双腿站立(双足分开、双足并拢)、单腿站立、足尖对足跟站立(双脚一前一后)、睁眼及闭眼站立。通过下肢各种站立方式,检查站立支持面大小和形状变化对平衡的影响。静态平衡功能评定也可以在坐位进行。

2. 记录参数及结果分析　静态平衡功能评定参数包括重心移动(摆动)类型、重心移动路线(轨迹)和长度、重心摆动范围、根据偏移距离显示重心位置,以及衍生参数如Romberg率、平衡指数等(图8-3、图8-4)。这些参数可以客观地反映评定对象的平衡功能状况。

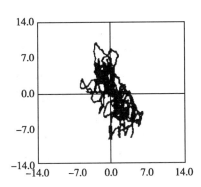

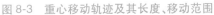

图 8-3 重心移动轨迹及其长度、移动范围

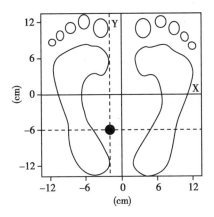

图 8-4 重心最大偏移距离

（1）重心移动轨迹类型：观察重心轨迹图，可以从移动的方向、范围以及集中趋势判断重心移动或摆动的类型。Tokita 将移动类型分为中心（球心）型、前后型、左右型、弥漫型、多中心型。正常人多以中心型为主。某些疾病的重心移动类型具有特征性表现。例如，一侧迷路障碍患者在轨迹图上显示出重心摆动呈左右型分布并向患侧或健侧集中，两侧迷路障碍以前后型分布摆动为特征，广泛小脑障碍则表现为弥漫型分布的特点，帕金森病也以弥漫型分布为主。因此，典型的重心摆动分布类型，对于障碍或疾病的定位诊断具有重要辅助作用。

（2）重心移动轨迹长度：临床上采用总轨迹长和单位时间轨迹长进行定量评定。总轨迹长为一定时间内所经过的路线长，反映身体自发摆动程度；单位时间轨迹长是总轨迹长与重心移动外周面积的比值。该值具有以下特征：①年龄小者较高龄者短；②与面积呈反比；③与总轨迹长呈正比；④睁眼和闭眼差较小，故该值受视觉的姿势控制影响较小。因此，单位面积轨迹长反映本体感觉在姿势控制中的功能状况，是重心摆动检查指标中最敏感的参数。

（3）重心移动范围：即重心移动面积。通过记录重心移动面积的大小可以从整体判断平衡障碍程度，面积愈小，说明平衡控制愈好。移动面积分析包括外周面积、矩形面积、有效值面积。外周面积显示重心移动的实际形状。矩形面积是 X 轴和 Y 轴上最大振幅乘积。有效值面积反映的是当移动振幅改变时，身体重心随时间经过而移动的情况。与外周面积比较，有效值面积不但反映重心移动的广度，也反映移动的密度或集中趋势。有效值面积计算公式如下：

$$有效值面积 = \left( \frac{\sum (\text{X 轴抽样振幅值} - \text{X 轴平均值})^2}{\text{样本数}} \times \frac{\sum (\text{Y 轴抽样振幅值} - \text{Y 轴平均值})^2}{\text{样本数}} \right)^{\frac{1}{2}}$$

由于移动面积可以反映平衡障碍程度，因此移动面积检查在把握平衡障碍程度、观察疾病经过、评定治疗与平衡康复训练效果以及判定因平衡功能障碍导致日常生活活动能力障碍的程度等方面有着重要作用。

（4）移动中心点偏移距离：重心移动中心点指前后移动中心点和左右移动中心点的交叉点。前后方向和左右方向上的中心点根据移动振幅密度分布的平均值确定。

所谓偏移距离是指移动中心点与足底中心在 X 轴和 Y 轴上的距离(向前、右方向偏移,记录时采用"+",向后、左方向偏移,记录时采用"−")。因此,偏移距离反映身体重心偏移方向及程度。平衡功能正常时,移动中心点与 X、Y 轴交叉点(O 点)极为接近。

(5)Romberg 率:是直立位下闭眼与睁眼的外周面积比值,用于判断平衡障碍的性质。通过检查评定对象睁眼和闭眼时姿势控制差异,结合单位面积轨迹长,Romberg率对于判断平衡障碍的病因具有重要诊断价值。评定对象在闭眼检查条件下身体晃动增大而单位面积轨迹长增加并不明显时,可以判断姿势控制障碍产生与本体感觉无关。视觉障碍、迷路障碍以及脊髓后索障碍时,Romberg 率显著增加。

(二) 动态平衡功能

人体在保持静态平衡的基础上具有在动态条件下仍然能够维持平衡和姿势稳定性的能力,才可能参与实际生活中的各种活动。动态平衡功能反映人体随意运动控制功能。

1. 评定内容　动态平衡功能评定包括身体向各方向主动转移的能力和在支持面不稳定时身体通过调节重新获得平衡控制能力的检查。

2. 记录参数及结果分析

(1)稳定极限:身体主动转移能力通过测定稳定极限获得。可在站立位和坐位进行,要求评定对象有控制地将身体尽可能向所规定的目标方向(如前、后、左、右)倾斜。当重心超出支持面范围时可诱发出保护性上肢伸展反应。观察指标包括身体倾斜的方向、身体到达规定目标的时间、速度、路线长度(即支持面到身体最大倾斜时重心位置的距离)或倾斜角度(图 8-5、图 8-6)。图 8-5 为平衡功能检测仪器测得一例正常人的稳定极限范围,由图可见身体倾斜的方向和路线。脑损伤患者在主动转移重心时,表现出路线分散、不准确、时间延长等。另外,身体的主动转移能力还可以通过体重转移和双下肢对称性负重来衡量。

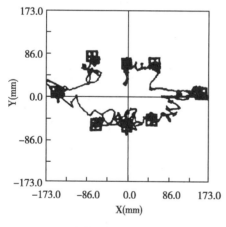

图 8-5　身体倾斜的方向和路线图

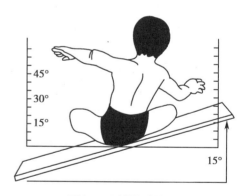

图 8-6　测量倾斜角度

(2)调整反应:支持面不稳定时,由于关节和肌梭感受器不能感受正常踝关节运动反应,因而身体晃动加大。平衡功能检测专用仪器可以通过改变支持面运动速度和运动方向来改变支持面的稳定性。为保持身体平衡,要求评定对象能够主动进行调节以重获身体平衡。评定对象在应对支持面变化进行调整反应时,测试仪记录到重心摆动轨迹及长度、身体重心摆动范围等指标。

　　通过平衡功能的评定,结合病史、体检和神经影像学检查,可以对平衡障碍者的病因、病灶以及障碍的程度获得全面认识。

(李旭峰)

复习思考题

扫一扫
测一测

1. 简述平衡、支持面及稳定极限的概念。
2. 简述损害平衡功能的临床常见疾患。
3. 简述维持平衡的生理学机制。
4. 简述宇航员在太空中如何维持平衡。
5. 简述 Berg 平衡量表的评定方法。

# 第九章

# 协调功能评定

 学习要点

协调的定义;协调运动障碍的表现;协调功能的评定。

## 第一节 概 述

### 一、基本概念

协调(coordination)是指人体产生平稳、准确、有控制的运动能力。协调运动的产生需要大脑皮质、大脑基底核、小脑、前庭迷路系统、深感觉、视觉等共同参与,依靠主动肌、拮抗肌、协同肌和固定肌相互协调而完成。其中任何部分的损伤都会造成四肢协调动作和行走时身体平衡协调发生障碍。

协调运动障碍(incoordination)用于描述以笨拙、不平衡和不准确的运动为特点的异常运动能力。

### 二、协调性运动的控制及与年龄关系

#### (一) 各种协调功能的发育过程

协调性运动能力不是一个孤立功能,其发育与视觉、感知觉发育密切相关。随着脑发育,神经系统成熟,一些原始反射的消退使得小儿随意运动、协调运动发育逐渐完善。一般年龄到 7 岁左右,平衡、精细动作、粗大运动的协调发育基本成熟。

1. 小儿视觉发育 具体发育过程如下:

1 个月:开始出现头眼协调。眼在水平面上随移动物体而在 90°内转动。

4 个月:调节范围扩大,目光跟随移动的物体 180°,并能够做环行跟随。

6 个月:目光跟随落地的物体,并能改变体位以协调视觉。

9 个月:较长时间地看 3~3.5m 内的人物活动。

18 个月:注意悬挂在 3m 处的小玩具。

2 岁:区别垂直线与横线。

5 岁:区别斜线、垂直线、横线与各种颜色。

7 岁:正确分辨及摹写 6、9、P、d。

10 岁:正确判断距离与速度,能接住从远处掷来的球。

2. 小儿平衡与大运动发育　随着视感觉发育,运动也在不断发育。

2~3 个月内:小儿原始反射(觅食和吸吮)渐为随意运动所代替或改变,自此唇、舌兼起探索环境的作用。

3 个月:俯卧位肘支撑抬头,面部与桌面呈 45°~90°。

4~5 个月:可自仰卧翻至俯卧。

6 个月:拉坐时可主动向前举头;可自俯卧翻至仰卧;用手向前支撑坐,以腹部为中心转圈;双下肢可负重,扶着时可在成人怀中跳跃。

7~9 个月:独坐稳,并能从坐位扶栏站起。

10~12 个月:手和膝着地爬;可从俯卧位拉栏杆坐起;可扶栏杆独脚站立,牵双手能向前走。

13~15 个月:可独行,但双下肢分开、基底宽,不能止步或转向。

18 个月:可倒退几步;登梯时两步一阶。

2 岁:步态较稳,但仍需眼的协助;可双足原地跳。

2~3 岁:登梯时一步一阶;能跑,但起步及停步不快。

4~5 岁:快跑,并出现手臂协调摆动。

3. 小儿手的精细动作发育　精细运动的熟练是在神经功能成熟的条件下,在使用中不断纠正错误和排除联带动作而逐渐完善的。小儿握物最初是用手掌尺侧,以后转为用桡侧。到 9~10 个月开始能用示指点物,用拇、示指捏住小球。以后手的灵巧性继续发展,对指动作到 7 岁达较高水平。具体过程如下:

1~3 个月:看面前或手中的物体。

2~4 个月:手臂随意运动;看见物体时手舞足蹈;玩弄双手;交替看手及手中物体。

4~5 个月:双手能凑到一起玩;缓慢伸手向物体,但距离判断不准。

5~8 个月:玩自己的脚,用手掌尺侧去抓玩具。6 个月后喜欢较长时间捏弄可变形、能发声及形状、颜色新鲜的玩具,表现出捏、敲等探索性活动。

9 个月:拇、示指捏小球;寻找刚落下或被遮藏的物体。

12~15 个月:用勺取食;翻书页(多页一起翻);执笔乱涂。

2 岁:用杯子喝水;学会用筷子;转动门把手;拉去已解开的外衣。

3 岁:解纽扣;画半圆、圆。

4~5 岁:基本会穿衣服;描绘人体中 5 部分(头、眼、口、躯干、四肢)。

### 知识链接

**运动发展的发育规律**

脑的形态发育是运动发展的前提。运动发展总的发育规律为:①运动发育呈螺旋式上升;②从头端向足端发展;③从泛化的牵连、多余运动到牵连的肌群受到抑制;④从分离运动到多肌群的协调运动。

（二）各种协调功能的衰退过程

随着年龄增长,负面因素逐渐增多,老年人表现出原发性或继发性协调运动障碍。

1. **肌力减退**　一些外部因素造成了肌力减退和功能受限。如 α 运动神经元减少，Ⅰ型与Ⅱ型肌原纤维萎缩，肌肉有氧训练减弱，随后收缩与舒张能力下降。

2. **反应减慢**　即由一个刺激开始到运动产生的间隔时间延长，从而说明与运动单元退化有关联。另外，运动前时间（实施刺激至肌电活动初始之间的间隔）、运动时间（在一次肌电活动和运动开始之间的间隔）较正常延长。

3. **柔韧性丧失**　关节在运动范围终末时明显强直，可影响到协调运动总体技巧。柔韧性丧失已经被认为与胶原纤维减少、营养不足、一般运动减少和关节炎症变化有关。

4. **姿势缺陷**　肌力减退和柔韧性丧失是姿势调整缺乏的预兆，将影响静止和长时间坐位姿势，并会使得对于完成一个运动之前调整准备性姿势的潜在能力缺失。

5. **平衡障碍**　随着年龄增加，平衡能力减退和姿势晃动增加（在静止站立位期间，足以上身体有小的摇晃）逐渐发生，对老年人协调运动评估要在其有限的稳定范围内进行。

### 三、协调运动障碍的表现

协调运动障碍表现为随意运动失常，或出现不随意运动、运动能力降低等。

#### （一）随意运动失常

随意运动失常表现为随意运动的平稳执行、动作速度、范围、力量以及持续时间出现异常。常见表现有：

1. **协同不良**　在运动中主动肌、协同肌和拮抗肌协调不佳而对动作失去正常控制。

（1）轮替运动障碍（dysdiadochokinesia）：恢复动作不良，即完成快速交替动作有困难，缓慢、笨拙。

（2）运动转换障碍：患者运动转换异常，书写障碍，模仿画线试验检查出现异常（图 9-1）。

（3）构音障碍（dysarthria）：表现为说话唐突，吐字含糊，音量大小强弱不等。

（4）醉酒步态：患者前进步行时，举步过高，躯干不能协同前进，有后倾现象，跨步大，足着地轻重不等，不稳定，足间距宽大而摇动。

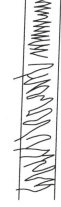

图 9-1　模仿画线试验

（5）起身试验：患者仰卧双手交叉胸前，在坐起时，随着躯干屈曲，同时一侧或双侧下肢也屈曲（图 9-2）。

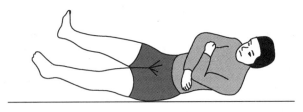

图 9-2　起身试验

（6）立位后仰试验：双脚并拢站立，向后弯身时，头不后仰，膝不弯曲，重心后倾（图9-3）。

2. 辨距不良（dysmetria） 对运动的速度、距离和力量判断失误，达不到目标或超过目标。如用患手去拿水杯，出现肘过伸，手在水杯上方摆动，然后才能将其拿起。

（二）不随意运动

1. 震颤（tremor）

（1）意向性震颤：在完成有目的的动作时主动肌和拮抗肌不协调，产生震颤，手足越接近目标，震颤越明显，影响随意运动完成。

（2）姿势性震颤：即站立时身体发生前后摆动、椅坐位时如手足合拢，躯干与头颈出现摇晃。

（3）静止性震颤：特征为静止时有震颤，活动后减轻。即肢体维持固定姿势时震颤明显，随意运动时震颤可暂时

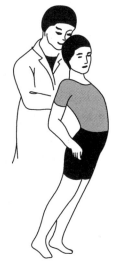

图9-3 立位后仰试验

被抑制，但肢体重新固定于新的位置时又出现震颤。精神紧张时震颤加重，睡眠时消失。出现在上肢的呈拇指与其他二指之间交替屈伸、拇指内收外展样的"搓丸样"或"点钞票样"动作。也可见腕关节的屈伸、前臂的旋前和旋后。亦可出现在头部、下颌和下肢。如帕金森震颤（图9-4）。

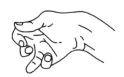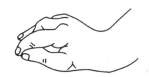

图9-4 帕金森震颤

 课堂互动

帕金森病的病理学表现是什么？

（4）眼球震颤：多为小脑病变继发脑干病变，影响到前庭神经所致，在平视前方看一侧物体时出现。

2. 舞蹈症（chorea） 为一种无目的、无规则、无节律可突然出现的动作。表现为面、舌、唇、全身或一侧肢体的远端出现无次序、不持续的突然运动，影响随意运动的完成，如手的日常操作功能、言语、步态等。

3. 手足徐动（athetosis） 为一种间歇性、缓慢、不规则的手足扭转运动，肌张力忽高忽低，交替出现于相互对抗的肌群。多见于上肢，如影响面部可出现一连串鬼脸。情绪紧张时加重，睡眠时消失。手足徐动往往伴随痉挛、舞蹈样改变。

4. 偏身投掷症（hemiballismus） 为一种突然发生的反射性、痉挛性、有力的大范围一侧或一个肢体无目的的呈鞭打样动作。捏紧其肢体后可暂时停止。多见于脑血管意外。

5. 舞蹈样徐动症（choreoathetosis） 其动作介于舞蹈样运动和手足徐动之间。

6. 肌阵挛(myoclonus) 指个别肌肉或肌群的短暂、快速、闪电样、不规则、幅度不一致的收缩,局限于身体的一部分,或数处同步或不同步出现。轻者不引起关节运动,重者可引起肢体阵挛运动。

（三）运动能力降低

1. 运动徐缓(bradykinesia) 运动缓慢、能力减低。在直接变换运动中出现,或在运动开始后停止困难,或者表现为不动。

2. 强直(rigidity) 被动活动时肌肉张力明显增高,呈齿轮样或铅管样改变。

3. 肌张力低下 关节被动运动抵抗感减小,摇动四肢远端关节产生过多运动,深部腱反射迟钝,但有反射能力。如将患者一个肢体抬起,保持在一定位置,当突然撤销保护时,该肢体出现坠落。

（四）各类共济失调的表现特征

共济失调是指肌力正常的情况下运动的协调障碍,肢体随意运动的幅度及协调发生紊乱,以及不能维持躯体姿势和平衡。根据中枢神经系统的不同病变部位,共济失调有小脑性共济失调、前庭性共济失调、额叶性共济失调、脊髓后索性共济失调、基底节性共济失调等。

小脑性共济失调可引起躯干协调障碍而致站立不稳,肢体协调障碍,如轮替运动障碍、辨距不良、肌肉反弹现象、运动起始及终止延迟或连续性障碍等。除半球病变外,运动不受眼睛睁或闭的影响。有眼球震颤、构音障碍、醉酒步态等,不伴感觉障碍。

前庭性共济失调表现为静止与运动时均出现躯干协调障碍,有眼球震颤、醉酒步态等,伴眩晕、恶心、呕吐和前庭功能试验异常等。

额叶性共济失调出现肌张力增高,腱反射亢进,步态异常表现为起立、步行不能,迈步时足常交叉、站立时细小步态后移。

脊髓后索性共济失调时肢体深感觉减弱或消失,患者对运动的速度、力量、方向不能及时感知和调整,表现为平衡障碍、姿势异常、动作不协调。临床特点是睁眼视力代偿后,共济失调不明显或较轻,而闭眼时加剧,下肢重。行走时呈跨阈步态。

基底节性共济失调主要是肌张力发生改变和随意运动功能障碍,表现为震颤、肌张力过高或低下、随意运动减少或不自主运动增多。

## 四、协调功能评定目的及内容

协调功能评定的目的是:①明确有无协调功能障碍,评估肌肉或肌群共同完成一种作业或功能活动的能力;②帮助了解协调障碍的程度、类型及引起协调功能障碍的原因;③为康复计划的制订与实施提供依据;④对训练疗效进行评估;⑤协助研制协调功能评定与训练的新设备。

在协调评定时,应依次检测以下内容:①完成动作的时间是否正常;②运动是否精确、直接、容易反向做;③加快速度是否影响运动质量;④进行活动时有无身体无关的运动;⑤不看自己运动时是否影响运动的质量;⑥受试者是否很快感到疲劳。

## 第二节 协调功能评定方法

### 一、观察法

#### （一）协调功能正常特征

协调功能正常人群具有如下协调性表现特征：①具有良好的协调反应能力，运动方式多样化；②固定身体某一部位时，具有能使身体其他部位完成平滑顺畅运动的能力；③在各种体位和姿势下的启动和停止动作均准确、平滑、顺畅且无震颤。

#### （二）观察比较

观察评定对象在各种体位和姿势下的运动情况，如让评定对象从俯卧位翻身至仰卧位，或从俯卧位转换为侧坐位，然后进展为四点跪位、双膝跪位、单膝跪位及立位等，并通过与健康人群正常协调性特征比较，判断评定对象是否存在协调功能障碍。

### 二、协调试验评定法

协调试验评定分为非平衡性协调试验评定和平衡性协调试验评定。

#### （一）非平衡性协调试验

非平衡性协调试验评估身体不在直立位时静态和动态的运动。包括粗大运动和精细运动。

1. 评定方法 一般取坐位，分别进行睁眼、闭眼状态的测试。异常反应是逐渐偏离位置和闭眼时反应质量降低。

（1）对指试验：让评定对象用拇指尖依次触及其他手指指尖，并逐步增加速度。

（2）指指试验：让评定对象双肩外展90°，双肘伸展，然后双手靠近，双示指在中线位相触。

（3）指鼻试验：评定对象肩外展90°，肘伸直位时做示指指尖指向鼻尖的运动。

（4）指他人指试验：评定者将示指举在评定对象面前时，让评定对象也用自己的示指去指评定者的示指。评定者的示指可以改变位置以便测查出评定对象对变化的距离、方向的应变能力和活动的力量。

（5）指鼻和指他人指试验：评定对象用示指交替指自己的鼻尖和评定者的示指。评定者可改变方向和距离。

（6）指和过指试验：评定对象与评定者面对面站或坐，两者都屈肩90°。同时伸肘、伸出示指，让评定对象示指头与评定者示指头相触及；再让评定对象充分屈肩，上肢指向天花板，然后返回原位与评定者示指相触及。

（7）趾他人指试验：评定对象仰卧，用趾触及评定者手指，评定者手指可以改变位置以便测查出评定对象对变化的距离、方向的应变能力和活动的力量。

（8）抓握试验：让评定对象在用力握拳、释放之间变换，并充分伸展各指，速度逐步增加。

（9）前臂旋转试验：让评定对象上臂靠近躯干，屈肘90°，掌心交替地向上和向下翻转。也可以让评定对象双肩屈曲90°，肘伸展位时进行。速度逐步增加。在许多关节都可以检测到拮抗肌群的相反运动能力，如膝、踝、肘、手指的屈伸变化。

（10）手足打拍试验：手拍腿，即评定对象屈肘，双手同时或分别以手掌、手背交替翻转拍打膝部。足拍踏，即评定对象取坐位，以足跟着地，用足掌在地板上拍打。

（11）跟膝胫试验：评定对象仰卧，用一侧足跟自对侧膝向胫骨远端上下滑动。

（12）交替跟膝、跟趾试验：评定对象仰卧位，用对侧下肢足跟交替地触及膝和足大趾。

（13）端坐试验：评定对象椅坐位，手足合拢。异常者出现躯干不稳定、摇晃。

（14）画圆试验：让评定对象用上肢或下肢在空中绘一圆或"8"字形。测评下肢时取仰卧位。

（15）画线试验：在纸上画上相距 10cm 的两条纵向平行线，让评定对象画一条从左侧至右侧的横线使之与两纵线相交成直角。小脑受损害的评定对象画的线往往超出纵线的界限。

（16）肢体坠落试验：①上肢坠落试验。评定对象取坐位或立位，评定者使其上肢向前保持水平位。突然松手，观察肢体坠落情况。瘫痪肢体迅速坠落而且沉重，无瘫痪肢体则向外倾倒，缓缓坠落。②下肢坠落试验。评定对象仰卧位，将一侧下肢向上屈膝，足跟着床，突然松手时，瘫痪的肢体不能自动伸直，且向外倾倒，无瘫痪的肢体则呈弹跳式伸直，并能保持足垂直位。

（17）振子试验：让评定对象双上肢向前方平伸，手掌向下，然后闭上眼睛。让其在手部受到冲击时尽量保持稳定。评定者突然用力叩击评定对象的腕部，使其上肢上下移动。正常人受试侧上肢迅速回复至初始位。小脑损伤患者则见该上肢做多次重复的上下振子样运动。

（18）反弹试验：评定对象屈肘，评定者被动伸其肘，让评定对象保持屈肘姿势，评定者突然释手，正常二头肌将控制前臂使之不向评定对象头部冲击。

2. 评分标准　具体评分标准如下：

1 分：不能活动。

2 分：重度障碍。仅能发起运动而不能完成，运动无节律性，明显不稳定，摆动，可见无关运动。

3 分：中度障碍。能完成指定活动，但动作慢，笨拙，不稳定，在增加运动速度时，完成活动的节律性更差。

4 分：轻度障碍。能完成指定活动，但较正常速度及技巧稍有差异。

5 分：正常。

（二）平衡性协调试验

平衡性协调试验评估身体在直立位时的静态、动态姿势以及协调情况。主要包括粗大运动。

1. 评定方法

（1）站立检查：双足正常舒适位站立；两足并拢站立；一足在另一足前方站立；单足站立。

（2）行走检查：直线走；一足跟在另一足尖之前行走；侧方走和倒退走；小步走；变换速度走；突然停止后再走；环形走和变换方向走；用足跟或足尖着地走。

（3）躯体活动检查：①站立位，上肢交替地放在身旁、头上方或腰部；②在保护下，出其不意地让评定对象失去平衡；③弯腰，返回直立位；④身体侧弯。

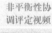
非平衡性协调评定视频

（4）Romberg 征检查：正常站立位，两臂前伸，做睁眼和闭眼运动，阳性表现为评定对象睁眼时能保持平衡，而闭眼时却不能保持平衡，提示本体感觉缺失。

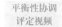

平衡性协调评定视频

2. 评分标准　具体评分标准如下：

1 分：不能活动。

2 分：能完成活动，但需要较大帮助。

3 分：能完成活动，需要少量帮助。

4 分：能完成活动，不需帮助。

（三）协调试验选择

根据协调运动障碍出现的症状与体征，选择相应的协调试验评定方法。

（1）轮替运动障碍：选用指鼻试验、交替指鼻和对指试验、前臂旋转试验、变换速度行走。

（2）辨距障碍：选用指和过指试验、画圆试验、跟膝胫试验、按地面上的足标记行走。

（3）动作分解：选用指鼻试验、指他人指试验、交替跟膝、跟趾试验、趾他人指试验。

（4）肌张力减低：选用被动运动、深肌腱反射检查。

（5）意向性震颤：选用指鼻和指他人指试验、指指试验、指他人指试验、趾他人指试验。

（6）静止性震颤：观察评定对象在静止时和随意活动时的震颤情况，在活动时震颤明显减弱或消失。

（7）姿势性震颤：观察正常、舒适的站立姿势。

（8）乏力：选用肢体坠落试验、反弹试验。

（9）运动徐缓：观察走路时上肢的摆动、变换速度和方向行走、突然停止后再走。

（10）姿势障碍：选用肢体坠落试验、在坐或站位上出其不意地使之脱离平衡、改变站姿（双足正常站位变换为一足在另一足前方）、单足站立。

（11）步态紊乱：选用直线走、侧方走、倒退走、正步走、变速走、环形走。

## 三、常见疾病的特殊协调性检查

### （一）帕金森病

帕金森病（Parkinson disease，PD）为中老年人发病率较高的脑组织进行性变性疾病。由于脑干的黑质、下丘脑、苍白球、尾状核等神经细胞变性，出现以运动协调障碍为主的临床症状。其特殊协调性检查有：

1. 上肢　检查的方法有：①检测 30 秒内能按动计数器的次数；②检测 1 分钟内能从盆中取出的玻璃球数；③检测 1 分钟内能插入穿孔板内的小棒数；④1 分钟内能在两线间隔 1cm 的同心圆图的空隙内，以每秒一点的速度向中心圆打点（评定者用击掌来掌握节奏），检测记录落在同心圆轨道中与图外不同区域的点数（图 9-5），注意评定对象手持铅笔，在距离纸 10cm 处，肘关节不能接触台面；⑤检测 1 分钟内在两线间隔 1cm 的直线图空间内画出直线的条数和画出线外的次数；⑥在肘关节不能离开桌面，以最快速度在不触及纵线的情况下，检测两手分别用铅笔通过纵线的缺口处描绘出曲线。正常右手为 11～16 秒，左手为 14～21 秒；触及纵线数：右手 0～2 次，左手 0～

2 次(图 9-6)。

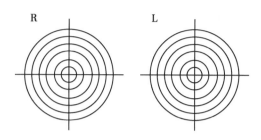

图 9-5　准确性测试一

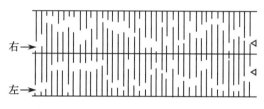

图 9-6　准确性测试二

2. 下肢　检查的方法主要有:①检测闭眼状态下,双足跟与足尖并拢站立的时间;②检测睁眼状态下,单足能站立的时间;③检测睁眼状态下,前进、后退、横行分别行走 10m 距离所需的时间;④检测闭眼状态下,前进、后退、横行分别行走 10m 距离所需的时间;⑤睁眼状态下,在 20m 宽的两直线内行走,计算检测 10 秒内的步行距离和足出线的次数。

(二) 小脑性协调障碍

半球损害后丧失了对锥体系统冲动的制动作用,尤其是需要"校正"和"立定"的动作以及手的精细运动。对其醉酒样步态的测查可用星形步迹检查。

方法(图 9-7):将评定对象两眼蒙住,头部正直,开始由出发点向 1 前进,再由 1 向 1′后退。正常人于往返 5 次后不见显著偏斜,偏斜度不超过 10°～15°。左侧小脑(或前庭)病变者,偏斜向左,5 次往返结果为 115°,即左偏 115°。

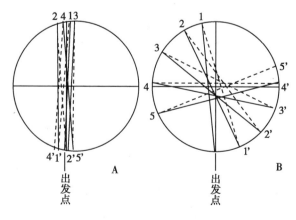

图 9-7　星形步迹检查

## 四、手的灵巧协调性评定

通过利用功能运动对上肢远端协调性和手的灵巧性进行评定,已有相应标准性测验。许多测验包括了一般数据和对测查结果的辅助解释。评定者在实施测验时要正确阐明测试方法,并以熟练的检测技巧对评定对象进行相应测查。

### (一) Jebsen-Taylor 手功能检查

从七个方面的功能活动来检测手的功能情况:①写字(写一句话);②翻卡片(模仿翻书);③拣拾小物品;④模仿进食;⑤堆积木;⑥拿起大而重的物品;⑦拿起大而轻的物品。

对评定者来说,这些测验较易实施与记录。一般的数据包括评定对象的年龄、性别、操作完成最长时间和手的控制情况。这几项检查可在日常生活活动中对手功能进行评定,检查粗大运动的协调性。

### (二) 钉盘测验 (Purdue pegboard test)

钉盘测验为手精细动作的协调性检查。检查用品有一块模板(上有两列共 50 个小孔)、细铁柱、垫圈和项圈。坐位检查。

测验步骤:①右手在 30 秒内将细铁柱尽快插入小孔内,记录插入数量;②左手在 30 秒内将细铁柱尽快插入小孔内,记录插入数量;③左、右手同时操作,在 30 秒内将细铁柱尽快插入小孔内,记录插入数量;④装配:评定对象将一个垫圈、一个项圈、再一个项圈依次套在铁柱上,记录 1 分钟内的装配数量。

### (三) Crawford 灵巧性检查

Crawford 灵巧性检查工具包括项圈、螺钉、细铁柱以及能相应插入这些物品的板面。用镊子把细铁柱插入小孔,然后将项圈套在针上。螺钉需用手指拧在板面上,再用螺丝刀拧紧。记录操作实施的时间。这个测验对准备进入专门职业学校的人具有明显意义。

### (四) 9 孔插板试验

9 孔插板为一块 13cm×13cm 的木板,上有 9 个孔,孔间距 3.2cm,孔直径 0.71cm,孔深 1.3cm。插棒共 9 根,长 3.2cm、直径 0.64cm。

测验时,在测试木板旁放一浅皿,将 9 根插棒放入其中,让评定对象用测试手一次一根将木棒插入孔中,插完 9 根后再一次一根拔出放回浅皿内,计算所需时间。测定时先测利手,后测非利手。

(李旭峰)

 **复习思考题**

1. 简述协调性运动障碍的概念。
2. 简述手的灵巧性和协调性评定的检查方法。
3. 简述帕金森患者在进行协调功能评定时的主要检查项目。
4. 简述小脑损伤患者在进行协调功能评定时的主要检查项目。

扫一扫
测一测

# 第十章

# 步 态 分 析

 学习要点

步态的定义;常见的病理步态;步态的评定方法。

## 第一节 概 述

### 一、基本概念

步态指人体行走时的姿态,它是人体结构与功能、运动系统调节、行为和心理活动在行走时的外在表现,包括跑与行走两种状态。四肢、躯干、神经系统及某些全身性疾病都会影响一个人的步态。

步态分析是指利用力学原理及解剖学、生理学知识对人体行走状态进行分析比较的一种研究方法。它是对患者行走方式的检查,包括定性分析和定量分析两类方法。在康复临床,对因神经系统和肌肉骨骼系统疾病而影响行走能力的患者应进行步态分析检查,以分析异常步态发生的原因,评定其性质和程度,为制订康复治疗训练方案、评价康复治疗效果提供客观依据。

### 二、步态分析目的

当患者来到康复科就诊时,临床诊断已经明确。所以,步态分析的目的不在于协助临床诊断,而是为制订康复治疗计划和评定康复疗效提供必要依据。因此,通过步态分析应达到以下目的:①了解异常步态的性质和程度;②对异常步态进行障碍学诊断;③为制订康复治疗计划提供客观依据;④对康复训练前后的步态进行对比检查,评价康复疗效;⑤对安装假肢、支具前后的步态进行对比,评价其作用效果。

### 三、步态特征分析

正常步态是人体在中枢神经系统控制下,通过骨盆、髋、膝、踝以及足趾的一系列活动而完成的,具有一定的稳定性、协调性、周期性、方向性及个体差异,当疾病发生时,正常的步态特征可发生明显改变。在进行步态分析前,必须要了解正常步态及其相关知识,熟悉正常步态模式和特征,这样才能对正常与异常的步态形式进行分析和比较。

（一）步行时空参数

步态分析中的基本参数包括步长、步幅、步宽、足角、步频、步速、步行周期和步行时相,其中步长、步频和步速是步态分析中常用的三大要素(图10-1)。

1. 步长　又称单步长,指行走时一侧足跟着地到对侧足跟着地所行进的距离,以cm(厘米)为单位表示,正常人为50~80cm。步长与身高呈正比,身材愈高,步长愈长。正常人行走时左、右侧步长基本相等。

2. 步幅　又称跨步长,指一侧足跟着地到该侧足跟再次着地所行进的距离,以cm为单位表示,一般是步长的两倍,约为100~160cm。

3. 步频　又称步调,指行走中每分钟迈出的步数,以步/分(步数/分)表示,正常人平均步频为95~125步/分。双人并肩行走时,一般是短腿者步频大于长腿者。

4. 步速　又称行走速度,指行走时单位时间内在行进方向上整体移动的直线距离,一般以m/min(米/分)表示。正常人平均步速为65~95m/min。步速与步幅和步频相关,步幅增大,步频加快,步速亦加快。

5. 步宽　指在行走中左、右两足间的距离,一般以足跟中点为测量点,以cm为单位表示。正常人约为(8±3.5)cm。步宽愈窄,步行的稳定性愈差。

6. 足角　又称足偏角,指行走中前进的方向与足长轴所形成的夹角,一般以°(度)表示。正常人约为6.75°。

7. 步行周期　指行走时一侧足跟着地到该侧足跟再次着地所经过的时间,以s(秒)为单位表示。正常成人的步行周期约为1~1.32秒。

8. 步行时相　又称步行时期,行走中每个步行周期都包含了一系列典型的姿位转移,把这种典型姿位所划分出的一系列时段称为步行时相。一般用该时相所占步行周期的百分比(%)作为单位来表示,也可用秒表示。

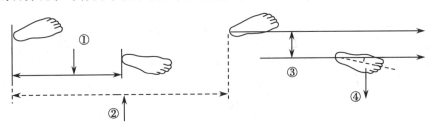

图10-1　步行的时空参数

注:①表示步长;②表示步幅;③表示步宽;④表示足角

（二）步行周期

步行周期是行走步态的基本单元,具有支撑相的承重和摆动相的下肢向前挪动的功能。每一侧下肢有各自的步行周期,每一个步行周期又分为支撑相和摆动相两个阶段。

1. 支撑相　又称站立相,指步行中足与地面接触的阶段。以所占步行周期的百分比或时间(秒)为单位。支撑相约占一个步行周期的60%,包括单支撑相和双支撑相。

（1）单支撑相：指一侧下肢与地面接触的时期，占一个步行周期的40%，它以对侧足跟着地为标志而结束。实际上，在行走时一侧下肢单支撑相所占时间与对侧下肢摆动相时间相等。

（2）双支撑相：指一侧足跟着地到对侧足趾离地前双下肢与地面接触的时期，占一个步行周期的20%。每一个步行周期包含两个双支撑相，它们各占10%的步行周期时间。每一个双支撑相中，一侧下肢在前，足跟刚与地面接触；另侧下肢在后，足趾即将离开地面。以左步行周期为例：第一个双支撑相发生在左下肢足跟着地（首次着地）至右下肢足趾离地前的时期，即步行周期的前10%；第二个双支撑相发生在右下肢足跟着地至左下肢足趾离地前的时期，即步行周期的50%~60%之间。双支撑相的长短与步速有关，速度越快，双支撑相时间就越短。

2. 摆动相 又称迈步相，指支撑腿离开地面向前摆动的阶段，即从一侧下肢的足尖离地到该侧足跟着地前的时期。此时期即为对侧足步行周期中的单支撑相。以所占步行周期的百分比或时间（秒）为单位。每个步行周期只有一个摆动相，约占一个步行周期的40%。

**课堂互动**

从步态角度分析，走与跑的主要区别是什么？

（三）步行周期分期

采用RLA分期法，RLA分期法简易、方便，是临床常用的步态评定方法。本法按照步行周期的发生顺序，将支撑相分解为5个分期，摆动相分解为3个分期，即支撑前期、支撑初期、支撑中期、支撑末期、摆动前期、摆动初期、摆动中期、摆动末期。RLA分期法全面、系统地阐述了步态视觉观察分析方法（图10-2）。

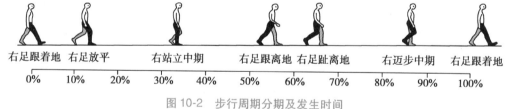

图10-2　步行周期分期及发生时间

1. 支撑前期 指足跟第一次与地面接触的瞬间，是步行周期支撑相的起始点，为第一个双支撑期的开始。正常人行走时首次着地的方式为足跟着地，此时骨盆旋前，髋关节屈曲，膝关节完全伸直，踝关节处于中立位。不同病理步态其首次着地的方式各异，如足底外侧缘着地、前脚掌着地、足跟与前脚掌同时着地。

2. 支撑初期 指足跟着地后过渡到全足着地的一段时间，是重心由足跟转移至足底的过程，或一侧足跟着地后至对侧下肢足趾离地前的一段时期（0%~15%步行周期），为双支撑期。此时髋关节屈曲，膝关节屈曲，踝关节跖屈，膝关节于支撑相达到最大屈曲角度，支撑腿有效承重。此期人体重心位置处于行走时的最低点。

3. 支撑中期 指从对侧足趾离地至躯干位于支撑腿正上方的一段时间（15%~40%步行周期），为第一个单腿支撑期。此时支撑腿髋、膝关节由屈曲逐渐伸展，踝关节由跖屈逐渐背伸,身体重心位于支撑腿的正上方。

4. 支撑末期 指从支撑腿足跟离地至对侧下肢足跟着地前的一段时间(40%～50%步行周期),为单腿支撑期。此时躯干由中立位逐渐变为前倾位,髋关节伸展,膝关节屈曲,踝关节由背伸逐渐变为中立位。

5. 摆动前期 指从对侧下肢足跟着地至支撑腿足趾离地前的一段时间(50%～60%步行周期),为第二个双支撑期。此时支撑侧小腿三头肌向心性收缩,使踝关节跖屈,产生一个有力的前脚掌蹬地动作,使足跟被推离地面,并将身体推向前上方,为支撑腿向前摆动做准备。

6. 摆动初期 指支撑腿足趾离地至该侧膝关节达到最大屈曲的一段时间(60%～70%步行周期),为第二个单腿支撑期。此时支撑腿向前摆动,髋关节屈曲,膝关节屈曲,踝关节跖屈,以保证支撑腿足底离开地面,且不被地面所绊。

7. 摆动中期 指从膝关节最大屈曲摆动至该小腿与地面垂直的一段时间(70%～85%步行周期),为单腿支撑期。此时因惯性作用下肢继续向前摆动,使髋关节被动屈曲,膝关节被动伸展,踝关节处于中立位,以保证足与地面之间有适当的距离。

RLA 步行周期分期视频

8. 摆动末期 指与地面垂直的小腿向前摆动至该侧足跟再次着地之前的一段时间(85%～100%步行周期),为单腿支撑期。此时小腿向前摆动的速度减慢,屈髋速度下降,伸膝,踝关节处于中立位,预备足跟着地,为进入下一个步行周期做准备。

### 四、行走时的躯体运动分析

正常人行走时不仅双下肢在运动,而且全身各部位都在进行关联活动,以确保整个步行系统的协调与稳定。如行走时肩部、双上肢、脊柱以及骨盆的同步运动。

#### (一) 行走时的上肢运动

为保持身体平衡,正常人行走时双上肢交替前后摆动。上肢前后摆动方向与同侧下肢摆动方向及骨盆旋转方向正好相反。例如:当右下肢与右侧骨盆向前摆动和旋转时,右上肢向后摆动,左上肢向前摆动。此时上肢关节运动主要表现在肩关节,足跟着地时同侧上肢肩关节为最大伸展(约21.1°),足跟离地时同侧肩关节为最大屈曲(约17.4°)。

#### (二) 行走时的躯干运动

1. 躯干 行走时躯干沿脊柱纵轴旋转并与骨盆运动方向相反,此外躯干还有上、下方向垂直运动和左、右侧方运动。每个步行周期中躯干出现两次上、下垂直运动,最低点位于双支撑期,最高点在支撑中期或摆动中期,上、下运动范围约5cm。躯干侧方运动分别出现在每一侧下肢的支撑相时,左、右运动范围约5cm。

2. 骨盆 骨盆是身体重心的位置,正常成人在站立时身体重心位于骨盆正中线上,从下方起男性约在身高55%、女性约在身高50%的高度。行走时骨盆以脊柱为轴发生旋转,两侧旋转角度各约4°,其中最大内旋位发生在足跟着地后期,最大外旋位发生在摆动前期。此外,骨盆亦有轻度前、后倾(运动范围约5°)以及一侧骨盆的上、下运动。

#### (三) 行走时的下肢运动

1. 髋关节 正常步行时髋关节屈、伸运动范围约为50°,在摆动相中期达最大屈曲(约30°),足跟离地时达最大伸展(约20°)。此外,髋关节最大外展发生于足跟离地时(约6°),最大内收发生于足底着地时(约4°)。

2. 膝关节 在一个步行周期中,膝关节出现两次屈曲和两次伸展。足跟着地前(摆动末期),膝关节完全伸展(0°),进入支撑相早期后小幅度屈曲,支撑中期再度伸展,随后开始屈曲并在摆动初期达到高峰(60°)。此外,膝关节亦有轻度旋转运动,足跟离地时为最大外旋(约4°),摆动中期为最大内旋(约12°)。

3. 踝关节 足跟着地时踝关节处于中立位,足跟着地后踝关节开始跖屈,使足底落于地面。随着支撑相的开始,踝关节由跖屈转为背伸。足跟离地时踝背伸达最大角度(约15°),随后足跟抬起,踝关节再度跖屈,至足趾离地时达到峰值(约20°)。摆动相时,踝关节跖屈逐渐减少,随后回到中立位,为下一个步行周期做准备。另外,除屈、伸运动,踝关节还有旋转及内、外翻运动。踝关节旋转共约10°范围,即外旋8°、内旋2°;内外翻10°左右,亦即外翻3°、内翻12°。

正常步行周期中,骨盆和下肢各关节的角度变化见表10-1。

表10-1 正常步行周期中骨盆和下肢各关节的角度变化

| 步行周期 | 关节运动角度 | | | |
| --- | --- | --- | --- | --- |
| | 骨盆 | 髋关节 | 膝关节 | 踝关节 |
| 支撑前期 | 5°旋前 | 30°屈曲 | 0° | 0° |
| 支撑初期 | 5°旋前 | 30°屈曲 | 0°~15°屈曲 | 0°~15°跖屈 |
| 支撑中期 | 中立位 | 30°屈曲~0° | 15°~5°屈曲 | 15°跖屈~10°背伸 |
| 支撑末期 | 5°旋后 | 0°~10°过伸展 | 5°屈曲 | 10°背伸~0° |
| 摆动前期 | 5°旋后 | 10°过伸展~0° | 5°~35°屈曲 | 0°~20°跖屈 |
| 摆动初期 | 5°旋后 | 0°~20°屈曲 | 35°~60°屈曲 | 20°~10°跖屈 |
| 摆动中期 | 中立位 | 20°~30°屈曲 | 60°~30°屈曲 | 10°跖屈~0° |
| 摆动末期 | 5°旋前 | 30°屈曲 | 30°屈曲~0° | 0° |

### 五、行走时的肌群活动分析

步行动力主要来源于下肢和躯干的肌肉作用,一个步行周期中,肌肉活动具有保持平衡、吸收震荡、加速、减速和推动肢体运动的功能。

(一) 骶棘肌

骶棘肌为背部深层肌,纵行排列于脊柱两侧。下起骶骨、髂骨,上止于椎骨、肋骨、枕骨。作用是使脊柱后伸、头后仰和维持人体直立姿势。在步行周期支撑相初期和末期,骶棘肌活动达到高峰,以确保行走时躯干正直。

(二) 臀大肌

臀大肌为髋关节伸肌,其收缩活动始于摆动相末期,并于支撑相中期时达到高峰。摆动相后期臀大肌收缩,其目的在于使向前摆动的大腿减速,约在步行周期的85%,大腿运动方向改为向后,为进入下一个步行周期做准备。在支撑相,臀大肌起稳定骨盆、控制躯干前倾、维持髋关节于伸展位的作用。

(三) 髂腰肌

髂腰肌为髋关节屈肌,髋关节在足跟离地至足趾离地阶段其伸展达到峰值(10°~

15°）。为对抗髋关节伸展，从支撑中期开始至足趾离地前，髂腰肌呈离心性收缩，最终使髋关节在支撑末期由伸展转为屈曲。髂腰肌第二次收缩活动始于摆动初期，作用是使髋关节屈曲，保证下肢向前摆动。

（四）股四头肌

股四头肌为双关节肌群，包括股直肌、股内侧肌、股外侧肌和股中间肌，是全身最大肌。其中股直肌起于髂前下棘，止于胫骨粗隆，作用为屈髋伸膝。股四头肌收缩活动始于摆动相末期，至支撑相负重期达最大值。此时作为膝关节伸肌，产生离心性收缩以控制膝关节屈曲度，从而避免支撑中期出现因膝关节过度屈曲而发生跪倒的情况。在步行周期中，股四头肌第二个收缩活动见于足跟离地后，于足趾离地后达峰值。此时具有双重作用：其一，作为髋关节屈肌，提拉起下肢进入摆动相；其二，作为膝关节伸肌，通过离心性收缩来限制和控制小腿在摆动相初、中期向后的摆动，使下肢能顺利完成向前摆动。

（五）腘绳肌

腘绳肌为双关节肌群，包括股二头肌、半腱肌、半膜肌。起于坐骨结节，止于胫骨粗隆内下方、胫骨内侧髁及腓骨头。作用为伸髋、屈膝。主要收缩活动始于摆动相末期，于足跟着地时达到峰值并持续到支撑相。在摆动相末期，作为屈膝肌，腘绳肌离心性收缩使小腿向前摆动减速，以配合臀大肌收缩活动（使大腿向前摆动减速），为足跟着地做准备。在足跟着地时和足跟着地后，腘绳肌又作为伸髋肌，协助臀大肌伸髋，同时稳定骨盆，防止躯干前倾。

（六）胫前肌

胫前肌为踝关节背伸肌，并使足内翻。足跟着地时，胫前肌离心性收缩以控制踝关节跖屈度，防止在足放平时出现足前部拍击地面的情况。足趾离地时，胫前肌再次收缩以控制和减少此时踝关节的跖屈度，保证足趾在摆动相能够离开地面，使足离地动作顺利完成。

（七）小腿三头肌

小腿三头肌包括腓肠肌和比目鱼肌。其中腓肠肌为双关节肌，起于股骨内、外侧髁，以跟腱止于跟骨结节，作用为踝关节跖屈及屈膝。足跟离地时的蹬离动作中，腓肠肌的向心性收缩达到高峰，产生暴发性踝关节跖屈，将身体重心有力地向上、向前推进。而比目鱼肌富含红肌纤维，在支撑相，能固定膝、踝关节，防止身体向前倾斜。

# 第二节　步态分析方法

步态分析包括定性分析和定量分析。

## 一、定性分析

步态的定性分析是由评定者以目测法观察评定对象的行走过程，然后根据所得资料，通过与正常步态比较，并按照一定的观察顺序逐项进行分析评定，最终对步态做出结论的过程。其方法简便，易于操作，是目前临床上常用的手段。为避免评定对象反复行走检查引起体力不支，也可以利用摄像机记录整个行走过程，以便于日后反复观察分析，从而提高步态分析的客观性和可靠性。

知识链接

**目测观察分析步态**

不需要昂贵设备就可获得步态的相关资料,但其观察结果有一定的主观性,结果的准确性和可靠性与评定者的技术水平和临床经验直接相关。因此,要掌握好这门技术,需要通过不断地临床实践,以积累经验。

（一）评定步骤

1. 了解病史 详细了解病史是进行步态分析的前提,也是获得步态相关信息的重要手段。通过采集现病史,可以了解与步态相关的症状,如行走时有无疼痛、疼痛持续时间等。通过询问既往史,可以了解以往有无影响步态的疾病,如骨折、肌肉或神经疾病、肿瘤等。

2. 体格检查 重点检查与行走相关的下肢关节活动度、肌力、肌张力、下肢长度和周径,以及身体的协调性和平衡能力等。也应检查全身状况,如心肺功能,脊柱是否侧弯、头颈部活动情况等。体格检查有助于分析步态异常的原因,如神经系统疾病、肌肉骨骼疾病等,协助诊断和鉴别诊断。

3. 步态观察 嘱评定对象以自然、习惯的姿势和速度在测试场地来回步行数次,评定者从前、后及侧方反复观察其每一阶段的步态模式特征,并注意两侧对比。测试场地光线要充足,面积至少为6m×8m,评定对象尽可能少穿衣服,以提高观察结果的真实性。

（二）观察内容

1. 步态总体情况 包括步行节奏、对称性、协调性、安全性、身体重心的偏移、躯干在行走中的活动、上肢摆动、辅助器具使用情况等。

2. 步行周期时相及其特点 如支撑前期是否足跟着地、支撑中期身体重心的位置、支撑末期足蹬离动作是否充分、摆动相是否前脚掌拖地等。

3. 身体其他部位情况 包括头是否抬起,颈是否居中,患侧肩带是否下压,肩胛骨是否后缩或前伸,躯干是否痉挛,向患侧扭曲或向健侧倾斜,患侧骨盆是否上提、后突、向前或向后旋转,髋、膝、踝对线是否正常,步长、步宽、步速是否正常,膝关节控制能力如何,是否伴有疼痛以及行走时的神态表情等。

（三）观察方法

1. 观察角度和顺序 不同的观察面反映特定的步态特征,目测分析步态时应从正面（冠状面）、侧面（矢状面）加以观察。冠状面有助于观察躯干与骨盆是否存在侧方倾斜,上肢摆动方向是否与同侧骨盆和下肢的运动方向相反,髋关节内收、外展如何,膝关节内、外翻的情况,踝关节内、外翻以及身体重心左右摆动的情况等。矢状面有助于检查脊柱以及髋、膝、踝关节在步行周期中的屈、伸运动情况。

观察顺序应由远端至近端,即从足、踝关节开始,依次观察膝关节、髋关节、骨盆及躯干。在评定每一个部位时,应按步行周期各阶段的发生顺序仔细观察,将支撑前期作为分析起点。先观察矢状面,再从冠状面观察评定对象的行走特征。

2. 观察表的应用 由美国 RLA 康复中心设计的步态目测观察分析表,其观察内容全面、系统,容易找出问题关键点,便于操作应用。该分析表包含了 47 种常见异常步态表现,按照表中所提示内容,评定者能够系统地对每一个关节在步行周期各分期中的表现逐个进行分析。因此,RLA 系统分析法能够帮助评定者发现评定对象在步行中存在哪种异常以及在何时出现该异常,适于检查各种类型的行走运动障碍。

RLA 步态分析表(表 10-2)依次观察足趾、踝、膝、髋、骨盆及躯干等部位在步行周期各分期当中的运动情况。该表横行为步行周期的各个分期;纵行按足趾、踝、膝、髋、骨盆及躯干的顺序将 47 种常见异常表现依次列出(表 10-3~表 10-7)。

在表 10-2 中,深灰格子表示与该步行周期相对应的关节运动情况不需观察;空白格和浅灰格表示需要对这一时间里是否存在异常运动进行观察记录;其中,空白格是需要重点观察的内容。在有异常存在的格中记"0"。如为双侧运动则用"左"或"右"来表示。

例如,踝关节内翻在摆动相或负重期存在并无大碍,但对于单支撑期则十分不利,因为踝关节内翻使单支撑腿站立面不稳定而容易摔倒,因此,在有关踝关节运动的目测中,应重点观察在单支撑期有无踝关节内翻情况。另外,由于前脚掌着地方式会影响负重反应完成,所以在支撑前期应重点观察足首次着地的方式。在表"前脚掌着地"一栏中可见,只在支撑前期有一个空白格,提示评定者应观察的重点。而踝关节过度跖屈会影响行走时的支撑中期和末期,评定对象因此可能用前脚掌行走(如脑瘫患儿);踝过度跖屈还将引起评定对象在摆动中期时出现足趾拖地或同侧骨盆抬高,髋关节外展、外旋,以画圈方式将患肢迈向前方(如偏瘫患者)。因此,在"踝关节过度跖屈"一栏中,不但要观察支撑中、末期有无过度跖屈情况,对摆动相中、末期也需要重点分析,不能遗漏。

3. 观察结果分析 表 10-8~表 10-11 中对不同步行时期异常表现、可能原因以及需要进一步检查的项目进行了归纳总结。临床应结合评定对象的病史、体检资料,参照表中内容分析出现异常的原因。

表 10-2 步态观察分析表

| 观察项目 | | 负重 | | 单腿支撑 | | 摆动腿向前迈进 | | | |
|---|---|---|---|---|---|---|---|---|---|
| | | 支撑前期 | 支撑初期 | 支撑中期 | 支撑末期 | 摆动前期 | 摆动初期 | 摆动中期 | 摆动末期 |
| 足趾 | 过度伸展(上翘) | | | | | | | | |
| | 伸展不充分 | | | | | | | | |
| | 过度屈曲 | | | | | | | | |
| 踝关节 | 前脚掌着地 | | | | | | | | |
| | 全足底着地 | | | | | | | | |
| | 足拍击地面 | | | | | | | | |
| | 过度跖屈 | | | | | | | | |
| | 过度背伸 | | | | | | | | |
| | 内翻 | | | | | | | | |
| | 外翻 | | | | | | | | |
| | 足跟离地 | | | | | | | | |
| | 无足跟离地 | | | | | | | | |
| | 足趾或前脚掌拖地 | | | | | | | | |
| | 对侧前脚掌踮起 | | | | | | | | |

续表

| 观察项目 | | 负重 | | 单腿支撑 | | 摆动腿向前迈进 | | | |
|---|---|---|---|---|---|---|---|---|---|
| | | 支撑前期 | 支撑初期 | 支撑中期 | 支撑末期 | 摆动前期 | 摆动初期 | 摆动中期 | 摆动末期 |
| 膝关节 | 屈曲受限 | | | | | | | | |
| | 屈曲消失 | | | | | | | | |
| | 屈曲过度 | | | | | | | | |
| | 伸展不充分 | | | | | | | | |
| | 不稳定 | | | | | | | | |
| | 过伸展 | | | | | | | | |
| | 膝反张 | | | | | | | | |
| | 内翻 | | | | | | | | |
| | 外翻 | | | | | | | | |
| | 对侧膝过度屈曲 | | | | | | | | |
| 髋关节 | 屈曲受限 | | | | | | | | |
| | 屈曲消失 | | | | | | | | |
| | 屈曲过度 | | | | | | | | |
| | 伸展不充分 | | | | | | | | |
| | 后撤 | | | | | | | | |
| | 外旋 | | | | | | | | |
| | 内旋 | | | | | | | | |
| | 内收 | | | | | | | | |
| | 外展 | | | | | | | | |
| 骨盆 | 一侧抬高 | | | | | | | | |
| | 后倾 | | | | | | | | |
| | 前倾 | | | | | | | | |
| | 旋前不足 | | | | | | | | |
| | 旋后不足 | | | | | | | | |
| | 过度旋前 | | | | | | | | |
| | 过度旋后 | | | | | | | | |
| | 同侧下降 | | | | | | | | |
| | 对侧下降 | | | | | | | | |
| 躯干 | 前屈 | | | | | | | | |
| | 后伸 | | | | | | | | |
| | 侧弯(左、右) | | | | | | | | |
| | 旋后 | | | | | | | | |
| | 旋前 | | | | | | | | |

表 10-3　踝、足趾关节在步行周期中的异常表现及定义

| 异常表现 | 定义 |
| --- | --- |
| 前脚掌着地 | 首次着地方式为足趾着地 |
| 全足底着地 | 首次着地方式为全足底着地 |
| 足外侧缘着地 | 首次着地方式为足底外侧缘着地 |
| 足拍击地面 | 承重反应期出现失控的踝关节跖屈 |
| 过度跖屈 | 在特定时期跖屈角度大于正常 |
| 过度背伸 | 在特定时期背伸角度大于正常 |
| 过度内翻 | 可见距骨下关节内翻 |
| 过度外翻 | 可见距骨下关节外翻 |
| 足跟离地 | 足跟未与地面接触 |
| 无足跟离地 | 足跟在支撑相末期前脚掌与地面接触时未离开地面 |
| 足趾拖地 | 摆动相期间足趾或前脚掌与地面接触 |
| 对侧前脚掌跷起 | 一侧下肢向前迈步时,处于支撑相的另一侧下肢前脚掌跷起 |
| 足趾上翘 | 足趾伸展超过 5° |
| 足趾伸展不充分 | 在特定时期足趾伸展角度小于正常 |
| 爪形足趾 | 足趾屈曲超过 5° |

表 10-4　膝关节在步行周期中的异常表现及定义

| 异常表现 | 定义 |
| --- | --- |
| 屈曲受限 | 在特定时期膝关节屈曲角度小于正常 |
| 屈曲消失 | 在特定时期膝关节屈曲角度消失 |
| 屈曲过度 | 在特定时期膝关节屈曲角度大于正常 |
| 伸展不充分 | 在特定时期膝关节伸展角度小于正常 |
| 不稳定 | 单支撑期时,膝关节交替屈曲与伸展 |
| 过伸展 | 膝关节伸展角度大于中立位 |
| 膝反张 | 膝关节强力伸展 |
| 内翻 | 膝关节内侧成角 |
| 外翻 | 膝关节外侧成角 |
| 对侧膝过度屈曲 | 一侧下肢摆动相末期和首次着地期时,对侧膝屈曲角度大于正常 |

表 10-5 髋关节在步行周期中的异常表现及定义

| 异常表现 | 定义 |
| --- | --- |
| 屈曲受限 | 在特定时期髋关节屈曲角度小于正常 |
| 屈曲消失 | 在特定时期髋关节屈曲角度消失 |
| 屈曲过度 | 在特定时期髋关节屈曲角度大于正常 |
| 伸展不充分 | 在特定时期髋关节伸展角度小于正常 |
| 回缩 | 大腿在摆动相末期从屈曲位退回 |
| 外旋 | 偏离中立位 |
| 内旋 | 偏离中立位 |
| 内收 | 偏离中立位 |
| 外展 | 偏离中立位 |

表 10-6 骨盆在步行周期中的异常表现及定义

| 异常表现 | 定义 |
| --- | --- |
| 一侧骨盆抬高 | 一侧骨盆高出正常水平 |
| 后倾 | 骨盆后倾致耻骨联合指向上(腰椎变平) |
| 前倾 | 骨盆前倾致耻骨联合指向下 |
| 旋前不足 | 在特定时期旋前角度小于正常 |
| 旋后不足 | 在特定时期旋后角度小于正常 |
| 过度旋前 | 在特定时期旋前角度大于正常 |
| 过度旋后 | 在特定时期旋后角度大于正常 |
| 同侧下降 | 处于摆动相的下肢侧骨盆下降 |
| 对侧下降 | 一侧下肢处于支撑相中期和末期时,其对侧骨盆下降 |

表 10-7 躯干在步行周期中的异常表现及定义

| 异常表现 | 定义 |
| --- | --- |
| 前屈 | 以髋关节为轴躯干向前屈 |
| 后伸 | 以髋关节为轴躯干向后过度伸展 |
| 侧弯(左、右) | 躯干向侧方倾斜 |
| 旋后 | 被观察侧躯干旋后大于中立位 |
| 旋前 | 被观察侧躯干旋前大于中立位 |

表 10-8 步行周期中踝、足关节的常见异常表现及分析

| 时期 | 异常表现 | 可能原因 | 进一步检查 |
|---|---|---|---|
| 支撑前期 | 足拍击地面(足跟着地时前足拍击地面) | 踝背伸肌瘫痪或力弱;背伸肌萎缩 | 踝关节背伸肌肌力;是否存在跨栏步态 |
| | 足尖着地(首次着地为足趾着地,支撑相维持足尖站立姿势) | 双下肢不等长;跟腱挛缩;踝关节跖屈挛缩;跖屈肌痉挛;背伸肌瘫痪;足跟痛 | 测量双下肢长度;是否存在髋、膝关节屈曲挛缩;肌张力和跖屈肌活动时相;有无足跟痛 |
| | 足平放着地(首次着地为全足同时着地) | 踝关节过度跖屈固定;背伸肌瘫痪或力弱;新生儿/本体感觉行走 | 踝关节活动度;膝关节是否存在过伸展;是否存在未成熟步态模式 |
| 支撑中期 | 过度体位性跖屈(胫骨未能从10°跖屈位回到中立位) | 跖屈肌无离心性收缩;跖屈肌瘫痪或力弱;跟腱松解过度、断裂或挛缩 | 股四头肌是否痉挛或无力;是否有髋、膝关节过伸展;躯干是否前倾、后倾;是否跖屈肌力弱或跟腱断裂 |
| | 支持中期足跟抬起(足跟未接触地面) | 跖屈肌痉挛 | 有无跖屈肌、股四头肌、髋关节屈肌和内收肌痉挛 |
| | 过度体位性背伸(胫骨从10°跖屈位回到中立位过快而产生大于正常的背伸) | 跖屈肌不能控制胫骨向前;膝或髋关节屈曲挛缩 | 踝关节周围肌、膝髋关节屈肌;关节活动度;躯干体位 |
| | 爪形趾(足趾屈曲抓住地面) | 足底抓握反射整合不全;阳性支持反射;趾屈肌痉挛 | 足底抓握反射;阳性支持反射;趾关节活动度 |
| 支撑末期 | 无足跟离地(体重从足跟外侧向足前部内侧转移不充分) | 踝足机械固定;跖屈肌、内翻肌、趾屈肌瘫痪或被抑制;趾屈肌背伸肌拮抗收缩;足前部疼痛 | 踝足关节活动度;踝关节周围肌功能和肌张力;足前部疼痛 |
| 摆动相 | 足趾拖地 | 背伸肌和趾伸肌瘫痪或力弱;跖屈肌痉挛;膝或髋关节屈曲不充分 | 髋膝踝关节活动度;髋膝踝关节周围肌肌力与肌张力 |
| | 内翻 | 内翻肌痉挛;背伸肌和外翻肌瘫痪或力弱;伸肌模式 | 内翻肌和趾屈肌肌张力;背伸肌和外翻肌肌力;下肢有无伸肌模式 |

表 10-9 步行周期中膝关节的常见异常表现及分析

| 时期 | 异常表现 | 可能原因 | 进一步检查 |
|---|---|---|---|
| 支撑前期 | 过度屈曲(足跟着地时膝关节屈曲) | 膝关节疼痛;屈膝肌痉挛或伸膝肌瘫痪、力弱;对侧下肢短 | 膝关节疼痛;屈膝肌肌张力和伸膝肌肌力;测量下肢长度;是否有骨盆前倾 |
| 支撑初期 | 过伸展(膝反张) | 股四头肌和比目鱼肌瘫痪或力弱致臀大肌收缩牵拉膝关节向后;股四头肌痉挛;踝关节跖屈畸形 | 踝、膝关节屈肌肌力和肌张力;踝关节活动度 |

续表

| 时期 | 异常表现 | 可能原因 | 进一步检查 |
|---|---|---|---|
| 支撑中期 | 同上 | 同上 | 同上 |
| 摆动前期 | 过度屈曲（膝屈曲大于35°） | 重心超过骨盆前方；躯干僵硬，膝、髋关节屈曲挛缩；屈肌退缩反射 | 躯干姿势；膝、髋关节活动度；屈肌协同运动模式 |
| | 屈曲受限（膝屈曲小于35°） | 股四头肌痉挛和（或）跖屈肌痉挛 | 髋、膝、踝肌群肌张力 |
| 摆动相初期至中期 | 过度屈曲（膝屈曲大于60°） | 摆动前期膝屈曲消失；屈肌退缩反射；辨距不良 | 髋、膝、踝肌群肌张力；屈肌退缩反射检查；辨距不良检查 |
| | 屈曲受限（膝屈曲小于60°） | 膝关节疼痛；膝关节活动度消失；伸肌痉挛 | 膝关节疼痛检查；膝关节活动度检查；髋、膝关节肌张力检查 |

表 10-10 步行周期中髋关节的常见异常表现及分析

| 时期 | 异常表现 | 可能原因 | 进一步检查 |
|---|---|---|---|
| 支撑前期至支撑初期 | 过度屈曲（屈曲大于30°） | 髋、膝关节屈曲挛缩；比目鱼肌和股四头肌肌力弱所致；髋关节屈肌张力增高 | 髋、膝关节活动度；比目鱼肌和股四头肌肌力；屈髋肌肌张力 |
| | 屈曲受限（屈曲小于30°） | 屈髋肌力弱；髋关节屈曲活动度受限；臀大肌肌力弱 | 髋关节屈、伸肌肌力；髋关节活动度 |
| 支撑初期至支撑中期 | 伸展受限（髋关节未到中立位） | 髋屈曲挛缩；髋屈肌痉挛 | 髋关节活动度；髋屈肌肌张力 |
| | 内旋（下肢内旋） | 内旋肌痉挛、外旋肌肌力弱、对侧骨盆过度旋前 | 内旋肌肌张力、外旋肌肌力；双侧髋关节活动度 |
| | 外旋（下肢外旋） | 对侧骨盆过度旋后 | 双侧髋关节活动度 |
| | 外展（下肢外展） | 臀中肌挛缩；躯干向同侧髋外侧倾斜 | 外展模式检查 |
| | 内收（下肢内收） | 髋屈肌和内收肌痉挛；对侧骨盆下降 | 髋屈肌和内收肌肌张力；内收肌肌力 |
| 摆动相 | 环行运动（下肢外环行运动） | 代偿髋屈肌力弱；代偿因"腿长"而不能完成的步行动作 | 髋、膝、踝屈肌肌力；髋、膝、踝关节屈曲活动度；伸肌模式检查 |
| | 髋关节抬高（通过腰方肌收缩使摆动相下肢缩短） | 代偿膝关节屈曲不足或踝关节背伸不足；代偿摆动下肢伸肌痉挛 | 髋、膝、踝关节活动度及肌力；膝、踝关节伸、屈肌肌张力 |
| | 过度屈曲（屈曲大于30°） | 足下垂时试图缩短下肢 | 踝足伸屈肌肌力和关节活动度；屈肌模式检查 |

表 10-11　步行周期中躯干的常见异常表现及分析

| 时期 | 异常表现 | 可能原因 | 进一步检查 |
|---|---|---|---|
| 支撑相 | 躯干侧弯(躯干向支撑相下肢倾斜,臀中肌步态) | 代偿支撑侧臀中肌瘫痪以阻止对侧骨盆下降;代偿髋关节疼痛以减轻髋关节受力;对侧下肢短 | 臀中肌肌力;是否有髋关节疼痛 |
| | 躯干后倾(躯干后倾致髋过伸展,臀大肌步态) | 支撑相下肢臀大肌瘫痪或力弱;骨盆旋前 | 髋关节伸肌肌力;骨盆位置检查 |
| | 躯干前倾(躯干前倾致髋关节屈曲) | 代偿股四头肌肌力弱;髋、膝屈曲挛缩;骨盆旋后 | 股四头肌肌力;骨盆位置检查 |

## 二、定量分析

定量分析指通过器械或专用设备获得具体数据来对步态进行分析的方法。简单器械设备有卷尺、秒表、量角器以及能留下足印的设备;复杂器械如电子角度计、肌电图、录像、高速摄影及步态分析仪等。通过获得的运动学参数、动力学参数、肌电活动参数及能量参数来分析步态特征。步态的定量分析可为制订康复治疗计划、评价治疗效果提供客观依据。

（一）运动学分析

1. 时空参数　时空参数指距离和时间参数,是临床常用的客观指标,它能够监测患者行走能力的变化。

（1）步态的距离参数测量:包括步长、步幅、步宽及足角的测量。测量技术关键是如何获得行走中的足印。传统足印分析法是在特定场地上撒石灰粉,或使评定对象足底粘上颜料后在场地上行走,通过获得的足印来得到各种距离参数。目前这种方法已被足底开关、视频系统、步态分析垫等代替。通过以上结果分析,可以大致判断评定对象步态的对称性及稳定性。如步行时出现左、右步长不等,提示行走的对称性被破坏;步宽变窄和足角减小均会使站立的支持面减少,而使行走的稳定性下降。由于身高、下肢长与步幅和步长密切相关,因此在步态分析前应将步幅/下肢长、步长/身高进行归一化处理,使不同身高、不同下肢长的评定对象之间的测量结果具有可比性。

（2）步态的时间参数测量:包括步频、步速、步行周期时间、同侧支撑相和摆动相及其比例、左右侧支撑相之比或摆动相之比、支撑相各分期发生时间及所占时间百分比等参数的测量。步行周期时间可通过秒表直接记录同侧下肢前后两次着地所用时间;已知行走时间、步数和行走距离,则步频和步速可计算得知。确定支撑相和摆动相的时间可以通过观察足跟着地、足尖离地和足跟再次着地点获得,但需要用一定的记录分析设备,如脚踏开关或运动分析系统。

步行速度是步态分析中最基本和最敏感的指标,步速减慢是绝大多数病理步态的共同特征。而步频主要反映步态的节奏与稳定性。支撑相与摆动相之比是反映步态对称性的一个敏感指标。如偏瘫患者因患侧下肢不能有效承载体重并担心摔倒,故急于将身体重量转移到健侧,步态分析显示患侧下肢支撑相缩短明显,而健侧下肢支撑相延长,支撑相与摆动相比值下降。

2. 关节运动角度　测量下肢各关节在步行中的角度变化是步态分析的重要内容。通过分析评定对象躯干和下肢各关节角度变化,以及这种变化与步行周期的对应关系,能客观评定步行中关节功能障碍的部位、出现时间和程度,进而指导康复治疗。测量方法包括直接测量(电子关节角度计)和成像测量(多次曝光照片、电视摄像、红外光摄像、数字视频技术)。各种摄像测量方法均应使用反光标记进行光点轨迹采样,反光标志点分别置于趾、踝、膝、髋、肩等关节处,让患者在指定的实验通道上行走。计算机分析系统在自动识别标志点及坐标后,即可计算得到关节角度并绘制成曲线。

### 知识链接

**步态分析仪**

步态分析仪是目前最为先进的步态定量分析仪器,由摄像系统、测力台、肌电遥测系统及计算机处理系统四大部分组成。其三维步态分析系统能提供多方面的参数和图形,自动分析并做出全面的结论,特别适用于科研工作。

### (二)行走能力的评定

功能独立性测量(FIM)是行走能力定量评定的常用方法。它以评定对象行走的独立程度、对辅助器具的需求以及他人给予帮助的量为依据,根据行走距离和辅助量大小两个方面,按照7分制原则进行评分。每一项最高分为7分、最低分为1分。分数越低说明行走能力越差。具体评分标准如下:

7分:完全独立。即不用辅助设备或用具,在合理时间内至少能安全步行50m。

6分:有条件的独立。即可以独立步行50m,但需要使用辅助器具(如下肢矫形器、假肢、特制鞋、手杖、步行器等),行走时需用比正常长的时间并考虑安全因素。若不能步行,应可独立操作手动或电动轮椅前进50m,能转弯,能驱动轮椅到餐桌、床边或厕所;可上行30°的斜坡,能在地毯上操作轮椅,能通过门槛。

5分:监护或准备。即可以步行50m,但需要他人监护、提示及做行走前准备工作。若不能独立步行50m,则在没有他人帮助的情况下,不管是否使用辅助器具,均能步行17m到达室内生活功能区。

4分:最小量帮助。即步行时需要他人轻轻用手接触或偶尔帮助,评定对象至少独立完成行走距离37.5m(50m行走动作的75%)。

3分:中等量帮助。即步行时需要他人轻轻上提身体,评定对象至少独立完成行走25~37m(50m行走动作的50%~74%)。

2分:最大量帮助。即步行时需要1人帮助,评定对象至少独立完成行走12.5~24.5m(50m行走动作的25%~49%)。

1分:完全帮助。即步行时需要2人帮助,评定对象仅完成不足12.5m的步行距离(不足50m行走动作的25%)。

**治疗性行走**

治疗性行走是指在有辅助器具的帮助下,患者能做的短暂步行。虽无实用性,却带给患者能站能走的感觉,形成巨大的心理支持;并减少压疮发生机会;防止骨质疏松,改善血液、淋巴循环和减缓肌肉萎缩;促进大、小便排出;减少对他人的依赖。

## 三、常见病理步态分析

任何神经、肌肉及骨关节疾病均可能导致行走功能障碍。因此,对异常步态的评定,首先离不开采集病史和体格检查,在此基础上进一步分析是神经性疾病,还是骨骼疾病或肌肉疾病,继而再分析异常步态模式的特征,最终制订出相应的康复治疗计划,使康复治疗有的放矢,提高疗效。

### (一)神经性病变所致病理步态

1. 偏瘫步态 常见于脑卒中、脑外伤患者,由于中枢神经系统损伤后,其肌张力和运动控制的异常变化而导致偏瘫步态。偏瘫肢体的运动常常表现为屈肌或伸肌的联带运动模式。因而,患者不能将各种运动随意组合,如不能在屈髋时伸膝。典型的偏瘫步态表现为:偏瘫上肢摆动时肩、肘、腕及手指关节屈曲、内收;偏瘫下肢髋关节伸展、内收、内旋,膝关节伸展,踝关节跖屈、内翻。其步行速度减慢,健侧步幅缩短。因踝关节跖屈,使支撑前期足跟着地方式消失、膝反张。患侧支撑相较健侧缩短,摆动相时因股四头肌痉挛而使膝关节屈曲角度明显减小或消失,为了使偏瘫侧下肢向前迈步,摆动相时患侧肩下沉,骨盆代偿性抬高,髋关节外展、外旋,偏瘫下肢经外侧画一个半圆弧向前迈步,故又称画圈步态(图10-3)。

2. 剪刀步态 为中枢神经系统损伤后肌张力增高,尤其是下肢肌张力增高时出现的痉挛步态,多见于脑瘫患者。痉挛型脑瘫患者在行走时骨盆前倾,因髋关节内收肌张力过高,行走时下肢向前内侧迈出,呈剪刀步或交叉步,双膝内侧常摩擦碰撞;由于腘绳肌张力过高,支撑相膝关节仍保持屈曲,足尖着地;小腿三头肌痉挛则使下肢相对延长,下肢向前摆动时足趾拖地,并以足尖着地方式行走。为此,患者在行走时髋、膝关节屈曲角度代偿性加大,且下肢关节屈、伸运动困难,表现为一个不稳定的疲劳步态(图10-4)。

3. 帕金森病步态 帕金森病患者因基底节病变而表现为双侧运动控制和功能障碍,以面部、躯干、四肢肌肉运动缺乏、僵硬为特征。其步态表现为行走启动困难,双支撑期延长;步行时躯干前倾,上肢摆动几乎消失,髋、膝关节轻度屈曲,关节活动范围减小;摆动相时踝关节无跖屈,双下肢交替迈步动作消失而表现为足擦地行走;步长、步幅缩短而步伐细小;由于躯干前倾使身体重心前移,为保持平衡,行走时步幅短小,越走越快。患者虽起步困难,但一旦启动又难于止步,不能随意骤停或转向,故又称前冲步态或慌张步态(图10-5)。

4. 共济失调步态 小脑病变导致运动的协调性和精确性受到破坏,患者行走时步态不稳,动作夸张且不协调。步态特征为行走时双上肢外展以保持身体平衡,步宽加大,步幅长短不一,步速快慢不等;高抬腿,足落地沉重;呈Z形前进,不能走直线;因重心难以控制,行走时东倒西歪,呈蹒跚状或醉汉样,故又称蹒跚步态或醉酒步态(图10-6)。

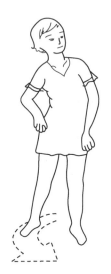
图10-3 偏瘫步态

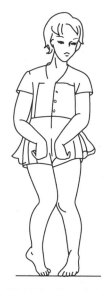
图10-4 剪刀步态

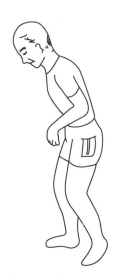
图10-5 帕金森步态

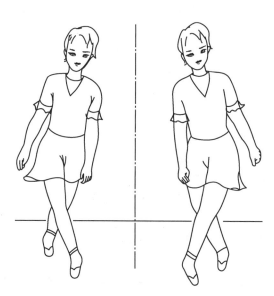
图10-6 共济失调步态

（二）骨关节病变所致病理步态

1. 疼痛步态 下肢关节疼痛患者,为了减轻关节承受的压力,疼痛侧下肢支撑相明显缩短,摆动相会减少下肢运动范围或减慢下肢摆动速度。无论哪种原因引起的行走疼痛,其步态特征皆有步幅缩短、步速减慢、支撑相缩短等共同表现。

（1）髋关节疼痛:行走时为减轻疼痛关节压力,患侧支撑相缩短;在患侧髋关节处于支撑相时,常通过患侧肩关节下降、对侧肩关节抬高、躯干向患侧过度倾斜的代偿动作使身体重心越过疼痛关节,以减少作用于关节的压力,减轻疼痛。在摆动相,疼痛侧髋关节轻度屈曲、外展、外旋以使韧带松弛,减少关节压力;为避免关节疼痛和过度承重,患者行走时尽量避免足跟着地,而以足尖着地方式行走。

(2)膝关节疼痛:整个步行周期中,患侧膝关节避免伸直而保持轻度屈曲,为避免足跟着地而以足尖着地代之,健侧下肢摆动加快。

(3)踝足关节疼痛:为避免疼痛,会限制疼痛部位的负重,患侧步幅明显缩短,正常足跟-足尖运动模式消失。如疼痛位于踝关节或足后部,则支撑前期足跟着地动作消失,而以足尖着地代之;若疼痛在足前部,则踝关节跖屈和足趾离地动作消失。

(4)脊柱疾病患者:脊柱结核或肿瘤患者在行走时,为了避免脊柱振动压迫神经而引起疼痛,常挺直腰板小步慢行,步幅均匀,呈直腰步态。腰椎间盘突出症患者因神经根压迫而引起一侧下肢疼痛,行走时为了减轻疼痛,常以脊柱侧弯代偿,躯干向健侧倾斜,患侧下肢支撑相缩短。

2. 关节挛缩步态 正常站立姿势要求髋膝关节充分伸展,踝关节背伸 5°~10°,此时身体重心位于髋关节后、膝关节前。当下肢关节活动范围受到限制时,就需要肌肉额外做功以替代丧失的运动,维持身体正常重心位置。

(1)髋关节挛缩:髋关节屈曲挛缩者,行走时骨盆前倾,腰椎过伸,以尖点地,步幅短小;髋关节伸直挛缩者,行走时骨盆上提,过度屈膝,躯干旋转帮助完成患肢摆动。整个步行周期身体重心移位明显增加。

(2)膝关节挛缩:膝关节屈曲挛缩超过 20°时,可出现斜肩步态;膝关节伸直挛缩者,其摆动相躯干向健侧倾斜,患侧骨盆上提、髋外展以帮助提起下肢完成摆动。整个步行周期身体重心移位明显增加。

(3)踝关节挛缩:踝跖屈挛缩超过 15°者,行走时支撑相足跟不能着地,摆动相髋、膝关节过度屈曲,以足尖点地,呈跨栏步态;踝背伸挛缩超过 15°者,行走时足尖不能着地,患侧支撑相缩短,健侧摆动加快,呈踮脚步态。整个步行周期身体重心移位明显增加。

3. 下肢不等长步态 当一侧下肢短缩 2.5cm 以上时,该侧支撑相可表现为同侧骨盆下降,同侧肩下沉;对侧下肢摆动相髋膝关节过度屈曲和踝背伸加大,呈斜肩步。如果下肢短缩超过 4cm,患侧则用足尖着地形式进行代偿,支撑相缩短。整个行走周期身体重心移位明显增加。

4. 假肢步态 穿戴下肢假肢后步态与多种因素相关,其中截肢平面是影响步态的关键。步行实验证明:膝下假肢步行能力最好,膝关节离断假肢较好,膝上假肢尚可,而髋关节离断假肢及一侧膝上另一侧膝下假肢较差,双侧膝上假肢的步行能力最差。

(1)膝上假肢:单侧膝上假肢步态特征表现为假肢侧支撑相缩短,摆动相延长;而健侧支撑相延长,摆动相缩短。由于在支撑相假肢不能屈膝,使该侧摆动时身体重心移位较大,行走安全性较差。

(2)膝下假肢:膝下假肢步态特征为支撑相全足底着地时间延长,而整个支撑相缩短;支撑相及摆动相屈膝角度减少;足跟、足趾提前离地。

(三)下肢肌肉病变所致病理步态

1. 臀大肌步态 臀大肌的主要作用为伸髋和稳定躯干。臀下神经损伤时可导致臀大肌无力,其步态特征表现为挺胸、凸腹,躯干后仰,过度伸髋,膝关节绷直或微屈,重力线落在髋关节后方,呈挺胸凸腹的臀大肌步态(图 10-7)。行走过程中,身体重心在水平面前、后方向移位大于垂直面上、下方向的移位,行走速度和稳定性受到影响。

2. 臀中肌步态 臀中肌的主要作用是在摆动相稳定和支持骨盆。当臀中肌或其支配神经受损时可表现为 Trendelenburg 征,又称臀中肌步态,即摆动侧骨盆下降、躯干向支撑腿侧弯(图 10-8)。当一侧臀中肌受损者行走时,其处于摆动相的健侧骨盆下降,躯干向患侧(支撑侧)弯曲,同时,患侧肩关节下掣来代偿;由于骨盆下降使摆动相下肢相对延长,其髋、膝关节屈曲及踝关节背伸角度相应增大。双侧臀中肌受损时,其步态特征为行走时上身左右交替摇摆,状如鸭子,故又称鸭步;行走过程中,身体重心在水平面左、右方向移位大于垂直面上、下方向的移位,行走速度和稳定性受到影响。

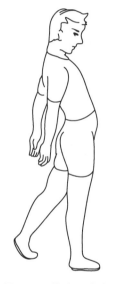

图 10-7 臀大肌步态

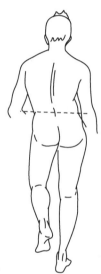
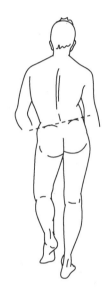

图 10-8 臀中肌步态

3. 股四头肌步态 股四头肌的主要作用为屈髋、伸膝。股神经损伤时导致股四头肌麻痹,其主要表现是对足跟着地期的影响。为避免膝关节过度屈曲,在患侧足跟着地时,臀大肌和小腿三头肌代偿性收缩,使髋关节伸展并将膝关节锁定在过伸展位;如果伴有髋关节伸肌无力,患者常在支撑相时俯身向前、用手按压大腿来帮助膝关节伸展(图 10-9),行走过程中身体重心在垂直面上、下移位的幅度较大。膝关节反复过伸展将使膝后关节囊和韧带损伤,导致支撑相膝关节呈反张状态。

4. 胫前肌步态 胫前肌的主要作用为背伸踝关节。腓深神经损伤时足背伸、内翻受限,其步态特征为足跟着地后不久即出现"拍地"表现,行走时由于胫前肌无力使足下垂;因摆动相足不能背伸,患者需要通过抬高患肢,以过度屈髋、屈膝进行代偿来提起下肢完成摆动,犹如跨越门槛,故又称跨阈步态(图 10-10)。因为足下垂拖地,患者常有跌倒的危险。

5. 腓肠肌步态 腓肠肌的主要作用为跖屈踝关节。胫神经损伤时腓肠肌肌力减弱,足跖屈受限,导致支撑末期足蹬离动作爆发力减弱,使身体向前、上方推进的力量减小,阻碍患肢向前迈进,导致步幅缩短,步速减慢。由于腓肠肌无力,支撑相足跟着地后躯干会稍向患侧倾斜,患侧髋关节下垂。小腿三头肌肌力减弱也使单支撑期胫骨稳定性受到影响,在支撑中期和末期会因为踝关节过度背伸而跪倒。

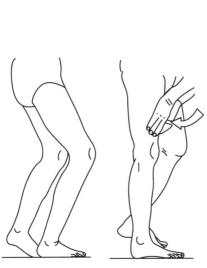

图 10-9 股四头肌步态

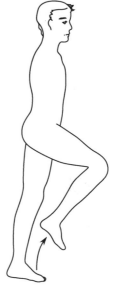

图 10-10 跨阈步态

（龚 憬）

复习思考题

1. 简述步长、跨步长、步频、步速、步宽的概念。
2. 简述何谓步行周期,以及步行周期的 RLA 分期法。
3. 简述下肢疼痛步态、偏瘫步态、剪刀步态、慌张步态、醉酒步态的特点。
4. 简述臀大肌、股四头肌、胫前肌、小腿三头肌在步行时的主要作用。

# 第十一章

# 感觉功能评定

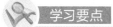 学习要点

躯体感觉的分类;感觉检查的操作方法;疼痛的评定方法。

## 第一节 概 述

### 一、基本概念

感觉功能以神经系统为结构基础。当感觉器官中的感觉细胞(感受器)受到某种刺激而产生相应神经冲动,经过一定的神经传导通路,到达大脑皮质特定部位,通过综合分析,从而产生相应的感觉。因此,感觉的产生是通过感觉器官或感受器、神经传导通路和皮质中枢三部分的协调活动来完成的。人体主要感觉有躯体感觉、特殊感觉和内脏感觉三类,其中躯体感觉是康复评定最重要的部分。

躯体感觉又称一般感觉,它是由脊髓神经和某些脑神经的皮肤、肌肉分支所传导的浅层感觉和深部感觉。周围感受器接受机体内、外环境的各种刺激,并将其转变成神经冲动,沿着传入神经元传递至脊髓、脑干、间脑,最后至大脑皮质高级中枢而产生感觉。这一把外周信息传入中枢的通路即为感觉传导通路。躯体感觉传导通路由三级神经元组成,第一级神经元位于脊髓后根神经节内,其周围突经神经干分布至皮肤、黏膜、肌腱及关节组织的神经末梢感受器,中枢突组成后根进入脊髓;第二级神经元位于脊髓后角灰质内,或位于延髓薄束核及楔束核内,其发出的纤维交叉至对侧后再上行传导;第三级神经元位于丘脑内,发出的纤维终止于中央后回的大脑皮质。

### 二、躯体感觉分类

根据感受器对于刺激的反应或感受器所在部位的不同,躯体感觉又分为浅感觉、深感觉和复合感觉。

1. **浅感觉** 浅感觉指受到外在环境的理化刺激而产生的感觉,包括皮肤及黏膜的触觉、痛觉、温度觉和压觉。其感受器大多位置表浅,位于皮肤内。

2. 深感觉　深感觉又称本体感觉,是测试深部组织的感觉,包括运动觉、位置觉、振动觉。深感觉是由于体内的肌肉收缩,刺激了在肌肉、肌腱、关节和骨膜等处的神经末梢(肌梭、腱梭等本体感受器)所产生的感觉。

3. 复合感觉　复合感觉又称皮质感觉,是大脑综合、分析、判断的结果,包括皮肤定位觉、两点辨别觉、体表图形觉、实体觉、重量觉等。

### 三、体表感觉的节段分布

人体每一对脊髓后根的感觉纤维支配相应的皮肤区域。这种节段性分布以胸髓节段最为明显,其在体表的排列也较为规律和整齐,如 $T_4$ 神经分布于乳头平面, $T_{10}$ 神经分布于肚脐平面, $T_{12} \sim L_1$ 神经分布于腹股沟平面等。而上、下肢的节段性分布较为复杂,如 $C_2$ 支配枕部皮肤, $C_3$ 支配颈部皮肤, $C_4$ 支配肩胛部皮肤, $C_{5\sim7}$ 支配手、前臂、上臂桡侧面皮肤, $C_8 \sim T_1$ 支配手、前臂、上臂尺侧面皮肤, $L_{1\sim5}$ 支配下肢前面皮肤, $S_{1\sim3}$ 支配下肢后侧皮肤, $S_{4\sim5}$ 支配臀部内侧、会阴部、肛门及生殖器皮肤。

以上标志有助于脊神经或脊髓损伤的临床定位诊断,根据出现感觉障碍的皮肤节段,即可诊断出受损的脊神经或脊髓属于哪一个节段(表 11-1)。

表 11-1　脊髓节段性感觉支配及体表检查部位

| 节段性感觉支配 | 检查部位 | 节段性感觉支配 | 检查部位 |
| --- | --- | --- | --- |
| $C_2$ | 枕外隆凸 | $T_8$ | 第八肋间 |
| $C_3$ | 锁骨上窝 | $T_9$ | 第九肋间 |
| $C_4$ | 肩锁关节顶部 | $T_{10}$ | 第十肋间(脐水平) |
| $C_5$ | 肘前窝桡侧面 | $T_{11}$ | 第十一肋间 |
| $C_6$ | 拇指 | $T_{12}$ | 腹股沟韧带中部 |
| $C_7$ | 中指 | $L_1$ | $T_{12}$ 与 $L_2$ 之间上 1/3 处 |
| $C_8$ | 小指 | $L_2$ | 大腿前中部 |
| $T_1$ | 肘前窝尺侧面 | $L_3$ | 股骨内上髁 |
| $T_2$ | 腋窝 | $L_4$ | 内踝 |
| $T_3$ | 第三肋间 | $L_5$ | 足背第三跖趾关节 |
| $T_4$ | 第四肋间(乳头线) | $S_1$ | 足跟外侧 |
| $T_5$ | 第五肋间 | $S_2$ | 腘窝中点 |
| $T_6$ | 第六肋间(剑突水平) | $S_3$ | 坐骨结节 |
| $T_7$ | 第七肋间 | $S_{4\sim5}$ | 肛门周围 |

### 知识链接

#### 脊髓损伤

　　脊髓损伤分为完全性损伤和不完全性损伤两类。完全性脊髓损伤是在脊髓损伤平面以下的最低位骶段的感觉和运动功能完全丧失；不完全性脊髓损伤是在脊髓损伤平面以下的最低位骶段仍有运动或感觉功能存留，提示脊髓损伤平面未发生完全性的横贯性损伤，临床有不同程度恢复的可能。

### 课堂互动

　　临床上对脊髓损伤导致截瘫或四肢瘫的患者，常采用 ASIA 量表进行评定，其中对感觉功能的评定，参照表 11-1，算一算，总分多少？最低分多少？

## 第二节　感觉障碍评定

　　感觉障碍评定通过感觉检查进行。感觉检查的主观性强，为了能较快获得准确结果，评定者必须熟知感觉系统解剖知识，结合病史和神经系统体征，做到有的放矢地进行检查评定。

　　躯体感觉检查包括浅感觉检查、深感觉检查和复合感觉检查。检查均由两部分组成，即给予刺激和观察评定对象对刺激的反应。对于刺激，评定对象通常的反应有：正常（反应快而准确）、消失（无反应）、减退（反应迟钝、回答结果与所受刺激不相符）。

### 一、感觉障碍评定注意事项

　　进行感觉障碍检查评定时应注意：①评定对象必须意识清晰、认知状况良好且充分合作；②检查室环境安静、温度适宜；③评定对象保持舒适、放松的体位（如仰卧位），检查部位要充分暴露；④评定者应耐心细致，避免任何暗示性提问；⑤如有感觉障碍，应从感觉消失或减退区查至正常区，然后再到过敏区域；⑥注意感觉障碍的性质、部位、范围和程度，其界限可用笔在评定对象皮肤上画出，最后将结果准确地描绘在感觉记录图上；⑦首次感觉检查与再次感觉检查应由同一评定者完成。

### 二、感觉检查步骤

　　躯体感觉检查应遵循以下步骤进行：①向评定对象简要说明检查目的、方法和要求，取得配合；②检查前先进行示范操作；③充分暴露检查部位，嘱评定对象紧闭双眼；④先检查健侧，后检查患侧，以便进行比较；⑤给予适量刺激；⑥观察评定对象的反应，如评定对象不能口述表达，可让其用另一侧模仿；⑦将检查结果记录在评定表中，或在节段性感觉支配的皮肤分布图中标示。

### 三、感觉检查方法

#### （一）浅感觉检查

1. 触觉　嘱评定对象闭目，评定者用棉签或软毛笔轻触其皮肤，让评定对象回答有无一种轻痒的感觉,或让评定对象数所触次数。给予刺激的强度应该一致,刺激速度不能过频,注意两侧对称部位的比较。检查四肢时,刺激走向应与长轴平行;检查胸腹部时,刺激走向应与肋骨平行。检查顺序为:面部、颈部、上肢、躯干、下肢。

2. 痛觉  嘱评定对象闭目,分别用大头针尖端和钝端以同等力量轻刺其皮肤,要求评定对象立即说出具体感受(疼痛、疼痛减退、疼痛消失、痛觉过敏),并指出受刺激部位。测试时注意比较两侧对称部位,对痛觉减退的评定对象检查应从障碍部位向正常部位逐渐移行,而对痛觉过敏的评定对象要从正常部位向障碍部位逐渐移行。

3. 温度觉  嘱评定对象闭目,用分别盛有冷水和热水的两支试管,交替接触其皮肤 2~3 秒,让评定对象回答"冷"或"热"的感觉。检查时应注意两侧对称部位的比较。所用试管直径宜小,管底面积与皮肤接触面不要过大。测试用冷水温度在 5~10℃,热水温度为 40~45℃,如果低于 5℃或高于 50℃,则刺激时可引起痛觉反应。

4. 压觉  嘱评定对象闭目,评定者以拇指用力按在其皮肤表面去挤压肌肉或肌腱,让评定对象回答是否感到压力。对瘫痪患者,压觉检查常从有障碍部位开始,直至正常部位。

（二）深感觉（本体感觉）检查

1. 运动觉  嘱评定对象闭目,评定者用拇指和示指轻轻捏住其手指或足趾两侧,上下移动 5°左右,让评定对象说出移动方向。如感觉不明显可加大运动幅度或测试较大关节,以了解其减退程度。

2. 位置觉  嘱评定对象闭目,评定者将其肢体移动并停止在某个位置上,让评定对象回答肢体所处位置,或用另一侧肢体模仿出相同位置。正常人能准确说出或模仿出正确位置。如在闭眼后进行指鼻试验、跟膝胫试验等共济运动测试,亦为位置觉检查方法。

3. 振动觉  嘱评定对象闭目,评定者将每秒振动 256 次的音叉柄端放置在其骨隆起处,让评定对象回答有无振动感及振动感持续时间。检查常用的骨隆起部位有胸骨、锁骨、肩峰、鹰嘴、尺桡骨茎突、腕关节、棘突、髂前上棘、股骨粗隆、腓骨小头及内、外踝等。检查时应注意身体上下及左右对比。正常人有共鸣性振动感,随着年龄不断增加振动感逐渐丧失。

（三）复合感觉（皮质感觉）检查

复合感觉是大脑皮质对各种感觉刺激整合的结果,因此,必须在浅、深感觉均正常时,复合感觉检查才有意义。

1. 皮肤定位觉  嘱评定对象闭目,评定者用棉签或手指轻触其皮肤,再让评定对象用手指出被刺激部位。正常误差手部小于 3.5mm,躯干小于 10mm。

2. 两点辨别觉  区别一点刺激还是两点刺激的感觉称为两点辨别觉。嘱评定对象闭目,评定者用两脚规、叩诊锤的两尖端或两针尖同时轻触其皮肤,距离由大至小,让评定对象回答感觉到"1 点"或"2 点",测试其能区别两点的最小距离。检查时应两点同时刺激,用力均等。正常人身体各部位两点辨别觉的差异较大,其中舌尖最为敏感,距离为 1mm;指尖为 3~5mm;指背为 4~6mm;手掌为 8~15mm;手背为 20~30mm;前胸为 40mm;背部为 40~50mm;上臂和大腿部距离最大,约为 75mm。

3. 体表图形觉  辨别写在皮肤上的图形或字的感觉称为体表图形觉。嘱评定对象闭目,评定者用手指或笔杆在其皮肤上画图形(圆形、方形、三角形)或写数字(1~9),让评定对象说出所画或写的内容。

4. 实体觉  实体觉是检测手对实物大小、形状、性质的识别能力。嘱评定对象闭

157

目,评定者将一熟悉的物品(笔、钥匙、硬币、手表等)置于其手中,令评定对象抚摸后说出该物品的名称和属性。检查时先测患侧,再测健侧。

5. 重量觉　重量觉检测手对物品重量的分辨能力。嘱评定对象闭目,评定者将大小相同、形状相等,但重量不一的物品逐一置于其手上(泡沫块、塑料块、木块、铁块),或双手同时分别放置不同重量的检查物品,让评定对象将手中物品重量与前一物品重量进行比较,或双手进行比较后说出谁轻谁重。

6. 材质识辨觉　识别不同材质的感觉称为材质识辨觉。嘱评定对象闭目,评定者将棉花、丝绸、羊毛等物品逐一放在其手中,让评定对象触摸后说出材料的名称或质地(光滑或粗糙)。

## 四、感觉检查结果记录与分析

每项检查完成后都应及时记录,待全部检查完毕后就要对其结果进行分析研究,从而做出障碍学诊断,帮助制订出合理的康复训练计划,并在训练过程中监测训练效果。

### (一)结果记录

对浅感觉障碍的性质、部位、程度和范围,在检查完成后要详细记录在节段性感觉支配皮肤分布图中(图 11-1),不同的感觉障碍可选用不同颜色在图中进行标示。浅感觉、深感觉和复合感觉的检查结果应记录在感觉记录表中(表 11-2)。注意图表结合使用,结果记录的方法应保持前后一致。

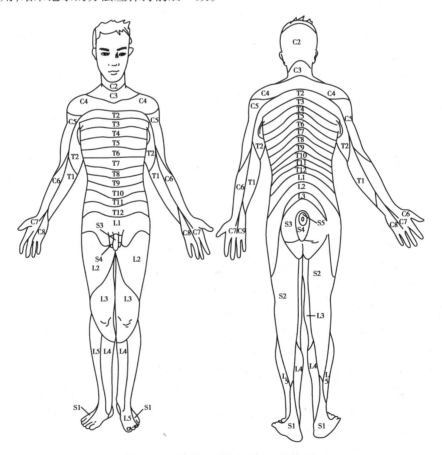

图 11-1　节段性感觉支配皮肤分布图

表 11-2　感觉检查记录表

| 检查项目 | | 左侧 | | | 右侧 | | |
| --- | --- | --- | --- | --- | --- | --- | --- |
| | | 躯干 | 下肢 | 上肢 | 上肢 | 下肢 | 躯干 |
| 浅感觉 | 触觉 | | | | | | |
| | 痛觉 | | | | | | |
| | 温度觉 | | | | | | |
| | 压觉 | | | | | | |
| 深感觉 | 位置觉 | N | | | | | N |
| | 运动觉 | N | | | | | N |
| | 振动觉 | | | | | | |
| 复合感觉 | 皮肤定位觉 | | | | | | |
| | 两点辨别觉 | | | | | | |
| | 体表图形觉 | | | | | | |
| | 实体觉 | N | N | | | N | N |
| | 重量觉 | N | N | | | N | N |
| | 材质识辨觉 | N | N | | | N | N |

注:N 表示在该部位不需要检查的项目

　　瑞典学者 Birgitta Lindmark 设计的感觉功能评定量表常被物理疗法专业用于感觉功能检查记录(表 11-3)。

表 11-3　Birgitta Lindmark 感觉功能评定记录表

| | 轻触觉 | | 评分标准 | | 关节位置觉 | | 评分标准 |
| --- | --- | --- | --- | --- | --- | --- | --- |
| | 左 | 右 | 0分:无感觉;<br>1分:感觉异常;<br>2分:感觉正常 | | 左 | 右 | 0分:不能答出关节所处的位置;<br>1分:4次回答只有3次正确;<br>2分:每次回答均正确 |
| 上臂 | | | | 肩 | | | |
| 手掌 | | | | 肘 | | | |
| 腿部 | | | | 腕 | | | |
| 足底 | | | | 拇指 | | | |
| | | | | 手指 | | | |
| | | | | 髋 | | | |
| | | | | 膝 | | | |
| | | | | 踝 | | | |
| | | | | 踇趾 | | | |

　　作业疗法专业进行上肢感觉功能检查,其结果可记录在上肢感觉功能评定量表中(表 11-4),并在上肢感觉神经支配的皮肤分布图上标明(图 11-2)。感觉功能分为正常、部分缺失、消失,手的感觉障碍定位记录可选用图 11-3。

表 11-4　上肢感觉功能评定记录表

| 触觉 | | 痛觉/温度觉 | | 本体感觉 | | 两点辨别觉 | |
|---|---|---|---|---|---|---|---|
| 左 | 右 | 左 | 右 | 左 | 右 | 左 | 右 |
| $C_4$ | | | | 肩关节 | | $C_6$ | |
| $C_5$ | | | | 肘关节 | | $C_7$ | |
| $C_6$ | | | | 腕关节 | | $C_8$ | |
| $C_7$ | | | | 手 | | 实体觉 | |
| $C_8$ | | | | | | 图形觉 | |
| $T_1$ | | | | | | 重量觉 | |

注:两点辨别觉参考结果,3~6mm 为正常;6~12mm 为部分异常;超过 12mm 为严重异常

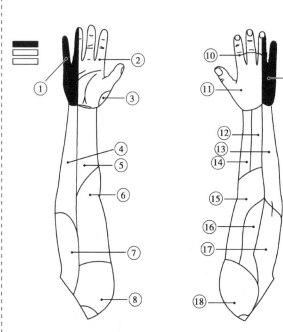

图 11-2　上肢感觉神经分布图　　　　　　　图 11-3　手部感觉障碍定位记录图

①⑨为尺神经;②⑩为正中神经;③⑪为桡神经;⑫为臂
后皮神经;④⑬为臂内侧皮神经;⑤⑭为臂外侧皮神经;
⑥⑮为前臂外侧皮神经;⑦⑰为上臂内侧皮神经;⑧⑱为
腋神经;⑯为臂外侧上皮神经

### (二)结果分析

1. 感觉障碍的性质　根据感觉障碍的病变性质可分为刺激性症状和抑制性症状两大类。刺激性症状是指感觉系统受到刺激或兴奋性增高时,引起感觉过敏、感觉过度、感觉倒错、感觉异常、感觉错位和疼痛等;抑制性症状指感觉系统被损坏或功能受到抑制时,出现感觉减退或感觉缺失。

(1)感觉过敏:感觉过敏指感觉的敏感度增高,神经兴奋阈值降低,对轻微刺

激出现强烈反应,或对正常刺激敏感性增加。感觉过敏多指疼痛过敏,即轻微的疼痛刺激可引起剧烈疼痛。是因为感觉神经受到刺激性损害所致,常见于早期病变。

(2)感觉过度:感觉过度一般产生于感觉障碍基础上,感觉刺激阈值增高,刺激后不会立即产生疼痛(潜伏期可达30秒),达到刺激阈值时可产生一种定位不明确的强烈不适感,持续一段时间才会消失(后作用),对单点刺激往往感受为多点刺激,见于丘脑和周围神经损害。

(3)感觉倒错:感觉倒错指对刺激的认识完全倒错,如非疼痛刺激(触觉)却诱发出疼痛感觉,将冷觉刺激误认为热觉刺激等。

(4)感觉异常:感觉异常是指在无外界刺激情况下出现的异常自发性感觉,如麻木感、蚁行感、针刺感、肿胀感、寒冷感、灼热感、电击感等。其部位一般与神经分布方向有关,常见于感觉神经早期不完全性损害时。

(5)感觉错位:感觉错位是指刺激一侧肢体时,该肢体刺激部位无感觉,而对侧肢体相应部位产生刺激感受。常见于右侧壳核及颈髓前外侧索损害,为该侧脊髓丘脑束未交叉到对侧所致。

(6)疼痛:疼痛为一种不愉快的感觉,是对实际或潜在的组织损伤刺激所引起的情绪反应。从感受器到中枢的整个感觉传导通路中,任何病灶刺激都可以引发疼痛。无外界刺激而感觉到的疼痛称为自发性疼痛。

(7)感觉减退:感觉减退是指在意识清晰的前提下,神经兴奋阈值增高,患者对刺激的反应降低,需较强刺激才能感知,但所感受到刺激的性质不变。为感觉神经受到损害,使感受器冲动不能正常传导到感觉中枢所致。

(8)感觉缺失:感觉缺失指患者在意识清晰的前提下对刺激不能感知。根据感受器种类不同,又分为痛觉缺失、触觉缺失、温度觉缺失和深感觉缺失等。同一部位各种感觉均缺失称为完全性感觉缺失;同一部位仅某种感觉缺失而其他感觉保存称为分离性感觉障碍,如浅感觉分离主要指某一部位的痛、温觉消失而触觉正常,深、浅感觉分离主要指深感觉障碍而浅感觉正常。

2. 本体感觉障碍对运动控制的影响　当被动关节运动达到终末端时,或只有在关节周围肌群收缩引起运动时,患者才能指出运动的方向,提示其存在较严重的本体感觉障碍;本体感觉完全丧失时,即便关节运动已达到终末端,患者判断关节运动方向的准确率也只有50%。本体感觉减退提示关节和肌肉的感受器功能障碍,这两种感受器功能障碍可因肌肉骨骼系统损伤或高龄引起,也可因脊髓传入神经病变、脊髓丘系上行通路破坏或较高水平的感觉中枢功能障碍所引起。尽管本体感觉与脊髓后柱内侧丘系密切相关,但仅仅出现脊髓后柱联系中断并不能消除有意识的本体感觉。

当本体感觉和(或)运动消失时,患者对自己肢体在空间的位置缺乏正确认识,因此无法自发地运用肢体和调整身体姿势,也不能在运动康复治疗中准确地做出运动反应。所以,正常运动模式的运动感觉再学习和本体感觉刺激训练,是矫治这种运动控制障碍的关键。在康复临床上,对脑卒中后偏瘫的治疗,常常将感觉功能与运动功能的再教育训练有机结合在一起,从而使运动障碍的康复治疗更加有效。

## 第三节 疼痛评定

### 一、疼痛概念

国际疼痛研究会(IASP)1986年对疼痛的定义是:疼痛是与现存或潜在的组织损伤有关或可用损伤来描述的一种不愉快的感觉和情绪体验。从生理学角度看,它包括感觉成分和反应成分,是身体内、外蒙受某种能引起即时或潜在组织损伤的刺激而产生的一种不愉快感觉,常常难以限定、解释或描述;从心理学角度上讲,它又常常带有情绪和经验的成分,可能受压抑、焦虑以及其他精神因素的高度影响。

从疼痛的定义看,它具有两方面要点:

1. 疼痛与损伤的关系具有高度的可变性和不可预测性 疼痛通常是由明显的外界伤害性刺激或体内潜在病损引起,但有时没有器质性病变或组织损害也可自发出现,有时还可由被轻触、轻压等温和的刺激诱发。疼痛一般是身体损伤的信号,但有时身体大面积遭受严重损伤时,却可以没有疼痛出现;有的损伤痊愈之后慢性疼痛仍然持续存在,甚至成为残疾的原因;一些疼痛的强度与损伤的严重程度也不呈正比。尽管有些疼痛并不伴有损伤,但人们在早期生活中一般都有损伤后的痛觉体验,从而学习了描述疼痛的词汇,所以,患者往往用损伤来比喻,用损伤时的疼痛感受和词汇来形容这种痛。

2. 疼痛是一种复杂的病理生理状态 它涉及机体的感觉识别、情绪感受、认知评价、运动与自主性反应等多个方面,常伴有一系列生理反应、心理活动和行为学改变,比其他感觉更容易受情绪环境和过去经验的影响,有很大的个体差异性。伤害性感觉和痛觉是两个关系密切但又不同的概念,伤害性感觉是指中枢神经系统对伤害性感受器激活而引起的传入信息的加工和反应,它可以发生在中枢神经系统的各个水平,从低等动物到人均有;而痛觉是指发生在躯体某一部分令人厌恶和不愉快的感觉,其发生在脑的高级部位尤其是大脑皮质,是人所特有的感觉。

知识链接

**疼痛的发生**

疼痛的发生具有两重性:一方面它是机体的一种保护性适应机制,以一种症状的形式出现,警告机体及时采取措施来避免伤害;另一方面它又可形成慢性疼痛综合征,影响患者进食、睡眠等日常生活,带来比疾病本身更严重的痛苦。

### 二、疼痛分类

#### (一) ICF 对疼痛的分类

《国际功能、残疾和健康分类》(ICF)将疼痛分为八类。

1. 全身性疼痛 对预示身体某处结构受到潜在或实际损害而感到扩散或遍及全身不舒服的感觉。

2. **身体单一部位疼痛** 对预示身体某处结构受到潜在或实际损害而感到身体一处或多处不舒服的感觉。包括:头和颈部疼痛、胸部疼痛、胃和腹部疼痛、背部疼痛、上肢疼痛、下肢疼痛、关节疼痛、其他特指的身体单一部位疼痛、身体单一部位未特指疼痛等。

3. **身体多部位疼痛** 对预示位于身体某些部位的结构受到潜在或实际损害而感到不舒服的感觉。

4. **皮肤节段辐射状疼痛** 对预示位于身体由相同神经根支配的皮肤区域的某些结构受到潜在或实际损害而感到不舒服的感觉。

5. **节段或区域上辐射状疼痛** 对预示位于身体不同部位非由相同神经根支配的皮肤区域的某些结构受到潜在或实际损害而感到不舒服的感觉。

6. 其他特指或未特指的痛觉。

7. 其他特指的感觉功能和疼痛。

8. **感觉功能和疼痛** 未特指或其他特指的身体单一部位疼痛等。

(二) 根据疼痛的持续时间分类

根据疼痛持续时间,将疼痛分为急性疼痛、慢性疼痛、亚急性疼痛、再发性急性疼痛四类。这也是临床最常用的分类方法。

1. **急性疼痛** 疼痛时间一般在1个月以内。急性疼痛及其伴随反应通常在数天或数周内消失,但是,若治疗不当,则会引起疼痛持续存在,病理生理学改变增加,致使疼痛发展为亚急性或慢性疼痛。

2. **慢性疼痛** 疼痛时间一般在6个月以上。与急性疼痛是疾病的一个症状不同,慢性疼痛本身就可成为一种疾病。与急性疼痛相比,慢性疼痛有三个不同点:即心理反应不同;产生疼痛之外的多种障碍表现;疼痛完全缓解的可能性极小。慢性疼痛伴随的身体异常改变体现在多个方面:①疼痛组织代谢改变,如局部血液循环不畅、水肿、营养不良、局部肌肉缺血等;②运动控制功能障碍,如运动技巧水平下降、本体感觉水平降低等;③自主功能不良,如自主反应不良、交感神经活动性增高、肌张力增高、感觉过敏等;④中枢神经系统功能不良,如疼痛耐受性、痛阈、内啡肽水平、5-羟色胺水平降低;⑤自我感受差,如内疚感、羞耻感、自我价值感降低;⑥心理障碍,如抑郁、孤独、躯体症状化、失眠等。

### 知识链接

**慢性疼痛的康复目标**

①减少疼痛行为;②提高日常生活活动的独立性;③减少或避免使用不必要的镇痛药;④提高患者及其家庭的心理适应能力;⑤使患者重新适应所爱好的职业活动和业余活动,重返社会。

3. **亚急性疼痛** 疼痛时间介于急性疼痛与慢性疼痛之间,约3个月。亚急性疼痛也被视为是疼痛可完全治愈的最后机会。这一过程常以产生疼痛后的第100天为界,在疼痛产生的最初100天,接受充分治疗尚可使患者基本恢复正常;若超过100天,多数患者虽然可恢复大部分缺失的功能,但不会完全恢复或仍会存在不适感。

4. **再发性急性疼痛** 疼痛是在数月或数年中不连续的、有限的急性发作。它往往是在慢性病理基础上由外周组织病理的急性发作所致,与慢性疼痛和亚急性疼痛不同,再发性急性疼痛是不连续的急性发作的再现。

**课堂互动**

导致再发性急性疼痛的疾病有哪些?

（三）根据临床病因分类

从临床的角度可以把疼痛分为中枢性疼痛、外周性疼痛和心因性疼痛三类。

1. 中枢性疼痛　如丘脑综合征、幻肢痛。

2. 外周性疼痛　又分为内脏痛（如胆结石、肾结石、冠心病、消化性溃疡等）和躯体痛（如深部肌肉、骨、关节、结缔组织的疼痛以及浅部的各种皮肤疼痛等）。

3. 心因性疼痛　如癔症性疼痛、精神性疼痛等。

## 三、疼痛评定目的

疼痛评定在临床诊断基础上进行,可用直接或间接的方法对疼痛部位、强度、性质、持续时间和发展过程等相关因素分别进行评定。因为慢性疼痛比急性疼痛更为复杂,对人体健康危害更大,所以,对慢性疼痛患者的评定更具临床意义。疼痛评定不但有助于鉴别引起疼痛的原因,选择正确的康复治疗方法,还能比较各种疗法的治疗效果。具体地说,疼痛评定具有如下目的:①掌握疼痛特征,寻找疼痛与解剖结构之间的联系;②明确疼痛对运动功能和日常生活活动能力的影响;③为选用适当的治疗方法及药物提供依据;④判断治疗效果,若治疗后疼痛缓解不完全,通过疼痛定量评定可以说明治疗后疼痛减轻的程度和变化特点。

## 四、疼痛评定方法

疼痛是纯主观性的感觉,不仅与生理、病理有关,还受情绪、心理等因素影响,因此难以定量定性进行客观判断和对比。而全面评价疼痛的发生、发展和生理、心理等方面的影响,对于正确认识疼痛,选用准确有效的治疗方案具有极大帮助。在康复临床工作中,常用的疼痛评定方法分为直接评定法、间接评定法和问卷调查法等。

（一）一般检查

1. 了解病史　详细询问评定对象疼痛的部位、性质、程度、时间、诱因、与体位及活动的关系、既往史、职业及工作场所情况、家庭状况和社交活动等。其中,应重点了解疼痛特性、疼痛范围、加重或缓解因素、疼痛严重程度及疼痛时间等方面内容。

2. 观察　仔细观察评定对象,看其在接受检查和未接受检查时的疼痛行为及表现,如表情、声音、坐姿、行走步态、行为表现和某些特定的保护性姿势等,以提供有意义的诊断信息。

3. 查体　重点检查神经、肌肉和关节功能,明确导致疼痛的原因。具体检查内容应根据病史而定,必要时可选择性进行特殊物理检查,如直腿抬高试验、霍夫曼征等。

4. 功能评定和心理评定 选择性地对由于疼痛所导致的功能障碍和心理障碍状况进行量化评定,尤其是在慢性疼痛时。

5. 其他检查 X 线、CT、MR 等影像学检查,血沉、类风湿因子、抗核抗体、磷酸肌酸激酶等实验室检查,肌电图等电生理检查。

(二) 视觉模拟评分法

视觉模拟评分(VAS)是目前临床上最为常用的疼痛强度评定方法,适用于需要对疼痛强度及强度变化进行评定的患者。VAS 通常采用 10cm 长的直线(横线或竖线),按毫米划格,两端分别表示"无痛"(0)和"极痛"(100)。评定对象根据其感受程度,用笔在直线上画出与其疼痛强度相符合的某点,从"无痛"端至记号间的距离即为痛觉评分分数。一般重复两次,取两次的平均值。VAS 可用两种方法操作。

1. 直线法 直线法是用一条直线不作任何划分,仅在直线两端分别注明不痛和剧痛,让评定对象根据自己的实际感受在直线上标出与其疼痛程度相符合的某一点来作为评分分数。这种评分法易于掌握,使用方便,适用于各种年龄的疼痛患者(图 11-4)。

不痛 ———————————————————————— 剧痛

图 11-4 视觉模拟评分(直线法)

2. 数字评分法(NRS) 从无痛的 0 依次增强到最剧烈疼痛的 10,共 11 个点来描述疼痛强度。评定对象根据个人疼痛感受在其中一个数标记来作为评分分数(图 11-5)。

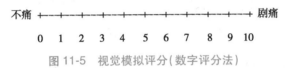

不痛 |—|—|—|—|—|—|—|—|—|—| 剧痛

0 1 2 3 4 5 6 7 8 9 10

图 11-5 视觉模拟评分(数字评分法)

(三) 压力测痛法

压力测痛法是临床上有效的诊断方法之一,常用于需要对疼痛强度(痛阈、耐痛阈)进行评定的评定对象,特别适用于肌肉骨骼系统疼痛的评定。但存在末梢神经炎的糖尿病患者和有凝血系统疾病而易产生出血倾向的患者则禁用。

评定时,评定者先以手按找准痛点,再将压力测痛器的测痛探头平稳地对准痛点,逐渐施加压力,观察评定对象的反应。记录评定对象诱发疼痛出现所需的压力强度(kg/cm²),此值为痛阈(即评定对象首次报告引起痛觉的最小刺激量)。然后继续施加压力,至评定对象不可耐受时记录下最高疼痛耐受限度所需的压力强度,此值为耐痛阈(即评定对象由于疼痛将刺激除掉或要求停止刺激时的最小刺激量)。同时还应记录所评定痛区的体表定位以便对比。

评定应注意:①评定对象体位应舒适,检查部位松弛以提高检查结果的准确性;②测痛器的圆形探头必须平稳放于待测部位,不可用测痛探头的边缘测试;③测量记录应从压力测痛器加压时开始,施加的压力在整个实验中应保持不变;④本方法测定内脏痛时结果不可靠。

(四) 45 区体表面积评分法

45 区体表面积评分法是将人体表面分成 45 个区域,每个体表区域内标有相应的代码,让评定对象将自身感受到的疼痛部位在45区图相应的区域上标出,示意疼痛部位(图11-6)。本法可量化评定疼痛部位、疼痛强度和疼痛性质,适用于疼痛范围相对广的评定对象,如颈痛、腰痛、肌筋膜痛等。本法无绝对禁忌证,但不适于精神患者疼痛评定和头痛的评定。

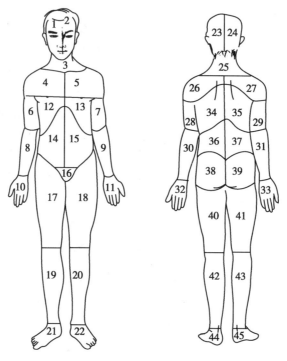

图 11-6　45区体表面积评分法

1. 45体表分区　以从上往下、从左至右的顺序将人体表面划分为45个区域,每一区域有相应代码。其中,人体前面22区,分别是头部为1区、2区,颈前部为3区,前胸上部及肩部为4区、5区,上臂前部为6区、7区,前臂前部为8区、9区,手掌部为10区、11区,前胸下部为12区、13区,腹部为14区、15区,小腹及会阴部为16区,髋部及大腿前部为17区、18区,小腿前部为19区、20区,足前部为21区、22区。人体后面23区,分别是后头部为23区、24区,后颈部为25区,肩背部为26区、27区,上臂后部为28区、29区,前臂后部为30区、31区,手背部为32区、33区,背部为34区、35区,腰部为36区、37区,髋部和臀部为38区、39区,大腿后部为40区、41区,小腿后部为42区、43区,足跟部为44区、45区。

2. 评定方法　准备好45区体表区域图及黄、红、黑等彩色笔。让评定对象用不同颜色或符号将自身疼痛情况在图中的相应部位标出。不同颜色或不同符号表示疼痛强度,如用无色、黄色、红色或黑色(或“—”“O”“□”“△”符号)分别表示无痛、轻度疼痛、中度疼痛和重度疼痛。涂盖一区为1分,每一区不论大小均为1分,即便只涂盖一个区的一小部分也评为1分,未涂处为0分,总评分反映疼痛区域的大小。最后根据各疼痛区域占整个体表面积的百分比,再计算出评定对象疼痛占体表面积的百分比(表11-5)。

表 11-5　疼痛区域占体表面积的百分比

| 疼痛区域代码 | 占体表面积的百分比（%） |
| --- | --- |
| 25,26,27 | 0.5 |
| 4,5,16 | 1.0 |
| 3,8,9,10,11,30,31,32,33 | 1.5 |
| 1,2,21,22,23,24,44,45 | 1.75 |
| 6,7,12,13,28,29,36,37 | 2.0 |
| 38,39 | 2.5 |
| 14,15 | 3.0 |
| 19,20,42,43 | 3.5 |
| 34,35 | 4.0 |
| 17,18,40,41 | 4.75 |

（五）口述分级评分法

口述分级评分法（VRS）是以言语评价量表进行的疼痛强度评定方法。言语评价量表由一系列用于描述疼痛的形容词组成，以疼痛从最轻到最重的顺序排列，最轻程度疼痛的描述被评定为 0 分，以后每级增加 1 分，每个形容疼痛的词都有相应的评分以便定量分析疼痛。如评定时由评定者列举烧灼痛、锐利痛、痉挛痛等一些关键词，让评定对象从中选择来形容自身的疼痛。VRS 有 4 级评分法、5 级评分法等，如将疼痛用"无痛""轻微痛""中度痛""重度痛"和"极重度痛"来表示。临床上以 4 级评分法常用（表 11-6）。

表 11-6　疼痛评价 4 级评分量表

| 0 | 1 | 2 | 3 | 4 | 5 | 6 | 7 | 8 | 9 | 10 |
| --- | --- | --- | --- | --- | --- | --- | --- | --- | --- | --- |
| 无痛 | 轻度疼痛,虽有痛感但可忍受,能正常生活 | | | | 中度疼痛,疼痛明显不能忍受,影响睡眠 | | 重度疼痛,疼痛剧烈不能入睡,可伴有被动体位或功能紊乱表现 | | | |

口述分级评分应注意：①等级的划分常取决于评定对象自身的经验；②在采用不同的口述评分法时，它们的结果难以比较；③本法只能为疼痛感觉程度提供级别次序，并不能表达疼痛程度的变化；④本方法对细微的感觉变化不敏感，且易受情感因素影响；⑤不同性质的疾病对评分结果有影响。

（六）简化 McGill 疼痛问卷

简化 McGill 疼痛问卷表是根据评定对象疼痛的生理感觉、情感因素和认识成分等方面设计而成，能较准确地评价疼痛性质与强度。问卷表由 11 个感觉类疼痛描述词、4 个情感类疼痛描述词、视觉模拟评分（VAS）及现时疼痛强度（PPI）组成，所有描述词可根据个人感受选择"无痛""轻度痛""中度痛"和"重度痛"。简化 McGill 疼痛问卷在临床应用上具有简便、快速的特点，适用于需要对疼痛特性进行评定及伴有疼痛心理问题的患者。

采用简化 McGill 疼痛问卷进行评定,每次分别以无痛(0分)、轻度痛(1分)、中度痛(2分)和重度痛(3分)的等级记分,评定对象根据自身的实际情况进行打分。评定指标包括:感觉类分、情感类分及两者相加所得的疼痛总分;视觉模拟评分(VAS);现时疼痛强度(PPI)评分三大类(表11-7)。

表 11-7　简化 McGill 疼痛问卷

**A. 疼痛分级指数**

| 感觉类疼痛描述词 | 无痛 | 轻度痛 | 中度痛 | 重度痛 |
|---|---|---|---|---|
| 1. 跳痛 | 0分 | 1分 | 2分 | 3分 |
| 2. 刺痛 | 0分 | 1分 | 2分 | 3分 |
| 3. 刀割痛 | 0分 | 1分 | 2分 | 3分 |
| 4. 锐痛 | 0分 | 1分 | 2分 | 3分 |
| 5. 痉挛牵扯痛 | 0分 | 1分 | 2分 | 3分 |
| 6. 绞痛 | 0分 | 1分 | 2分 | 3分 |
| 7. 烧灼痛 | 0分 | 1分 | 2分 | 3分 |
| 8. 持续固定痛 | 0分 | 1分 | 2分 | 3分 |
| 9. 胀痛 | 0分 | 1分 | 2分 | 3分 |
| 10. 触痛 | 0分 | 1分 | 2分 | 3分 |
| 11. 撕裂痛 | 0分 | 1分 | 2分 | 3分 |

以上 11 项相加,得出疼痛感觉项总分(S)　　=　　分

| 情感类疼痛描述词 | 无痛 | 轻度痛 | 中度痛 | 重度痛 |
|---|---|---|---|---|
| 1. 软弱无力 | 0分 | 1分 | 2分 | 3分 |
| 2. 厌烦 | 0分 | 1分 | 2分 | 3分 |
| 3. 害怕 | 0分 | 1分 | 2分 | 3分 |
| 4. 受折磨感 | 0分 | 1分 | 2分 | 3分 |

以上 4 项相加,得出疼痛情感项总分(A)　　=　　分

以上两项相加(S+A)= 疼痛总分(T)　　=　　分

**B. 视觉模拟评分(VAS)**

无痛(0)+---+---+---+---+---+---+---+---+---+---+(100)极痛

VAS =　　分

**C. 现时疼痛强度(PPI)**

| 无痛 | 轻痛 | 不适 | 难受 | 可怕 | 极痛 |
|---|---|---|---|---|---|
| 0分 | 1分 | 2分 | 3分 | 4分 | 5分 |

PPI =　　分

总结:S =　　分; A =　　分; T =　　分; VAS =　　分; PPI =　　分

（七）疼痛日记评定法

疼痛日记评定法（PDS）用于对疼痛发展过程的评定。适用于需要连续记录疼痛相关结果范围（如疼痛严重程度、疼痛发作频度、疼痛持续时间、药物用法和日常活动对疼痛的效应），以及了解评定对象行为与疼痛、疼痛与药物用量之间的关系等。尤其适于癌性疼痛患者的镇痛治疗观察。

采用疼痛日记评分表进行评定。由患者、患者家属或护士，以日或小时为时间段记录与疼痛有关的活动、使用药物名称、药物剂量及疼痛的强度等。疼痛强度用0~10的数字量级表示，0为无痛，10为剧痛。睡眠过程按无疼痛记分（0分）。需要注意的是，本法一般以小时为单位间歇评估，不宜过度频繁使用，以免评定对象发生过度焦虑和丧失自控能力（表11-8）。

表11-8　疼痛日记评分表

| 时间间隔 | 行走活动时间 | 坐位活动时间 | 卧位活动时间 | 药物名称剂量 | 疼痛程度 |
|---|---|---|---|---|---|
| 1Am~ | | | | | |
| 2Am~ | | | | | |
| 3Am~ | | | | | |
| 4Am~ | | | | | |
| 5Am~ | | | | | |
| 6Am~ | | | | | |
| 7Am~ | | | | | |
| 8Am~ | | | | | |
| 9Am~ | | | | | |
| 10Am~ | | | | | |
| 11Am~ | | | | | |
| 12Am~ | | | | | |
| 1Pm~ | | | | | |
| 2Pm~ | | | | | |
| 3Pm~ | | | | | |
| 4Pm~ | | | | | |
| 5Pm~ | | | | | |
| 6Pm~ | | | | | |
| 7Pm~ | | | | | |
| 8Pm~ | | | | | |
| 9Pm~ | | | | | |
| 10Pm~ | | | | | |
| 11Pm~ | | | | | |
| 12Pm~ | | | | | |

### （八）Oswestry 功能障碍指数评定法

疼痛与功能障碍的关系密切,尤其在慢性疼痛时,有必要对疼痛及其相应的功能障碍情况进行评定。通常采用专门的评定量表,如 Oswestry 腰痛功能障碍指数评定量表等。Oswestry 腰痛功能障碍指数评定量表采用 6 级分级,如无痛、轻度痛、中度痛、严重痛、剧烈痛、难以忍受的痛,最后累计各项之和记分(表 11-9)。

**表 11-9　Oswestry 腰痛功能障碍指数评定量表**

指导语:这个问卷专门设计帮助康复专业医务人员了解您的腰痛(或腿痛)对您日常生活的影响。请根据您最近一天的实际情况,在每个项目下选择一个最符合或与您最接近的答案,并在左侧的方框内打上"√"。

1. 疼痛的程度(腰背痛或腿痛)

　　□ 无任何疼痛

　　□ 有很轻微的痛

　　□ 较明显的痛(中度)

　　□ 明显的痛(相当严重)

　　□ 严重的痛(非常严重)

　　□ 痛得什么事也不能做

2. 日常生活自理能力(洗漱、穿脱衣服等活动)

　　□ 日常活动完全能自理,一点也不伴腰背痛或腿痛

　　□ 日常活动完全能自理,但引起腰背或腿疼痛加重

　　□ 日常活动虽然能自理,由于活动时腰背或腿痛加重,以致小心翼翼,动作缓慢

　　□ 多数日常活动能自理,但有的需要他人帮助

　　□ 绝大多数的日常活动需要他人帮助

　　□ 洗漱、穿脱衣服等困难,只能躺在床上

3. 提物

　　□ 提重物时并不导致腰背或腿疼痛加重

　　□ 能提重物,但导致腰背或腿疼痛加重

　　□ 因腰背或腿痛不能将地面上的重物拿起,但能拿起放在桌面上的重物

　　□ 因腰背或腿痛不能将地面上较轻的物体拿起,但能拿起放在桌面上较轻的物品

　　□ 只能拿一点轻东西

　　□ 任何东西都提不起来或拿不动

4. 行走

　　□ 腰背或腿痛,但一点也不妨碍行走

　　□ 由于腰背或腿痛,最多只能走 1 000m

　　□ 由于腰背或腿痛,最多只能走 500m

　　□ 由于腰背或腿痛,最多只能走 100m

☐ 只能借助拐杖或手杖行走

☐ 不得不躺在床上,排便也只能用便盆

5. 坐

☐ 随便多高的椅子,想坐多久就坐多久

☐ 只要椅子高矮合适,想坐多久就坐多久

☐ 由于疼痛加重,最多只能坐 1 小时

☐ 由于疼痛加重,最多只能坐 0.5 小时

☐ 由于疼痛加重,最多只能坐 10 分钟

☐ 由于疼痛加重,一点也不敢坐

6. 站立

☐ 想站多久就站多久,疼痛不会加重

☐ 想站多久就站多久,但疼痛有些加重

☐ 由于疼痛加重,最多只能站 1 小时

☐ 由于疼痛加重,最多只能站 0.5 小时

☐ 由于疼痛加重,最多只能站 10 分钟

☐ 由于疼痛加重,一点也不敢站

7. 睡眠

☐ 半夜不会被痛醒

☐ 用止痛药后能睡得很好

☐ 由于疼痛,最多只能睡 6 小时

☐ 由于疼痛,最多只能睡 4 小时

☐ 由于疼痛,最多只能睡 2 小时

☐ 由于疼痛,根本无法入睡

8. 社会活动

☐ 社会活动完全正常,绝不会因为这些活动导致疼痛加重

☐ 社会活动完全正常,但是这些活动会加重疼痛

☐ 疼痛限制剧烈活动(如运动),但对参加其他社会活动没有明显影响

☐ 由于疼痛限制了正常的社会活动,以致不能参加某些经常性的活动

☐ 由于疼痛限制参加社会活动,只能在家从事一些社会活动

☐ 由于疼痛,根本无法从事任何社会活动

9. 旅行(郊游)

☐能到任何地方去旅行,腰背或腿一点也不痛

☐可以到任何地方去旅行,但会导致疼痛加重

续表

□由于受疼痛限制,外出郊游不能超过 2 小时

□由于受疼痛限制,外出郊游最多不超过 1 小时

□由于受疼痛限制,外出郊游最多不超过 0.5 小时

□由于疼痛,除了到医院根本就不能外出

### （九）疼痛行为记录评定法

疼痛行为记录评定为一种系统化的行为观察。通过观察评定对象疼痛时的行为,以提供与其功能直接相关的失能量化数据。如六点行为评定法(BRS-6),该法将疼痛分为 6 级(表 11-10)。

表 11-10　六点行为记录评定量表(BRS-6)

| 分级 | 疼痛行为 | 评分 |
| --- | --- | --- |
| 1 | 无疼痛 | 0 |
| 2 | 有疼痛但易被忽视 | 1 |
| 3 | 有疼痛无法忽视,但不干扰日常生活 | 2 |
| 4 | 有疼痛无法忽视,干扰注意力 | 3 |
| 5 | 疼痛无法忽视,日常生活均受影响,但能完成基本生理需求(进食、排便) | 4 |
| 6 | 存在剧烈疼痛无法忽视,需要休息或卧床 | 5 |

### （十）小儿疼痛的评定

对小儿疼痛性质和强度进行客观评定具有相当大的难度。一般可采用行为评定法(如对婴儿声音、面部表情、身体活动等进行观察评定)、生理学疼痛测试法(如利用疼痛时的生理干扰现象及在组织损伤时出现或伴有的行为改变作为指标)和视觉模拟评分法等。

针对小儿特点,视觉模拟评分法(VAS)不用文字说明,只是在标尺的一端画一个显露笑容的小儿面孔表示无痛,而另一端画一个痛苦表情的面部图像表示极端痛苦。

（龚　憬）

 **复习思考题**

1. 简述浅感觉、深感觉、复合感觉、感觉分离、感觉倒错的概念。

2. 简述躯体感觉的分类以及感觉检查的注意事项。

3. 试述胸髓节段的体表感觉分布规律。

4. 简述触觉、痛觉、温度觉、图形觉、运动觉、实体觉的检查方法。

5. 简述 45 区体表面积评分法。

# 运动控制功能评定

 **学习要点**

运动控制障碍的概念与表现;运动控制功能评定的目的与内容;异常运动模式的评定方法。

## 第一节 概 述

### 一、基本概念

运动控制指中枢神经系统运用现有及以往信息对外界刺激产生反应,通过肌肉骨骼系统维持一定身体姿势或完成有效功能活动。运动控制障碍是神经系统或肌肉骨骼系统损伤引起的姿势控制与运动功能障碍,表现在异常肌张力、异常运动模式、反射异常、联合反应、平衡功能下降、运动的协调性下降以及功能性活动能力丧失等方面。

**课堂互动**

健康成年人会出现原始反射吗?成年人在什么情况下出现原始反射?

### 二、运动控制功能评定目的

为给康复治疗计划的制订提供依据,需要通过功能评定确定:①肢体运动功能水平所处阶段;②原始反射对中枢神经系统损伤者运动功能的影响;③肌张力异常存在与否及其分布;④有无异常运动模式;⑤有无功能性活动关键成分的缺失、过多或时空错误;⑥患者功能性活动能力水平。

### 三、运动控制功能评定内容与方法

根据对中枢神经系统损伤后肢体功能障碍认识的不同,损伤后的运动控制功能评定分为两大类:一是以神经发育疗法观点为基础的评定,包括对肌张力、运动模式、发育性反射等的评定;二是以运动再学习理论为基础的评定,主要是以基于神经发育疗法观点的评定任务为中心的功能活动分析。本章着重讨论中枢神经系统损伤后引起的异常运动模式评定。关于运动控制功能的其他方面评定可参见书中相关章节内容。

## 第二节　异常运动模式评定

### 一、异常运动模式

正常运动模式是多种肌肉以固定的时空关系与力量和谐地在一起工作,使得两个或多个关节通过这种高度组织的协同性肌肉活动被联系在一起,并产生协调的功能运动。异常运动模式即联带运动模式,是协同运动模式的异常,为不同肌群以错误的时空关系组织在一起,导致分离运动消失,不能进行随意、独立的单关节运动,代之以肢体刻板整体运动。运动功能的刻板程度越大,获得复杂的粗大或精细运动的协调性和速度的可能性越小。

知识链接

#### 异常运动模式的产生原因

著名的物理治疗师 Brunnstrom、Bobath 以及 Carr & Shepherd 对异常运动模式的产生原因提出了各自观点,并因此产生了不同的评价方法与治疗技术。Brunnstrom 认为脊髓及脑干水平的原始反射和异常运动模式都是偏瘫患者恢复正常的随意运动以前必须经过的阶段。Bobath 总结了导致异常姿势和运动模式的四种因素:肌张力异常、姿势控制能力丧失、运动协调性异常、功能活动异常。澳大利亚物理治疗师 Carr 和 Shepherd 认为,偏瘫患者的异常、刻板的运动模式只是一种错误的代偿,是偏瘫患者不适当的努力活动而形成的结果。

联带运动模式是中枢神经系统损伤后偏瘫肢体出现的典型特征。上、下肢联带运动均存在伸肌型和屈肌型两种模式(表 12-1)。

表 12-1　上、下肢联带运动模式

| 模式 | 上肢 | 下肢 |
| --- | --- | --- |
| 屈肌联带运动 | 肩胛带上提、后缩 | 髋关节屈曲*、外展、外旋 |
| | 肩关节前屈、外展、外旋 | 膝关节屈曲 |
| | 肘关节屈曲* | 踝关节背伸、内翻(或外翻) |
| | 前臂旋后 | 足趾背伸 |
| | 腕关节掌屈、尺偏 | |
| | 手指屈曲 | |
| 伸肌联带运动 | 肩胛带前突 | 髋关节伸展、内收*、内旋 |
| | 肩关节伸展、内收*、内旋 | 膝关节伸展* |
| | 肘关节伸展 | 踝关节跖屈*、内翻 |
| | 前臂旋前* | 足趾跖屈 |
| | 腕关节背伸 | |
| | 手指伸展 | |

* 表示该联带运动的强势部分

## 二、异常运动模式评定方法

主要有定性评定和量化评定两类。前者如 Brunnstrom、Bobath 评定方法,后者如 Fugl-Meyer、MAS 等评定方法。每种方法对应相应的治疗技术,应用时要注意评定方法与康复治疗技术选择的一致性。

### (一) Brunnstrom 评定法

Brunnstrom 评定将脑卒中后偏瘫患者的肢体功能恢复过程分为六个阶段,周围性瘫痪为量的变化,中枢性瘫痪为质的变化。

第 I 阶段:急性期发作后,患侧肢体失去控制,运动功能完全丧失,称为弛缓阶段。在数日至 2 周左右。

第 II 阶段:随着病情控制,患肢开始出现伴随痉挛、联合反应和联带运动特点的不随意运动,肌张力开始增加,称为痉挛阶段。约在 2 周以后。

第 III 阶段:患肢可以完成随意运动,但痉挛进一步加重,不能在关节全范围活动,始终贯穿联带运动特点并达到高峰,称为联带运动阶段。

第 IV 阶段:痉挛程度开始减轻,运动模式开始脱离联带运动控制,出现部分分离运动组合,肌张力开始下降,称为部分分离运动阶段。约在 5 周以后。

第 V 阶段:运动逐渐失去联带运动控制,出现较高难度分离运动组合,称为分离运动阶段。

第 VI 阶段:痉挛消失,各关节均可完成随意运动,协调性与速度均接近正常,被称为正常阶段。约在 3 个月以后。

脑卒中后偏瘫患者肢体功能恢复过程因病情而异,部分可能会停留在某一个阶段不再向前进展。进展一般遵循如下规律:上肢先于下肢,近端先于远端,屈曲模式先于伸展模式,反射先于随意运动,粗大运动先于分离的有选择运动。

1. 评定目的　Brunnstrom 评定法的基本目的包括:肢体运动功能所处的恢复阶段,即恢复水平;联带运动、异常姿势反射对运动的影响。

2. 评定方法　对偏瘫上肢、手、下肢功能进行评定(表 12-2)。

表 12-2　Brunnstrom 偏瘫上肢、手、下肢功能评定

| 阶段 | 上肢 | 手 | 下肢 | 功能评级 |
|---|---|---|---|---|
| I | 无随意运动 | 无任何运动 | 无任何运动 | I |
| II | 仅出现联带运动模式 | 仅有极细微屈伸 | 仅有极少的随意运动 | II |
| III | 可随意发起联带运动,联带运动达高峰 | 可做钩状抓握,但不能伸指 | 在坐和站立位上,有髋、膝、踝协同性屈曲 | III |
| IV | 出现部分分离运动:<br>肩中立位、肘屈曲 90° 下前臂旋前、旋后;<br>肘伸直、肩可前屈 90°;<br>手背可触及腰骶部 | 能侧捏及松开拇指,手指有半随意的小范围伸展活动 | 坐位,屈膝 90° 以上,可使足后滑到椅子下方,在足跟不离地的情况下能使踝背伸 | IV |

续表

| 阶段 | 上肢 | 手 | 下肢 | 功能评级 |
|---|---|---|---|---|
| V | 出现分离运动：<br>肘伸直、肩外展 90°；<br>肘伸直、肩前屈 30°~90° 时前臂旋前和旋后；<br>肘伸直，前臂取旋前旋后中立位，上肢上举过头 | 可做球状和圆柱状抓握，手指同时伸展，但不能单独伸展 | 健腿站立，病腿可先屈膝、后伸髋，在伸膝下做踝背伸（重心落在健腿上） | V |
| VI | 运动协调近于正常，指鼻无明显辨距不良，但速度比健侧慢（小于 5 秒） | 所有抓握均能完成，但速度和准确性比健侧差 | 站立位可使髋外展到超出抬起该侧骨盆所能达到的范围；坐位下伸直膝可内、外旋下肢，完成同时足可内、外翻 | VI |

### （二）Bobath 评定法

Bobath 评定基于偏瘫患者要经历弛缓（肌张力下降）、痉挛（肌张力增高）、异常运动模式和分离运动恢复等过程，将脑卒中后偏瘫肢体功能恢复分为弛缓、痉挛和相对恢复三个阶段。

1. 评定目的　Bobath 评定法基本评定目的包括：异常肌张力及其分布；异常运动模式；运动反应障碍点；功能性运动能力水平。

2. 评定方法　对上肢与肩胛带、腕关节与手指、骨盆、下肢及足运动模式进行评定（表 12-3~表 12-5）。

表 12-3　Bobath 上肢与肩胛带运动模式评定表

| 阶段 | 运动模式 | 仰卧位 能 | 否 | 坐位 能 | 否 | 站立位 能 | 否 |
|---|---|---|---|---|---|---|---|
| I | 1. 能否保持上肢上举（肘关节伸展）<br>上肢上举时能否内旋<br>能否保持上肢上举时的外旋位<br>2. 能否将上肢从上举位移动到水平位，再返回上举位（肘关节伸展）<br>能否在前方完成上述动作<br>能否在侧方完成上述动作<br>移动过程中上肢能否内旋<br>移动过程中上肢能否外旋<br>3. 能否将上肢从水平外展位移动到体侧，再回到水平外展位（肘关节伸展）<br>移动过程中上肢能否内旋<br>移动过程中上肢能否外旋 | | | | | | |

续表

| 阶段 | 运动模式 | 仰卧位 | | 坐位 | | 站立位 | |
|---|---|---|---|---|---|---|---|
| | | 能 | 否 | 能 | 否 | 能 | 否 |
| Ⅱ | 1. 能否举起上肢触摸对侧肩 | | | | | | |
| | 能否用手掌触摸 | | | | | | |
| | 能否用手背触摸 | | | | | | |
| | 2. 能否屈肘举起上肢用手触摸头顶 | | | | | | |
| | 能否用手掌触摸(旋后) | | | | | | |
| | 能否用手背触摸(旋前) | | | | | | |
| | 3. 能否双肩水平外展并屈肘时双手于枕部 | | | | | | |
| | 交叉 | | | | | | |
| | 能否伴有腕关节屈曲 | | | | | | |
| | 腕关节伸展时能否完成 | | | | | | |
| Ⅲ | 1. 前臂和腕关节能否旋后 | | | | | | |
| | 患侧躯干不伴有侧屈时能否完成 | | | | | | |
| | 是否伴有肘与手指关节屈曲 | | | | | | |
| | 肘与手指关节伸展时能否完成 | | | | | | |
| | 2. 肩关节无内收时前臂能否旋前 | | | | | | |
| | 3. 上肢伸展时能否外旋 | | | | | | |
| | 能否在水平外展位外旋 | | | | | | |
| | 能否于体侧外旋 | | | | | | |
| | 上肢于上举位能否外旋 | | | | | | |
| | 4. 能否在外展、外旋位时屈伸肘关节,完成用 | | | | | | |
| | 手触摸同侧肩部的动作 | | | | | | |
| | 上肢从身体侧方位置开始 | | | | | | |
| | 上肢从水平外展位开始 | | | | | | |

表 12-4 Bobath 腕关节与手指运动评定表

| 阶段 | 运动模式 | 能 | 否 |
|---|---|---|---|
| Ⅰ | 能否将手平放在前面的桌子上 | | |
| | 坐在治疗床边时,能否将手平放于侧方 | | |
| | 是否伴有拇指和其他手指内收 | | |
| | 拇指和其他手指能否外展 | | |
| Ⅱ | 能否伸手(张开手指)抓握物品 | | |
| | 是否伴有腕关节屈曲 | | |
| | 腕关节能否伸展 | | |
| | 是否伴有前臂旋前 | | |
| | 前臂能否旋后 | | |
| | 是否伴有拇指和其他手指内收 | | |
| | 拇指和其他手指能否外展 | | |

续表

| 阶段 | 运动模式 | 能 | 否 |
|---|---|---|---|
| III | 1. 用手抓握后能否再松手(放下物品) | | |
| | 肘关节能否屈曲 | | |
| | 肘关节能否伸展 | | |
| | 前臂能否旋前 | | |
| | 前臂能否旋后 | | |
| | 2. 手指能否单独活动 | | |
| | 拇指 | | |
| | 环指 | | |
| | 小指 | | |
| | 示指和中指 | | |
| | 3. 各指能否与拇指对指 | | |
| | 拇指和示指 | | |
| | 拇指和中指 | | |
| | 拇指和小指 | | |

表 12-5　Bobath 骨盆、下肢和足运动模式评定表

| 体位 | 阶段 | 运动模式 | 能 | 否 |
|---|---|---|---|---|
| 仰卧位 | I | 1. 患侧下肢能否屈曲 | | |
| | | 患足离开床面是否伴有健侧下肢屈曲 | | |
| | | 健侧下肢伸展时能否完成 | | |
| | | 健侧上肢不屈曲时能否完成 | | |
| | | 2. 患侧下肢能否从伸展位开始屈髋、屈膝(足底支撑于床面向骨盆方向移动) | | |
| | | 患足不离开床面能否伸展下肢 | | |
| | II | 能否双足抵于床面,在不伸展患侧下肢的前提下抬起骨盆(搭桥运动) | | |
| | | 能否在骨盆保持抬起位的同时,健侧下肢离开床面 | | |
| | | 骨盆抬起时,患侧骨盆是否向下倾斜 | | |
| | | 能否在骨盆保持抬起位的同时,双膝进行内收和外展 | | |
| | III | 1. 踝关节能否背伸 | | |
| | | 足趾能否背伸 | | |
| | | 足置于支撑面上能否进行下肢屈曲 | | |
| | | 下肢能否伸展 | | |
| | | 是否伴有踝关节内翻 | | |
| | | 踝关节能否外翻 | | |
| | | 2. 患者仰卧于治疗台边缘,患侧髋关节伸展时,能否屈曲膝关节(足底支撑于地面) | | |

| 体位 | 阶段 | 运动模式 | 能 | 否 |
|---|---|---|---|---|
| 坐位 | Ⅰ | 1. 双足踏在地面时,患侧下肢能否内收和外展 | | |
| | | 2. 双足离地时,患侧下肢能否内收和外展 | | |
| | Ⅱ | 1. 能否抬起患侧下肢放在健膝上(跷二郎腿,不得用手帮助) | | |
| | | 2. 能否足跟不离地,患足后移到座椅下方 | | |
| | | 3. 能否健足在前、患足在后站起来 | | |
| 站立位 | Ⅰ | 能否双足并拢站立 | | |
| | Ⅱ | 1. 能否患侧单腿站立 | | |
| | | 2. 能否于患侧单腿站立时患侧下肢做屈伸动作 | | |
| | | 3. 能否患侧下肢在前、健侧下肢在后站立时,患侧下肢负重(重心前移) | | |
| | | 4. 能否健侧下肢在前、患侧下肢在后站立时,健侧负重、患侧下肢膝关节屈曲,但足趾不离地 | | |
| | Ⅲ | 1. 能否健侧下肢在前、患侧下肢在后站立时,健侧负重、患侧下肢膝关节屈曲并足离地,但不伴有髋关节屈曲<br>患足是否出现内翻<br>是否伴有患足外翻 | | |
| | | 2. 能否患侧下肢负重并转移重心,为健侧下肢迈步创造条件<br>重心向前移动<br>重心向后移动 | | |
| | | 3. 能否健侧下肢支撑,患侧下肢向前迈步但不出现骨盆上抬 | | |
| | | 4. 能否健侧下肢支撑,患侧下肢向后迈步但不出现骨盆上抬 | | |
| | | 5. 能否患侧足跟站立(患侧下肢支撑,足尖离地) | | |

### (三) Fugl-Meyer 评定法

Fugl-Meyer 评定法在 Brunnstrom 评定法的基础上进行了改良,根据每一种动作基本完成、部分完成或小部分完成情况制订出三级评分量表,分别为 0 分、1 分和 2 分,将 Brunnstrom 评定法进一步量化(表 12-6、表 12-7)。其中,上肢 33 项,总积分 66 分;下肢 17 项,总积分 34 分。运动总积分 100 分为正常;低于 50 分为 Ⅰ 级,患肢严重运动障碍,几乎无运动;50~84 分为 Ⅱ 级,患肢明显运动障碍;85~95 分为 Ⅲ 级,患肢中等度运动障碍,手功能障碍;96~99 分为 Ⅳ 级,患肢轻度运动障碍。

表 12-6　Fugl-Meyer 上肢运动功能评定表

| 部位 | 运动功能评价(该项最高分) | 评价标准 |
|---|---|---|
| 上肢(坐位) | Ⅰ. 上肢反射活动 | |
| | 1. 肱二头肌反射(2) | 0分:不能引出反射活动 |
| | 2. 肱三头肌反射(2) | 2分:能够引出反射活动 |

续表

| 部位 | 运动功能评价（该项最高分） | 评价标准 |
|---|---|---|
| | Ⅱ. 屈肌联带运动 | |
| | 1. 肩关节上提（2） | 0分：完全不能进行 |
| | 2. 肩关节后缩（2） | 1分：部分完成 |
| | 3. 外展（至少90°）（2） | 2分：无停顿充分完成 |
| | 4. 外旋（2） | |
| | 5. 肘关节屈曲（2） | |
| | 6. 前臂旋后（2） | |
| | Ⅲ. 伸肌联带运动 | |
| | 1. 肩关节内收/内旋（2） | 0分：完全不能进行 |
| | 2. 肘关节伸展（2） | 1分：部分完成 |
| | 3. 前臂旋前（2） | 2分：无停顿充分完成 |
| | Ⅳ. 伴有联带运动的活动（部分分离运动） | |
| | 1. 手触腰椎（2） | 0分：没有明显活动<br>1分：手必须通过髂前上棘<br>2分：能顺利进行 |
| | 2. 肩关节屈曲90°（肘关节伸展）（2） | 0分：开始时手臂立即外展或肘关节屈曲<br>1分：在接近规定位置时,肩关节外展或肘关节屈曲<br>2分：能顺利充分完成 |
| | 3. 肩中立位、肘屈90°,前臂旋前旋后（2） | 0分：不能屈肘或前臂不能旋前<br>1分：肩、肘位正确,基本上能旋前、旋后<br>2分：顺利完成 |
| | Ⅴ. 分离运动（与联带运动分离的运动） | |
| | 1. 肩关节外展90°,肘关节伸展,前臂旋前（2） | 0分：一开始肘关节就屈曲、前臂偏离方向不能旋前<br>1分：可部分完成或者在活动时肘关节屈曲或前臂不能旋前<br>2分：顺利完成 |
| | 2. 肩关节屈曲90°~180°,肘于伸展位,前臂于中立位（2） | 0分：开始时肘关节屈曲或肩关节外展<br>1分：在肩关节屈曲时,肘关节屈曲,肩关节外展<br>2分：顺利完成 |

| 部位 | 运动功能评价（该项最高分） | 评价标准 |
|---|---|---|
| | 3. 在肩关节屈曲 30°~90°、肘关节伸展位时前臂可旋前、旋后（2） | 0分：前臂旋前、旋后完全不能进行或不能在要求体位完成<br>1分：能在要求体位上部分完成旋前、旋后<br>2分：顺利完成 |
| | Ⅵ. 正常反射活动（2） | |
| | 肱二头肌反射<br>指屈肌反射<br>肱三头肌反射 | 0分：2~3 个反射明显亢进<br>1分：一个反射明显亢进或 2 个反射活跃<br>2分：反射活跃不超过一个并且无反射亢进<br>（患者只有在 Ⅴ 项得 6 分,第Ⅵ项才有可能得 2 分） |
| | Ⅶ. 腕 | |
| | 1. 肩关节中立位,肘关节屈曲 90°时腕背伸（稳定性）（2） | 0分：背伸腕关节不能达 15°<br>1分：可完成腕背伸,但不能抗拒阻力<br>2分：施加轻微阻力仍可维持腕背伸 |
| | 2. 肩关节中立位,肘关节屈曲 90°时腕关节屈伸（2） | 0分：不能随意运动<br>1分：不能在全关节范围内主动活动腕关节<br>2分：能平滑地不停顿地进行 |
| | 3. 肘关节伸展,肩关节屈曲 30°腕关节背伸（稳定性）（2） | 0分：腕关节背伸不能达 15°<br>1分：可完成腕背伸,但不能抗拒阻力<br>2分：施加轻微阻力仍可维持腕背伸 |
| | 4. 肘关节伸展,肩关节屈曲 30°时腕关节屈伸（2） | 0分：不能随意运动<br>1分：不能在全关节范围内主动活动腕关节<br>2分：能平滑地不停顿地进行 |
| | 5. 环转运动（2） | 0分：不能进行<br>1分：不平滑的运动或部分完成<br>2分：正常完成 |
| | Ⅷ. 手 | |
| | 1. 手指联合屈曲（2） | 0分：不能屈曲<br>1分：能屈曲但不充分<br>2分：（与健侧比较）能完全主动屈曲 |

续表

| 部位 | 运动功能评价（该项最高分） | 评价标准 |
|---|---|---|
| | 2. 手指联合伸展（2） | 0分：不能伸展 |
| | | 1分：能放松主动屈曲的手指（能够松开拳） |
| | | 2分：能充分地主动伸展 |
| | 3. 钩状抓握：掌指关节伸展并且近端和远端指间关节屈曲,检测抗阻握力（2） | 0分：不能保持要求位置 |
| | | 1分：握力微弱 |
| | | 2分：能够抵抗相当大的阻力抓握 |
| | 4. 侧捏：所有指关节伸直时拇指内收（2） | 0分：不能进行 |
| | | 1分：能用拇指与示指捏住一张纸,但不能抵抗拉力 |
| | | 2分：可牢牢捏住纸 |
| | 5. 对捏：患者拇指与示指可捏住一支铅笔（2） | 0分：不能进行 |
| | | 1分：能捏住,但不能抵抗拉力 |
| | | 2分：可牢牢捏住 |
| | 6. 圆柱状抓握：患者能握住一个圆筒状物体（2） | 0分：不能进行 |
| | | 1分：能握住,但不能抵抗拉力 |
| | | 2分：可牢牢握住 |
| | 7. 球形抓握：抓握球形物体,如网球（2） | 0分：不能进行 |
| | | 1分：能握住,但不能抵抗拉力 |
| | | 2分：可牢牢握住 |
| | Ⅸ. 协调性与速度：指鼻试验（快速连续进行5次） | |
| | 1. 震颤（2） | 0分：明显震颤 |
| | | 1分：轻度震颤 |
| | | 2分：无震颤 |
| | 2. 辨距不良（2） | 0分：明显的或不规则辨距障碍 |
| | | 1分：轻度的或规则的辨距障碍 |
| | | 2分：无辨距障碍 |
| | 3. 速度（2） | 0分：较健侧长6秒 |
| | | 1分：较健侧长2~5秒 |
| | | 2分：两侧差别少于2秒 |

表 12-7 Fugl-Meyer 下肢运动功能评定表

| 体位 | 运动功能评价（该项最高分） | 评价标准 |
|---|---|---|
| 仰卧位 | Ⅰ. 反射活动 | |
| | 1. 跟腱反射（2） | 0分：无反射活动 |
| | 2. 膝腱反射（2） | 2分：反射活动 |

续表

| 体位 | 运动功能评价(该项最高分) | 评价标准 |
| --- | --- | --- |
| 仰卧位 | Ⅱ. 联带运动 | |
| | 屈肌联带运动 | |
| | 1. 髋关节屈曲(2) | 0分:不能进行 |
| | 2. 膝关节屈曲(2) | 1分:部分进行 |
| | 3. 踝关节背伸(2) | 2分:充分进行 |
| | 伸肌联带运动 | |
| | 4. 髋关节伸展(2) | 0分:没有运动 |
| | 5. 髋关节内收(2) | 1分:微弱运动 |
| | 6. 膝关节伸展(2) | 2分:几乎与对侧相同 |
| | 7. 踝关节跖屈(2) | |
| 坐位 | Ⅲ. 伴有联带运动的活动 | |
| | 1. 膝关节屈曲(2) | 0分:无主动活动 |
| | | 1分:膝关节能从微伸位屈曲,但不超过90° |
| | | 2分:膝关节屈曲大于90° |
| | 2. 踝背伸(2) | 0分:不能主动背伸 |
| | | 1分:主动背伸不完全 |
| | | 2分:正常背伸 |
| 站立位 | Ⅳ. 分离运动(髋关节中立位) | |
| | 1. 膝关节屈曲(2) | 0分:在髋关节伸展位不能屈膝 |
| | | 1分:髋关节不屈曲的情况下,膝能屈曲,但不能达到90°,或在进行时髋关节屈曲 |
| | | 2分:能自如运动 |
| | 2. 踝背伸(2) | 0分:不能主动活动 |
| | | 1分:能部分背伸 |
| | | 2分:能充分背伸 |
| 坐位 | Ⅴ. 正常反射(2) | |
| | 1. 膝部屈肌 | 0分:2~3个反射明显亢进 |
| | 2. 膝反射 | 1分:1个反射亢进或2个反射活跃 |
| | 3. 跟腱反射 | 2分:活跃的反射不超过1个 |
| 仰卧位 | Ⅵ. 协调/速度:跟胫膝试验(连续重复5次) | |
| | 1. 震颤(2) | 0分:明显震颤 |
| | | 1分:轻度震颤 |
| | | 2分:无震颤 |

续表

| 体位 | 运动功能评价（该项最高分） | 评价标准 |
|---|---|---|
| 仰卧位 | 2. 辨距障碍（2） | 0分：明显的不规则的辨距障碍 |
| | | 1分：轻度的规则的辨距障碍 |
| | | 2分：无辨距障碍 |
| | 3. 速度（2） | 0分：比健侧长6秒 |
| | | 1分：比健侧长2~5秒 |
| | | 2分：比健侧长2秒 |

### （四）Carr-Shepherd 评定法

Carr-Shepherd 评定法是运动再学习疗法的组成部分，由八个功能性活动项目和一个肌张力的评定项目组成。八个功能活动包括：从仰卧到健侧卧、从仰卧到床边坐、坐位平衡、从坐到站、步行、上肢功能、手的精细功能、手部运动。每一个功能活动从0分到6分，分为七个等级，6分为功能的最佳状态（表12-8）。该评定法对日常生活功能性作业活动（上肢功能、口面部功能、床边坐起、坐位平衡、站起和坐下、站立平衡、行走）进行详细分析，找出患者功能活动的障碍点，提出一系列患者可能存在的常见问题和各种代偿行为，并寻找和确定患者形成代偿行为的原因。该量表与 Fugl-Meyer 运动功能评定和 Barthel 指数均具有高相关性。

表 12-8　Carr-Shepherd 运动功能评定（MAS）

| 内容 | 评分标准 |
|---|---|
| 从仰卧到健侧卧 | 0分：完全依赖 |
| | 1分：自己牵拉侧卧（起始位必须仰卧，不屈膝，患者自己用健手牵拉向健侧卧，用健腿帮助患腿移动） |
| | 2分：下肢主动横移，且下半身随之移动（起始位同上，上肢留在后面） |
| | 3分：用健侧上肢将患侧上肢移动到身体对侧，下肢主动移动且身体随其运动（起始位同上） |
| | 4分：患侧上肢主动移动到对侧，身体其他部位随之移动（起始位同上） |
| | 5分：移动上下肢并翻身至侧位，但平衡差（起始位同上，上肢前屈） |
| | 6分：在3秒内翻身侧卧（起始位同上，不用手） |
| 从仰卧到床边坐 | 0分：完全依赖 |
| | 1分：侧卧，头侧抬起，但不能坐起（帮助患者侧卧） |
| | 2分：从侧卧到床边坐（治疗师帮助患者移动，整个过程患者能控制头部姿势） |
| | 3分：从侧卧到床边坐（治疗师准备随时帮助将患者的下肢移到床下） |
| | 4分：从侧卧到床边坐（不需帮助） |
| | 5分：从仰卧到床边坐（不需帮助） |
| | 6分：在10秒内从仰卧到床边坐（不需帮助） |

续表

| 内容 | 评分标准 |
| --- | --- |
| 坐位平衡 | 0分:不能坐 |
| | 1分:必须有支持才能坐(治疗师要帮助患者坐起) |
| | 2分:无支持能坐10秒(不用扶持,双膝和双足靠拢,双足可着地支持) |
| | 3分:无支持能坐,体重能很好地前移且分配均匀(体重在双髋处能很好地前移,头胸伸展,两侧均匀承重) |
| | 4分:无支持能坐并可转动头及躯干向后看(双足着地支持,不让双腿外展或双足移动,双手放在大腿上,不要移到椅座上) |
| | 5分:无支持能坐且向前触地面并返回原位(双足着地,不允许患者抓住东西,腿和双足不要移动,必要时支持患臂,手至少必须触到足前10cm的地面) |
| | 6分:无支持坐在凳子上,触摸侧方地面,并回到原位(要求姿势同上,但患者必须向侧方而不是向前方触摸) |
| 从坐到站 | 0分:不能站 |
| | 1分:需要别人帮助站起(任何方法) |
| | 2分:可在别人准备随时帮助下站起(体重分布不均,用手扶持) |
| | 3分:可站起(不允许体重分布不均和用手夹持) |
| | 4分:可站起,并伸直髋和膝维持5秒(不允许体重分布不均) |
| | 5分:坐-站-坐不需别人准备随时帮助(不允许体重分配不均,完全伸直髋和膝) |
| | 6分:坐-站-坐不需别人准备随时帮助,并在10秒内重复3次(不允许体重分布不均) |
| 步行 | 0分:不能行走 |
| | 1分:能用患腿站,另一腿向前迈步(负重的髋关节必须伸展,治疗师可准备随时给予帮助) |
| | 2分:在一个人准备随时给予帮助下能行走 |
| | 3分:不需帮助能独立行走(或借助任何辅助器具)3m |
| | 4分:不用辅助器具15秒能独立行走5m |
| | 5分:不用辅助器具25秒能独立行走10m,然后转身,拾起地上一个小沙袋(可用任何一只手),并走回原地 |
| | 6分:35秒上下四级台阶3次(不用或用辅助器具,但不能扶栏杆) |
| 上肢功能 | 0分:上肢不能动 |
| | 1分:卧位,上举上肢以伸展肩带(治疗师将臂置于所要求的位置并给予支持,使肘伸直) |
| | 2分:卧位,上肢保持上举伸直2秒(治疗师应将上肢置于所要求的位置,患者必须使上肢稍外旋,肘必须伸直在20°以内) |
| | 3分:卧位,上肢前屈90°,屈伸肘部使手掌触及和离开前额(治疗师可帮助前臂旋后) |
| | 4分:坐位,使上肢伸直前屈90°(保持上肢稍外旋及伸肘,不允许过分耸肩)保持2秒 |
| | 5分:坐位,患侧上肢同4分,前屈90°并维持10秒然后还原(患者必须维持上肢稍外旋,不允许内旋) |
| | 6分:站立,上肢外展手抵墙,当身体转向墙时要维持上肢的位置(上肢外展90°,手掌平压在墙上) |

续表

| 内容 | 评分标准 |
| --- | --- |
| 手部运动 | 0分:手不能动 |
| | 1分:坐位,伸腕(让患者坐在桌旁,前臂置桌上,将圆柱体物放在患者掌中,要求患者伸腕,将手中物体举离桌面,不允许屈肘) |
| | 2分:坐位,腕部桡侧偏移(将前臂尺侧放在桌面上,处于旋前旋后的中立位,拇指与前臂呈直线,伸腕,手握圆柱体,然后要求患者将手抬离桌面,不允许肘关节屈曲或旋前) |
| | 3分:坐位,肘置身旁,旋前或旋后(肘不要支持,并处直角位3/4的范围即可) |
| | 4分:上肢前伸,用手捡起一直径14cm的球,放在指定位置(球应放于桌上距患者较远位置,使患者完全伸直双臂,才能拿到球,肩必须前屈,双肘伸直,腕中立位或伸直,双掌要接触球) |
| | 5分:从桌上拿起一个塑料杯,并把它放在身体另一侧的桌上(不能改变杯子的形态) |
| | 6分:连续用拇指和其他手指逐个对指,10秒内做14次以上(从示指开始,每个手指依次碰拇指,不允许拇指从一个手指滑向另一个手指或向回碰) |
| 手的精细功能 | 0分:手指不能动 |
| | 1分:捡起一个钢笔帽,再放下(患者向前伸臂,捡起笔帽放在靠近身体的桌面上) |
| | 2分:从杯子里拣出一颗糖豆,然后放在一个杯子里(茶杯里有8粒糖豆,两个杯子必须放在上肢能伸到处,左手拿右侧杯里的豆放进左侧杯里,右手侧相反) |
| | 3分:画几条水平线止于垂直线上,20秒内画10次(至少要有5条线碰到及终止于垂直线上) |
| | 4分:患者无帮助捡起及拿好铅笔,在纸上连续快速画点(至少每秒钟画两个点,连续5秒) |
| | 5分:把一匙液体放入口中(不低头迎匙,液体无溢出) |
| | 6分:用梳子梳头后部头发 |
| 全身肌张力 | 0分:患者处于昏迷状态 |
| | 1分:弛缓无力,移动身体时无阻力 |
| | 2分:移动身体时可感觉到一些反应 |
| | 3分:变化不定,有时弛缓无力,有时肌张力正常,有时肌张力高 |
| | 4分:持续正常状态 |
| | 5分:50%时间肌张力高 |
| | 6分:肌张力持续性增高 |

(罗　萍)

复习思考题

扫一扫
测一测

1. 简述中枢神经系统损伤后运动控制障碍的表现。
2. 简述 Brunnstrom 肢体功能恢复六阶段理论。
3. 简述 Fugl-Meyer 评定量表的特点。
4. 简述 Carr-Shepherd 运动功能评定的特点。

# 第十三章

# 神经肌肉电生理评定

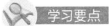

## 学习要点

正常肌电图和异常肌电图的特征；肌电图检查的目的；神经肌肉电生理特性。

## 第一节 概 述

神经肌肉电生理评定包含周围神经和中枢神经的检查评定。包括肌电图检查、神经传导测定、诱发电位检查等评定方法，是康复评定的重要内容和手段之一，对神经和肌肉病变的诊断与评估起着非常重要的作用。

### 一、神经肌肉电生理特性

#### （一）静息电位

静息电位（resting potential）是指细胞未受刺激时，存在于细胞膜内、外两侧的电位差。由于这一电位差存在于安静细胞膜的两侧，故亦称为跨膜静息电位，简称膜电位。静息电位是一种稳定的直流电位，各种细胞的数值不同，人类骨骼肌细胞为 -90mV（即膜内比膜外电位低 90mV），红细胞为 -10mV。静息电位都表现为膜内比膜外电位低，即膜内带负电而膜外带正电。这种内负外正的状态，称为极化状态。静息电位的产生与细胞膜内、外离子的分布和运动有关。安静状态下细胞膜对 $K^+$ 通透性大，$K^+$ 顺浓度差向膜外扩散，膜内的蛋白质负离子不能通过膜而被阻止在膜内，结果引起膜外正电荷增多，电位变正；膜内负电荷相对增多，电位变负，产生膜内、外电位差。这个电位差阻止 $K^+$ 进一步外流，当促使 $K^+$ 外流浓度差和阻止 $K^+$ 外流的电位差这两种相互对抗的力量相等时，$K^+$ 外流停止。膜内、外电位差便维持在一个稳定的状态。

#### （二）动作电位

在静息电位的基础上，细胞受到一个适当的刺激，其膜电位发生迅速、一过性的极性倒转和复原，这种膜电位的波动称为动作电位（action potential）。动作电位上升支主要由 $Na^+$ 内流形成，接近于 $Na^+$ 的电-化学平衡电位。在不同的膜电位水平或动作电位发生过程中，$Na^+$ 通道呈现三种基本功能状态：①备用状态：即通道呈关闭状态，但对刺激可发生反应而迅速开放；②激活状态：此时通道开放，离子可经通道进行跨膜扩散;③失活状态:表现为通道关闭,即使再强的刺激也不能使通道开放,离子不能通过。细胞在静息状态即未接受刺激时,通道处于备用状态,当刺激作用时,通道被激活而开放。细胞的动作电位具有以下共同特征:①"全或无"特性。动作电位是由刺激引起细胞产生的去极化过程,而且刺激必须达到一定强度,使去极化达到一定程度,才能引发动作电位。对于同一类型的单细胞来说一旦产生动作电位,其形状和幅度将保持不变,即使增加刺激强度,动作电位幅度也不再增加,即动作电位要么不产生,要产生就是最大幅度。②不衰减传导特性。动作电位产生后不会局限于受刺激的部位,而是迅速沿细胞膜向周围扩布,直到整个细胞都依次产生相同的电位变化,在此传导过程中,动作电位的波形和幅度始终保持不变。③具有不应期。细胞在发生一次兴奋后,其兴奋性会出现一系列变化,包括绝对不应期、相对不应期、超常期和低常期。

（三）容积传导

神经传导或针电极肌电图记录电极所记录到的电位都是细胞内电位经过细胞外体液和周围组织传导过来的,这种传导方式称之为容积传导(volume conduction)。根据电位发生源和记录电极之间的距离,将容积传导电位分为近场电位和远场电位,神经传导和肌电图记录的均为近场电位,诱发电位记录的是远场电位。

## 二、神经肌肉电生理检查注意事项

神经肌肉电生理检查应注意:①环境要求噪声低,光线柔和,安静舒适,室温最好保持在28~30℃,避免评定对象紧张或焦虑;②房间要远离电源,肌电图电源插座一般应独立;③在进行神经肌肉电生理检查前,评定者要充分了解评定对象的病史,进行有针对性的神经系统体格检查,密切结合临床,以确定应做哪些项目的检查,要检查哪些神经和肌肉;要向评定对象解释检查的过程、目的,有无疼痛,需要做哪些配合,并指导评定对象充分放松,充分暴露所要检查的肢体;④让评定对象肢体温度维持在32℃以上,以免影响检查结果的准确性;⑤神经肌肉电生理检查是一项实践性强、技术要求严格的检查,其结果的准确性将直接影响到最后的诊断,因此,操作应该严格、规范。

# 第二节　肌电图检查

狭义上讲的肌电图是指以同心圆针插入肌肉中收集针电极附近一组肌纤维的动作电位(motion unit,MU),以及在插入过程中肌肉处于静息状态下做不同程度随意收缩时的电活动。如果收集到的是单根肌纤维的电位,则称为单纤维肌电图。如果要研究整个运动电活动,则可应用巨肌电图;如果研究一个肌群的电活动,可应用表面肌电图。

广义肌电图还包括神经传导、神经重复电刺激等有关周围神经、神经肌肉接头和肌肉疾病的电诊断学。

## 一、肌电图检查目的

肌电图可以反映运动系统不同环节的损害,包括上运动神经元(皮质和髓质)、下运动神经元(前角细胞和脊髓轴索)、神经肌肉接头和肌肉。

肌电图可看作是临床体格检查的延伸。通过肌电图可以了解：①肌肉病变是神经源性还是肌源性损害；②神经源性损害的部位（前角、根、丛、干、末梢）；③病变是活动性还是静息性的；④神经的再生能力。另外也可提供肌强直及分类的诊断和鉴别诊断依据。

## 二、肌电图检查注意事项

进行肌电图检查应注意：①肌电图是一种有创检查，会引起评定对象不适，检查前一定要与评定对象协商好，以求得评定对象的配合；②有出血倾向者，应避免采用针极测定，可用表面电极测定神经传导速度；③易患反复性、系统性感染者严禁使用针极测定；④严重冠心病患者禁止使用针极测定，疼痛可引起心脏病复发；⑤对轻微患者做针极测定前一定要向其解释清楚，随时观察其感受，如有心慌等不适感觉，应立即停止检查；⑥由于插针和移动针电极过程中可导致肌肉损伤，因此肌电图检查后最好不要在同一部位进行肌肉活检；⑦肌电图检查会使磷酸肌酸激酶（CPK）有所升高，若检查血肌酶谱应在测定之前进行。

## 三、正常肌电图

对骨骼肌的针电极肌电图检测，一般分四个步骤来观察：①插入电活动：观察记录针插入肌肉时所引起的电位变化；②放松时：观察肌肉在完全放松时是否有异常自发电活动；③轻收缩时：观察运动单位电位时限、波幅、位相和发放频率；④大力收缩时：观察运动单位电位募集类型。

（一）插入电活动

1. 插入电位　针电极进入肌肉的一瞬间，或针在肌肉中移动时机械刺激肌纤维，所产生的一种电活动。表现为暴发性、成组出现、重复发放的高频棘波，持续时间平均为几百毫秒，从扬声器中可听到清脆的阵声。正常的插入电位持续短暂，多在针停止移动后，持续时间不超过 300 毫秒（图 13-1）。

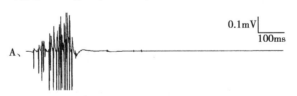

图 13-1　插入电活动

2. 终板噪声　针极插入肌肉运动终板附近时，可出现不规则电位，波幅 10～40μV，发放频率为每秒 20～40Hz，并听到海啸样声音，为终板噪声，患者诉说进针处疼痛，将针稍退出疼痛消失（图 13-2）。

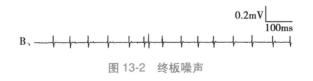

图 13-2　终板噪声

（二） 电静息

肌肉完全放松时,不出现肌电活动,示波器上呈一条平线。

（三） 轻收缩时肌电图

肌肉轻收缩时可记录到运动单位电位。运动单位电位是指正常肌肉随意收缩时出现的动作电位,它不是来自肌肉的单根纤维,而是来自一个运动单位成组肌纤维发放出来的电位。由于运动单位本身结构、空间排列和兴奋程序不同,可记录到不同形状、时限及不同波幅的电位。

运动单位的分析主要有三个参数:时限、波幅、位相。

1. 运动单位电位时限　指运动单位电位变化的总时间,即自第一个相偏离基线开始,至最后一个相回归基线为止。它反映了一个运动单位里不同肌纤维同步兴奋的程度。不同部位肌肉和不同年龄的运动单位时限差别很大,一般为 4~13 毫秒,不超过 15 毫秒(图 13-3)。

2. 运动单位电位波幅　波幅代表肌纤维兴奋时所产生的电位幅度的总和。一般取峰-峰电压值计算波幅,即最大负峰和最大正峰之间的电位差,单位为 mV。运动单位运动的波幅变异甚大,主要取决于电极与运动单位的距离即活动纤维的密度,正常情况下,一般不超过 4mV(图 13-3)。

3. 运动单位位相　检测运动单位不同肌纤维放电的同步性。测量运动单位的位相时,一般是由电位跨越基线次数再加一而得到。正常的运动单位电位为双相或三相,四相及以上电位称多相电位,正常约占 5%~10%,但不同的肌肉差异较大(图13-3)。

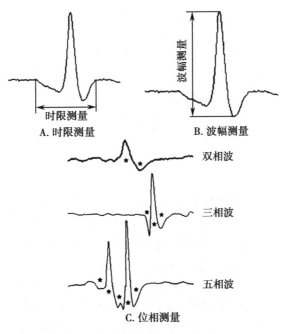

图 13-3　时限、波幅、位相测量

（四） 运动单位电位募集和发放类型

肌肉收缩时因用力不同,参加收缩的运动单位数目和放电频率也随之不同,因此会出现不同形状的波形(图 13-4)。

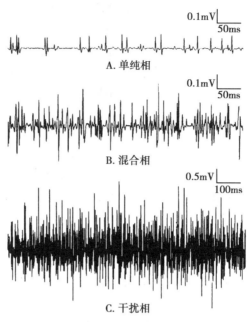

图 13-4 单纯相、混合相、干扰相

1. 单纯相 轻度用力收缩时,只有几个运动单位参加,肌电图上表现为孤立的单个电位。

2. 混合相 中度用力收缩时,募集的运动单位增多,有些运动单位电位互相密集不可区分,有些区域仍可见到单个运动单位电位。

3. 干扰相 最大用力收缩时,肌纤维募集更多,放电频率增高,致使运动单位电位重叠在一起无法分辨单个电位。

有时用力程度不同,放电波形不完全与上述波形一致,可出现上述波形的各种形式,如介于两型之间称为单纯-混合相或混合-干扰相。

## 四、异常肌电图

### (一) 插入电活动

1. 插入电位改变 常见的有插入电位延长,即针电极插入时电活动持续时间超过 300 毫秒,则为插入延长,其延长的电活动可以以正锐波、肌强直电位、复杂重复放电方式出现,插入电位延长多见于神经源性疾病,在多发性肌炎也可以见到。但肌肉纤维化后或严重肌萎缩时,插入电位可减少或消失。

2. 插入性正锐波 在插入电位后出现连贯的正锐波,有时可以持续几秒,甚至达几分钟,其频率在 3~30 次/秒之间。这种紧随插入电位后出现的正锐波在神经受损 10~14 天后出现。在慢性失神经肌肉以及多发性肌炎急性期,进展严重,大量肌纤维坏死时也会出现。

### (二) 肌强直放电

肌强直是在自主收缩之后或者是在受到电或机械刺激之后肌肉的不自主强直收缩。肌电图上出现针电极插入或动针时瞬间激发的高频放电,可以是正锐波样或纤颤电位样放电,波幅和频率变化较大,波幅可时大时小,电位可突然出现,或突然消失,称为肌强直放电(图 13-5)。检查时,可以听到典型的飞机俯冲样声音。这种现象多见于肌强直性疾病和少数神经源性损害及肌源性损害病变。

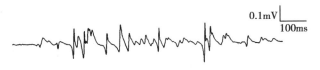

0.1mV
100ms

图 13-5　肌强直放电

（三）自发性电位

1. 纤颤电位　当肌肉放松时肌纤维自发收缩产生的电位。其特点是一种起始为正相波而后为负相波的双相波,时限为 1~5 毫秒,波幅为 20~200μV,发放频率比较规则,多为 0.5~10Hz,有时高达 30Hz(图 13-6A)。在扩音器上同时听到清脆的、有如破碎的声音。一块肌肉上出现两处以上的纤颤电位,可考虑是病理性的。出现纤颤电位首先想到下运动神经元损害,但也可见于肌营养不良、肌炎、肌纤维破坏、低钾或高钾血症等。

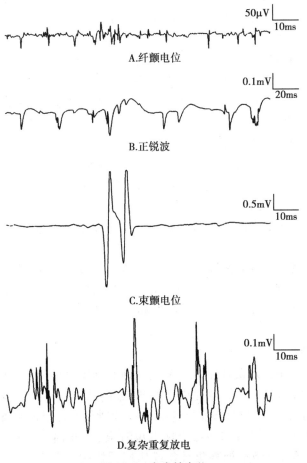

50μV
10ms

A.纤颤电位

0.1mV
20ms

B.正锐波

0.5mV
10ms

C.束颤电位

0.1mV
10ms

D.复杂重复放电

图 13-6　自发性电位

2. 正锐波　正锐波是一个起始部位正相,继之伴随出现一个时限较宽、波幅较低的负相波。它可以伴随插入电位出现,也可以自发发放,其波幅变化范围较大,为10~100μV,有时可达3mV,同纤颤电位一样,它的发放频率比较规则,介于每秒0.5~10Hz,有时达30Hz(图13-6B)。在肌电图检查时,可发出比较钝的爆米花声。正锐波出现的意义与纤颤电位相同。

3. 束颤电位　束颤电位是指一个运动单位里全部或部分肌纤维的不随意自发放电,频率低,常为2~3Hz,节律不规则(图13-6C)。束颤电位的出现常见于前角细胞病变,但10%的正常人可出现良性束颤电位,所以束颤电位要与纤颤电位、正锐波同时存在时才有病理意义。

4. 肌纤维颤搐　肌纤维颤搐是复合的重复发放,在临床检查时可见皮肤下面的肌肉蠕动。相同运动单位的冲动,是以0.1~10秒的间隔、规律性暴发出现,伴有2~10个棘波的发放、频率为30~40次/秒。多见于面部肌肉、脑干胶质瘤和多发性硬化患者,也可见于慢性周围神经病。

5. 复杂重复放电　又叫肌强直样放电或怪样放电,是一组失神经纤维的循环放电。表现为突发突止,电位波幅为50μV~1mV,时限为50~100毫秒,频率为5~100次/秒,重复发放,每次发放形态基本一致(图13-6D),并且会出现持续的像机关枪样的声音。它可以在神经源性损害或肌源性损害中出现,但通常它的出现多提示病变进入慢性过程。

（四）运动单位电位

一个运动单位电位可分为波幅、时限、上升时间、多项波百分比、稳定性和范围等不同指标。在神经肌肉疾病中,这些指标有不同表现。通过观察各指标的异常可分辨出肌源性和下运动神经元性病损。

1. 运动单位的时限和波幅改变

(1)时限延长、波幅增高:又称巨大电位,见于前角细胞病变和陈旧性周围神经损伤,提示神经再生时新生轴突分支增加导致所支配的肌纤维增多(图13-7A)。

(2)时限延长、波幅降低:见于周围神经损伤。

(3)时限缩短、波幅降低:又称小电位,见于肌源性损害的病变(图13-7B)。

2. 多相电位数量增多

(1)短棘波多相电位:又称新生电位,呈毛刷子状波,时限小于3毫秒,波幅不等,为300~500μV,见于肌源性损害的病变及再生早期(图13-7C)。

(2)群多相:又称复合电位,位相多,波幅高,时限可达30毫秒,意义与巨大电位相同(图13-7D)。

（五）募集型

1. 募集减少　在大力收缩时,可以很清楚地看到每个单个运动单位电位,即募集相减少或称单纯相(图13-8A),这是由于发放电位的运动单位数量减少,而仅有很少一部分具有功能的运动单位参与发放电位,多见于神经源性损害的病变。

2. 早期募集现象　轻收缩即可出现由短时限、低波幅运动单位电位组成的相互重叠的募集现象,叫做早期募集现象或病理干扰相(图13-8B)。这是由于运动单位肌纤维数量减少,参与放电的运动单位数量增多所致,多见于肌源性损害的病变。

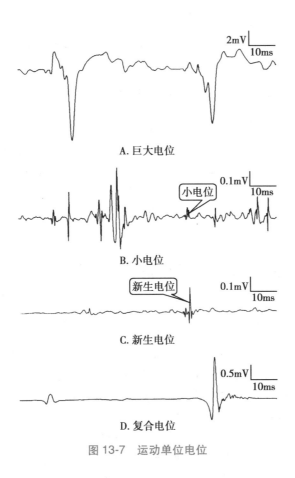

图 13-7 运动单位电位

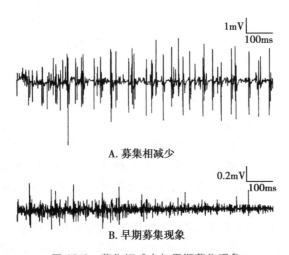

图 13-8 募集相减少与早期募集现象

**知识链接**

**表面肌电图**

　　表面肌电图(surface electromyography,sEMG),也称动态肌电图或运动肌电图,是肌肉兴奋时所产生的电变化,利用表面电极加以引导、放大、记录后所得到的图形,经计算机处理为具有对肌肉功能状态特异和敏感的客观量化指标,既是对运动功能进行诊断的方法,又是一种较好的生物反馈治疗技术。

# 第三节　神经传导检测和诱发电位

## 一、神经传导检测

　　神经传导检测是借助神经受电刺激后能产生兴奋性及传导性的原理,应用脉冲电流刺激运动或感觉神经,记录激发电位,计算冲动在某一段神经的传导速度,以此来判定神经传导功能,协助诊断周围神经病变的存在及发生部位。

　　(一)神经传导检测技术要求

　　1. 刺激电极　对于神经的刺激,可用表面电极,也可用针电极。刺激电极由阴极(负极)和阳极(正极)组成。电流在它们之间流动时,阴极下的负电荷使神经去极化,阳极则使神经超极化。在两极都置于神经干上用电刺激时,应使阴极更接近要刺激的神经,以免阳极阻滞扩展的神经冲动。测量距离时应测量阴极而不是阳极到记录点的距离。

　　2. 刺激器的种类　刺激器有很多种,一般应用的是双极,即阴、阳两极,两者相距2~3cm。有的刺激器上有刺激强度调节器。也可以用单极刺激器,就是用小的阴极置于神经干上,而用大的阳极置于他处,用针电极刺激时,可以用一单极针刺入皮下接近要刺激的神经,另一针极则刺入附近的皮下。目前使用的刺激器有两种即恒压刺激器和恒流刺激器,这两种刺激器都在临床中应用,但恒流刺激器能更准确地掌握刺激的电流量,能动态地评价刺激强度水平。

　　3. 刺激强度和持续时间　刺激电流输出一般为脉冲方波,时限不等,在0.05~0.1毫秒之间。通常表面刺激方波时限0.1毫秒、电压100~300V或电流5~40mA的强度就完全可以兴奋健康神经。在测定有病变的神经时,由于其兴奋性降低,有时最大输出量要到400~500V或60~70mA。用上述强度范围内电刺激对一般患者不会有特殊危险。安置了心脏起搏器或使用心脏导管的患者,最好禁止采用电刺激测定方法。

　　4. 刺激伪迹　刺激伪迹是刺激电流经机体内外的电解质溶液扩散到记录电极下而被引导、放大的电信号。控制好刺激伪迹产生是主要的技术问题,若刺激伪迹过大,则会影响动作电位的观察。良好的刺激隔离器可以减少过多刺激伪迹,不仅可以消除放大器过载,而且可保护患者免于意外漏电所致危险。高频刺激隔离器,对刺激波形改变小,且同样可以减少刺激所需强度;也可用快速恢复的放大器来克服刺激伪迹。此外,用乙醇棉球擦拭局部或用导电膏擦拭局部,也会减少刺激伪迹发生。

（二）运动神经传导测定

1. 测定和计算方法

（1）测定方法:通过对神经干上远、近两点超强刺激后,在该神经所支配的远端肌肉上可以记录各刺激点的诱发电位。

（2）计算方法:由不同点施以刺激到出现诱发电位的时间称为潜伏期(latence,LAT),两个刺激点的潜伏期之差称为传导时间,再从人体测两点间距离,代入下列公式,即为传导速度:

运动神经传导速度(m/s)= 两刺激点间距离(mm)/该段神经传导时间(ms)。

以尺神经为例记录电极为小指展肌,在尺神经腕部刺激,复合肌肉动作电位(CMAP)潜伏期为2.8毫秒,肘部刺激,CMAP潜伏期为6.9毫秒,测出两刺激点距离为220mm,则尺神经由腕至肘的运动神经传导速度(MNCV)为 220/(6.9 − 2.8) = 53.7m/s(图 13-9)。

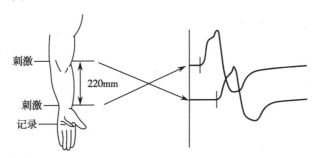

图 13-9　尺神经运动传导的测定

2. 不同类型异常的特点

（1）在病灶近端刺激,波幅明显下降而潜伏期正常或接近正常,发生于损害的早期,常见于部分神经损伤或轴索断伤早期。

（2）在病变部位以上刺激时,传导减慢而波幅相对正常,提示有大多数神经纤维节段性脱髓鞘改变。

（3）如果绝大多数神经纤维都不能通过病灶进行传导,就没有神经兴奋反应,此时应鉴别是神经失用还是神经完全断伤。

（三）感觉神经传导测定

1. 测定和计算方法

（1）测定方法:①顺向法,在神经远端刺激,而在近端记录神经的感觉电位;②逆向法,在近端刺激神经干,而在远端记录神经的感觉电位。感觉电位一般很小,因此,要求仪器有高增益、低噪声性能,并采用叠加平均技术,临床比较常用。

（2）计算方法:感觉神经传导速度可以直接由刺激点到记录点之间的距离和潜伏期来计算。

感觉神经传导速度(m/s)= 刺激与记录点间的距离(mm)/诱发电位的潜伏期(ms)。

以尺神经为例:刺激小指,至腕部尺神经记录的感觉神经动作电位(SNAP)潜伏期为2.0毫秒,测量刺激点与记录点间的距离为115mm,则尺神经小指至腕的感觉神经传导速度为 115/2.0＝57.5m/s(图 13-10)。

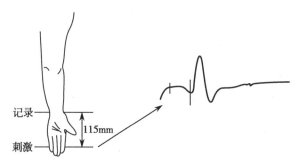

图 13-10　尺神经感觉传导测定

2. 不同类型异常的特点　上述运动传导的三种异常在感觉神经传导速度分析中也是适用的。明显的传导减慢有利于脱髓鞘病的诊断,而在轴索断伤时波幅是明显下降的,感觉神经的退行性变只在后根结节以下受损时出现。因此,周围神经感觉动作电位的正常与否也可作为神经根、神经丛和周围神经受损的鉴别要点。

（四）常用的神经传导速度测定

1. 正中神经　正中神经比较表浅,运动神经传导测定时,多在肘部和腕部刺激,在拇短展肌记录,腕部刺激点阴极距记录电极约 5cm,地线置于腕背上(图 13-11)。逆向法感觉神经传导测定时,将环状电极作为记录电极放在中指或示指,刺激电极在腕部正中神经上距离记录电极约 13cm,阴极朝向记录电极(图 13-12)。

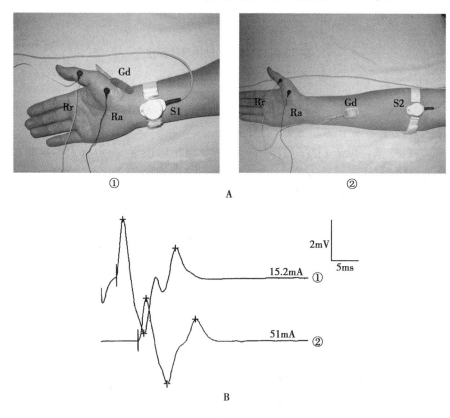

图 13-11　正中神经运动传导的测定

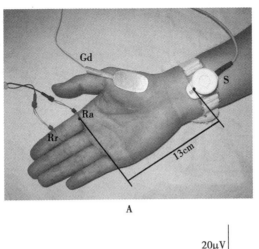

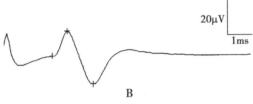

图 13-12　正中神经感觉传导的测定

2. 尺神经　尺神经干也比较表浅,肘段尤其明显,一般在尺神经运动传导测定时,肘关节屈曲 90°检查较准确。常用刺激点有肘上、肘下和腕部,在小指展肌记录,腕部刺激点阴极距记录电极约 5cm,地线置于腕背上(图 13-13)。逆向法感觉神经传导测定时,将环状电极作为记录电极放在小指上,刺激电极在腕部尺神经上距离记录电极约 11cm,阴极朝向记录电极(图 13-14)。

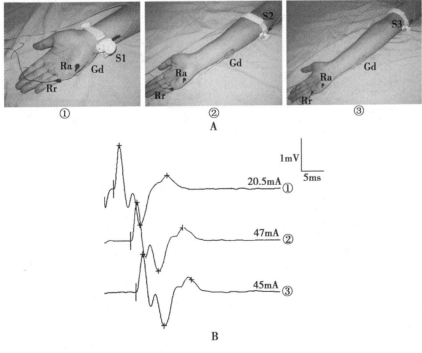

图 13-13　尺神经运动传导的测定

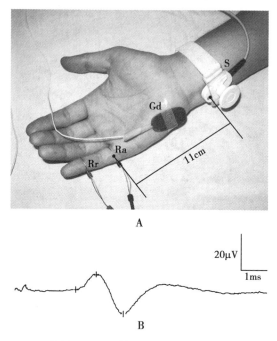

图 13-14 尺神经感觉传导的测定

3. 桡神经 基于桡神经的解剖特点,桡神经不像正中神经及尺神经容易刺激。常用刺激点有 Erb 点、桡神经沟处及肘部,通常在指总伸肌或示指固有伸肌记录(图 13-15)。逆向法感觉神经传导测定时,记录电极放在手背拇指和示指形成的 V 字形底部上,刺激电极在手背距离记录电极约 10cm,阴极朝向记录电极(图 13-16)。

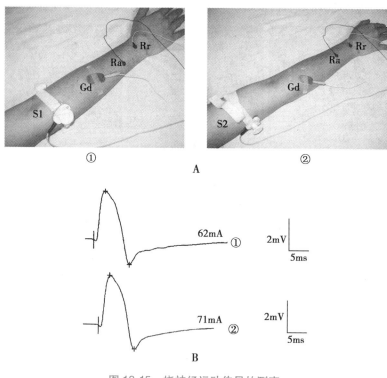

图 13-15 桡神经运动传导的测定

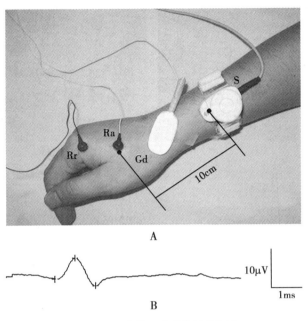

图 13-16　桡神经感觉传导的测定

4. 腓总神经　常用的刺激点在腓总神经腓骨小头下及踝背,在趾短伸肌记录,踝背刺激点阴极通常距离记录点约 7cm(图 13-17)

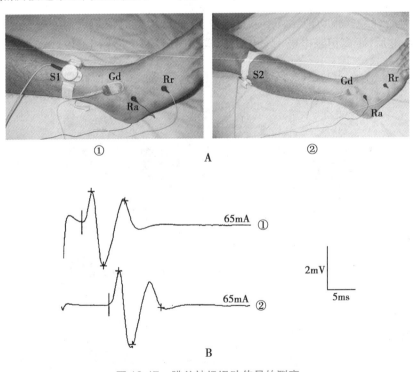

图 13-17　腓总神经运动传导的测定

5. 胫神经　刺激点在腘窝和内踝,在姆短展肌记录,内踝刺激点阴极通常距离记录点约 9cm(图 13-18),腘窝处刺激强度要大。

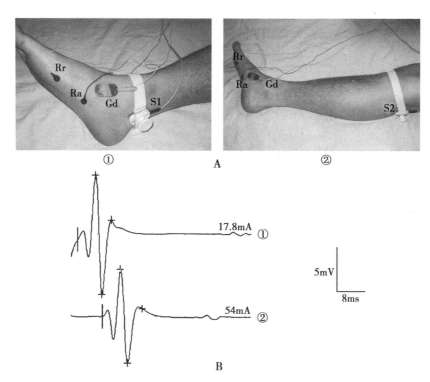

图 13-18　胫神经运动传导的测定

6. 腓肠神经　腓肠神经属于感觉神经,逆向法检查时记录点在外踝下方稍后,刺激点在小腿后,距离记录电极 15cm 处,阴极朝向记录电极(图 13-19)。

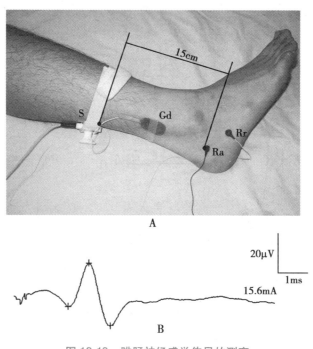

图 13-19　腓肠神经感觉传导的测定

## 二、诱发电位

诱发电位(evoked potential, EP)是指中枢神经系统在感受内在或外部各种特异性刺激过程中产生的生物电活动。诱发电位的出现与刺激之间有确定和严格的时间和位相关系,即所谓"锁时"特征,具体表现为有固定的潜伏时。在临床实践中,诱发电位常用来评价感觉和运动通路的功能状态以及高级神经活动(如认知功能)。

（一）诱发电位检测目的

诱发电位检测的目的在于:①用于功能障碍筛查;②作为疾病诊断依据,并帮助定位;③鉴别器质性和功能性疾病;④评定病情变化及疗效;⑤进行术中监测;⑥判断预后。

（二）诱发电位检测要求与特点

诱发电位与其他临床神经电生理检测一样,包括刺激系统、记录系统和信号处理系统。由于诱发电位尤其是短潜伏期诱发电位的波幅较低,其信号处理系统中必须应用平均叠加技术,平均叠加次数因诱发电位类型的不同而不同。平均叠加技术有其技术和理论上的不足,在实际应用中应尽可能地减少噪声源。为保证检出结果的可靠性,诱发电位检测要求至少重复一次,必要时需重复检测多次。需要利用各种滤波技术以排除伪迹。诱发电位记录导联标准采用国际脑电图10~20系统电极安装法。

诱发电位只能做定量而不是定性评定;绝对潜伏期受诸多因素的影响,临床意义不大,只有当其超出正常值的2或3倍标准差时才可视为异常;双侧相应波的侧间潜伏期差值为自身对照值,可消除身高、肢长、性别、年龄等因素的影响,在临床应用中意义更大;因正常人的波形和波幅差异较大,故临床常采用前后波的波幅比值,且应结合临床综合分析,只有当正常人均可检出的主波完全缺失,并排除了技术因素之后才可确定为异常。

（三）感觉诱发电位

1. 躯体感觉诱发电位　躯体感觉诱发电位是刺激躯体神经,在中枢记录的神经电位,包括头皮和脊髓诱发电位,通过对电位的分析,了解躯体神经通路的功能状态。

2. 脑干听觉诱发电位　脑干听觉诱发电位是通过声音的刺激,引出听神经短暂的潜伏期电位,再对波形、阈值、潜伏期、反应特性等分析,了解听神经、脑干以及皮质相应区的功能。

3. 视觉诱发电位　视觉诱发电位是利用光的刺激,将枕叶皮质记录到的电位进行分析,判断视神经通路的功能状态是否正常。

（四）运动诱发电位

运动诱发电位是指应用电或电磁刺激皮质运动区或脊髓,产生的兴奋通过下行传导通路使脊髓前角细胞或周围神经运动纤维,在相应肌肉表面记录到的运动单位电位。需在电磁屏蔽室进行,用电磁刺激相应的脑区,记录电极可放于小指外展肌、肱二头肌、拇展肌记录诱发电位,主要反映运动神经传导功能状态。因电刺激强度要求太大,可致疼痛,故临床较少应用。

（罗　萍）

**复习思考题**

1. 简述运动单位电位的概念。
2. 简述正常肌电图的表现。
3. 简述纤颤电位的概念及其病理意义。

# 第十四章

# 心肺功能评定

## 学习要点

心肺功能评定目的;心功能的评定方法;肺功能的评定方法。

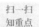

## 第一节 概　　述

心肺功能是人体新陈代谢的基础,是维持人体生命活动不可缺少的重要组成部分。当需要对患者进行心肺康复治疗,或其他康复治疗前必须明确患者的心肺功能状况时,应当先对患者的心脏功能和呼吸功能做出客观、准确的评价,以便制订切实可行的康复计划措施。在康复治疗过程中,心肺功能评定也可以作为检测康复治疗效果的手段而反复运用。

### 一、心功能概念

心脏是人体的重要器官,心脏的功能体现在多个方面。广义的心功能包括:①机械功能:主要是心脏的收缩功能和舒张功能;②神经内分泌功能:指心脏可以分泌某些神经递质与内分泌激素;③电生理功能:指心肌内特殊传导系统具有兴奋性、自律性、传导性及不应性。狭义的心功能主要是指心脏的机械功能,它承担维持全身血液循环的重任。

心功能可以从心率、心排血量、每搏量、左心室收缩末期容量、左心室舒张末期容量、射血分数、心动周期、心室收缩时间、心室舒张时间、冠脉血流量、冠脉血氧含量、心脏的氧耗量等指标反映出来。

### 二、肺功能概念

肺的生理功能主要是进行气体交换,从外环境中摄取氧,并排出二氧化碳。肺的功能可以从呼吸功能反映出来。正常的呼吸功能取决于完整而扩张良好的胸廓、健全的呼吸肌和肺组织以及呼吸中枢。健康成人每天约吸入空气 2 000L 以满足机体代谢的需要。肺循环和肺泡之间的气体交换称为外呼吸,它包括肺与外环境之间进行气体交换的通气功能,以及肺泡内的气体与肺毛细血管之间进行气体交换的换气功能。体循环和组织细胞之间的气体交换称为内呼吸。细胞代谢所需的氧及产生的二氧化碳由血液携带,在体循环毛细血管和肺循环毛细血管之间运输。

### 课堂互动

血液在体内的循环经过哪些过程? 空气从鼻腔经过哪些结构到达肺泡?

## 第二节　心功能评定

心功能评定对协助心脏病的诊断,了解心脏功能储备和适应能力,制订康复治疗计划及判断预后具有重要作用。由于多种因素均可造成心脏功能损害,所以,在进行心脏康复前及康复治疗过程中,应反复多次地从不同侧面、不同角度对患者进行心功能评定。

### 一、心功能评定步骤

心功能评定的步骤包括:①向评定对象简要说明检测的目的和方法,以取得配合;②查阅病历,了解病史;③进行体格检查;④解释检测项目的基本要求,在正式测定前可让评定对象实际体会一次;⑤做好运动试验前的必要准备;⑥按要求正规操作,仔细观察,运动试验中如出现终止试验的指征应及时停止试验,并密切观察处理;⑦达到预定运动终点或出现终止试验的指征时,应逐渐减缓运动量至停止,不宜突然终止试验,以免发生异常情况;⑧记录检测结果;⑨综合分析所有信息,做出障碍学诊断。

### 二、心功能评定方法

心功能评定方法有多种,包括传统的询问病史和体格检查,简明实用的主观感受分级,以及借助现代仪器设备的检测方法。常用的心功能评定方法包括对体力活动的主观感觉分级(心功能分级、自觉用力程度分级)、超声心动图、心脏负荷试验(心电运动试验、六分钟步行试验)等。

#### (一) 了解病史

详细询问患者心脏疾病的发病经过和目前状况。如有心肌梗死的患者,应仔细了解其何时发生心肌梗死,主要治疗经过(溶栓、放置支架、搭桥手术等),药物治疗情况,有无合并糖尿病、高血压、高脂血症及肾脏疾病,目前是否还有心绞痛发作等。

#### (二) 体格检查

体格检查重点在心血管方面。如有无劳力性气促及活动受限,是否存在颈静脉怒张、对称性凹陷性低垂部位水肿、肺部啰音、胸腔积液,是否有心脏扩大、心脏杂音、奔马律、心律不齐、心动过速,有无肝颈静脉回流征阳性、肝大、腹水征等。

#### (三) 心功能分级

美国心脏病学会心功能分级方法简便易行,被广泛接受。该分级方法主要用于心脏病患者心功能的初步评定,并可指导患者的日常生活活动及康复治疗。缺点是该方法主要依赖评定对象个人的主观表现,同时也受评定对象表达能力影响,所以评定结果有时存在一定差异(表 14-1)。

表 14-1 心脏功能分级

| 分级 | 临床情况 | 持续-间歇活动的能量消耗(kcal/min) | 最大代谢当量(METs) |
|---|---|---|---|
| Ⅰ级 | 患有心脏疾病,其体力活动不受限制。一般体力活动不引起疲劳、心悸、呼吸困难或心绞痛 | 4.0~6.0 | 6.5 |
| Ⅱ级 | 患有心脏疾病,其体力活动稍受限制,休息时感到舒适。一般体力活动可引起疲劳、心悸、呼吸困难或心绞痛 | 3.0~4.0 | 4.5 |
| Ⅲ级 | 患有心脏疾病,其体力活动大受限制,休息时感到舒适。轻于一般体力活动即可引起疲劳、心悸、呼吸困难或心绞痛 | 2.0~3.0 | 3.0 |
| Ⅳ级 | 患有心脏疾病,不能从事任何体力活动,在休息时也有心功能不全或心绞痛症状,任何体力活动均可使症状加重 | 1.0~2.0 | 1.5 |

（四）六分钟步行试验

六分钟步行试验是一种简便易行、安全有效的心脏功能检测方法。测验时要求评定对象尽可能地行走,测定其六分钟内步行的距离。六分钟内步行距离少于 150m 提示严重心衰;步行距离 150~425m 表明中度心衰;步行距离 426~550m 为轻度心衰。六分钟步行试验可用于评估评定对象心脏储备功能,评价药物治疗和康复训练的效果。

（五）心脏超声检查

超声心动图不仅能直接观察心脏和大血管的结构,还可以随着心动周期的变化推算心脏泵血功能、收缩功能和舒张功能。其优点是无创伤,对人体无害,可反复检测。

1. 左室每搏排血量(SV)和心排血量(CO) 应用超声测量心脏内径等数据,再通过公式计算出左室每搏排血量和心排血量。心排血量增高见于各种高搏出量状态,降低见于心功能不全或失血、休克状态。

2. 射血分数(EF) 即每搏排血量占左室舒张末期容量(EDV)的百分比,反映左室的排血效率。射血分数可用于评定心肌的收缩功能,其变化可以反映心肌收缩力的改变。一般认为射血分数低于 58% 时可以考虑为异常。射血分数在 50%~57% 为轻度降低,35%~49% 为中度降低,34% 以下为明显降低。

（六）心脏导管及核素扫描检查

1. 心室造影 将导管插入左心室,快速注入造影剂并摄片,从摄片上出现的心动周期不同时刻的左心室心内膜边缘算出每搏量、射血分数等,对心室的节段性运动异常进行定性或定量分析。

2. 指示剂稀释法 从右心房经导管快速注入冰水,冰水与血液混合后进入肺动脉内,测定肺动脉的血液温度,通过计算机自动计算出心排血量。

3. 放射性核素扫描 利用$^{201}$TI 和$^{99}$Tc 通过门控心肌显像,获得左室舒张和收缩期图像，从而可以计算出不同的左室功能参数、左室腔与心肌计数比值和肺心计数比值等，亦可预测心功能的比值。

### （七）心电运动试验

心电运动试验（ECG）是最常用的心脏负荷试验，是通过一定负荷量的生理运动来了解评定对象生理及病理变化的一种试验检测方法。心血管系统有巨大的储备能力，某些静止时难以被检查出来的心脏功能异常，在运动时由于负荷增加可表现出异常，通过心电运动试验而得以发现。所以，心电运动试验就是通过观察评定对象运动时的各种反应（血压、呼吸、心率、心电图、气体代谢、临床症状及体征等），来判断其心、肺、骨骼肌等的储备功能（实际负荷能力）和机体对运动的实际耐受能力。心电运动试验是临床评价已知或可疑心血管病，尤其是冠心病的最主要、也是最有价值的无创性诊断试验。

人体肌肉运动通常分为等长运动和等张运动两种类型，一般情况下，是两种运动的混合而以某种运动为主。等长运动是肌肉做功时，肌肉长度基本保持不变，而肌肉张力明显增高，从而导致外周血管阻力显著增加，引起血压明显升高，心脏后负荷增加，使冠脉和骨骼肌血管阻力增加，冠脉灌注减少。因此，等长运动对心血管患者是不利的。典型的等长运动包括举重、搬运重物、握拳等。

等张运动是指肌肉做功时，肌肉张力保持相对恒定，而肌肉长度有规律地舒缩。典型的等张运动包括行走、跑步、游泳、骑自行车等有氧运动。等张运动时，骨骼肌及冠状血管是扩张的，血压轻度升高，因心排出量增加，使冠脉血流量和流速增加，血液能有效到达肌肉等运动部位，参与肌肉有氧代谢过程。有氧运动涉及肺的通气功能、换气功能、呼吸储备能力、心排血量、心脏储备能力、心肌耗氧量，血液携氧能力（血红蛋白含量）及肌组织的有氧代谢能力等，它可以有效提高呼吸和心血管功能，改善代谢过程。由此可见，等张运动最符合人体生理过程，是健康人和心血管患者适宜采用的运动形式。因此，心电运动试验的运动形式应以等张运动为主，尽量避免等长运动，这对提高运动试验的安全性和准确性十分重要。

1. 心电运动试验的目的　可以为心脏疾病诊断、指导治疗和日常生活活动、判断预后及评估疗效提供客观依据。

（1）为制订运动处方提供依据：心功能和体力活动能力与运动试验时可耐受的运动负荷呈正相关。通过了解评定对象可耐受的运动负荷，可判断其心功能，指导日常生活活动和劳动强度，并制订运动处方，从而保证康复训练的有效性和安全性。

（2）用于冠心病早期诊断：心电运动试验主要是通过运动来增加心脏工作负荷和心肌耗氧量，再根据心电图 ST 段偏移情况诊断冠心病，有较高的灵敏性和特异性，是冠心病早期诊断最有效和最常用的方法。近年来尽管有了冠状动脉造影和心脏核素运动试验等更先进的诊断方法，但因其有创伤且价格昂贵，所以，心电运动试验对冠心病的早期诊断仍然具有重要价值。

（3）判断冠心病的轻重及预后：心电运动试验中发生心肌缺血的运动负荷越低、心肌耗氧水平越低（即心率、血压越低）、ST 段下移的程度越大，冠心病的程度就越重，预后也越差。

（4）发现和鉴别心律失常：如果运动诱发或加剧心律失常提示为器质性心脏疾病，应避免运动或调整运动量；如运动使心律失常减轻、甚至消失则提示为良性心律失常,日常生活活动和运动不必限制。

（5）确定评定对象运动的危险性：低水平运动试验中如诱发心肌缺血、心绞痛、严重心律失常、心力衰竭症状等，均提示评定对象进行运动试验的危险性大。

（6）评价康复治疗训练的效果：重复进行心电运动试验，根据评定对象对运动耐受程度的变化，评价康复治疗和运动锻炼的效果。

（7）其他：根据心电运动试验的反应，选择手术适应证，判断窦房结功能等。

 知识链接

**心电运动试验临床**

心电运动试验临床主要用于评价心脏功能容量和肺功能状态，鉴别呼吸困难的不同类型，评估心肺疾病患者的治疗效果。也用于判断外科大手术的风险及预后，评估心肺移植的生存潜能。

2. 心电运动试验的类型　心电运动试验的设备包括心电、血压监测仪，通气量、呼气中氧和二氧化碳浓度的测量分析装置及运动计量设备。根据所需设备、终止试验的运动强度等不同，运动试验可分为不同种类。

（1）按所需设备分类：可分为活动平板试验、踏车试验、台阶试验等。

活动平板试验：又称跑台试验，它是让评定对象按预先设计的运动方案，在能自动调节坡度和速度的活动平板上，随着活动平板坡度和速度（运动强度）提高进行"走→跑"的运动，逐渐增加心率和心脏负荷，最后达到预期运动目标。活动平板试验的运动强度以最大代谢当量（METs）值表示，其大小取决于活动平板运动速度和坡度的组合。活动平板试验是一种运动方式自然、符合人体生理要求的全身运动方式，其等长运动的成分可降至最小。它适用于任何能够比较正常地行走者（如装配下肢假肢者、步行能力接近正常的偏瘫者）。活动平板试验已很好地标准化，其运动速度和坡度可根据需要灵活调节，容易达到预期最高心率，能在较短时间内完成运动试验。

踏车试验：让评定对象如同骑自行车一样骑在自行车功率计上进行踏车运动，采用机械或电动的方式逐渐增加踏车阻力，以加大评定对象的运动负荷，直至达到预期的运动目标。如评定对象不能取坐位，可用卧位踏车功率计进行。其运动强度以功率表示，单位为瓦特（W）或千克·米/分（kg·m/min）。$1W = 6.12kg \cdot m/min$（kg为运动阻力单位；m/min表示每分钟功率自行车转动的距离）。与活动平板试验相比，踏车试验的优点是价格便宜、噪声小且占用空间少。由于运动试验时躯干及上肢相对固定，使测量血压比较容易，心电图记录也不易受运动动作的干扰，评定对象无恐惧心理。踏车试验对于评定冠心病心功能水平的价值与跑台试验相似。

台阶试验：是根据评定对象的性别、年龄、体重计算出90秒内登台阶的次数，让其按节拍反复上下每级梯高23cm的二阶梯，最后根据运动前后的心电图判断结果。其方法简便安全。

活动平板试验噪声较大，且需要一定空间，神经系统疾患、下肢关节疾病及超重的患者可能达不到预期运动水平。踏车试验对于运动员等体力较好的人往往不能达到最大心脏负荷，或因下肢易感疲劳等原因，有的提前终止运动，此外，踏车运动耗氧量受体重影响，同级运动每千克体重耗氧随体重增加而减少。台阶试验很难达到最大心肌耗氧量,阳性率偏低。

(2)按终止试验的运动强度分类:可分为极量运动试验、亚极量运动试验、症状限制运动试验和低水平运动试验等。

极量运动试验:其运动强度逐渐递增,直至评定对象感到精疲力竭,或心率、摄氧量在继续运动时不再增加为止,即达到生理极限。极量运动试验有一定的危险性,只适用于运动员及健康的青年人,以测定个体最大做功能力、最大心率和最大摄氧量。极量运动试验可按性别和年龄推算的预计最大心率(220-年龄)作为终止试验的标准。

亚极量运动试验:运动至心率达到亚极量心率,即按年龄预计最大心率(220-年龄)的85%或达到参照值(195-年龄)时终止试验。亚极量运动试验比较安全,适用于测定非心脏病患者的心功能和体力活动能力。但由于预计最大心率个体变异较大,可超过12次/分(约为预计亚极量心率的10%),故而试验的可靠性受到影响。

症状限制运动试验:运动进行到出现必须停止运动的指征为止。停止运动的指征包括:①出现呼吸困难、胸闷、胸痛、心绞痛、极度疲劳、下肢疼挛、严重跛行、身体摇晃、头晕耳鸣、恶心、意识丧失、面色苍白、表情痛苦、发绀、出冷汗等症状和体征。②运动负荷增加时收缩压不升高反而下降,低于安静时收缩压10mmHg以上;运动负荷增加时收缩压升高,超过220~250mmHg;运动负荷增加时舒张压上升,超过110~120mmHg;或舒张压上升超过安静时15~20mmHg。③运动负荷不变或增加时,心率不增加,甚至下降超过10次/分。④心电图显示ST段下降或上升大于或等于1mm;出现严重心律失常。⑤评定对象要求停止运动。症状限制运动试验是临床最常用的试验方法,用于冠心病诊断,评定正常人和病情稳定的心脏病患者的心功能和体力活动能力。

低水平运动试验:运动至特定的、低水平的靶心率、血压和运动强度为止。即运动中最高心率达到130~140次/分,或比安静时增加20次/分;最高血压达到160mmHg,或比安静时升高20~40mmHg,运动强度达到3~4METs作为终止试验的标准。低水平运动试验是临床常用的试验方法,其目的在于检测从事轻度活动及日常生活活动的耐受能力。适用于急性心肌梗死后或心脏术后早期康复的患者,以及其他病情较重者,作为出院评估、决定运动处方、预告危险及用药的参考。

(3)按试验方案分类:可分为单级运动试验、多级运动试验。单级运动试验指运动试验过程中运动强度始终保持不变的运动试验,如台阶试验。多级运动试验又称递增负荷运动试验(GXT),指运动试验过程中,运动强度逐渐增加的运动试验,如活动平板试验、踏车试验等。

3. 心电运动试验的禁忌证

(1)绝对禁忌证:①急性心肌梗死(2天内);②药物未能控制的不稳定型心绞痛;③引起症状和血流动力学障碍的未控制的心律失常;④严重动脉狭窄;⑤未控制的症状明显的心力衰竭;⑥急性肺动脉栓塞和肺梗死;⑦急性心肌炎或心包炎;⑧急性主动脉夹层。

(2)相对禁忌证:①左右冠状动脉主干狭窄和同等病变;②中度瓣膜狭窄性心脏病;③明显的心动过速或过缓;④肥厚型心肌病或其他原因所致的流出道梗阻性病变;⑤电解质紊乱;⑥高度房室传导阻滞及窦房传导阻滞;⑦严重动脉压升高;⑧精神障碍或肢体活动障碍,不能配合运动试验者。

4. 心电运动试验方案　根据评定对象个体情况及试验目的的不同,选择不同的方案。方案难易应适度,运动试验的起始负荷必须低于评定对象的最大承受能力,每级运动负荷最好持续 2~3 分钟,运动试验总时间控制在 8~12 分钟为宜。

(1)平板运动试验方案:根据运动负荷量的递增方式不同(变速变斜率、恒速变斜率、恒斜率变速),平板运动试验设计了 Bruce 方案、Balke 方案和 Naughton 方案。

Bruce 方案:为变速变斜率运动,是目前最常用的方案。其通过同时增加速度和坡度来增加负荷,所以每级之间耗氧量和运动负荷增量也较大(一般在 2.5~3METs),易于达到预定心率(表 14-2)。最高级别负荷量最大,一般人不会超过最大级别。Bruce 方案的主要缺点是运动负荷增加不规则,起始负荷较大(4~5METs),运动增量较大,老年人及体力差者往往不能耐受第一级负荷或负荷增量而难以完成试验。另外,因每级之间的运动负荷增量较大,也不易精确测定缺血阈值。Bruce 方案从走开始,逐渐增加负荷达到跑的速度,在从走到跑的速度临界点,评定对象通常难以控制自己的节奏,心电图记录质量也难以得到保证。

表 14-2　Bruce 平板运动试验方案

| 级别 | 速度<br>(km/h) | 坡度<br>(%) | 持续时间<br>(min) | 耗氧量<br>ml/(kg·min) | 最大代谢<br>当量 METs |
|---|---|---|---|---|---|
| 0 | 2.7 | 0 | 3 | 5.0 | 1.7 |
| 1/2 | 2.7 | 5 | 3 | 10.2 | 2.9 |
| 1 | 2.7 | 10 | 3 | 16.5 | 4.7 |
| 2 | 4.0 | 12 | 3 | 24.8 | 7.1 |
| 3 | 5.5 | 14 | 3 | 35.7 | 10.2 |
| 4 | 6.8 | 16 | 3 | 47.3 | 13.5 |
| 5 | 8.0 | 18 | 3 | 60.5 | 17.3 |
| 6 | 8.8 | 20 | 3 | 71.4 | 20.4 |
| 7 | 9.7 | 22 | 3 | 83.3 | 23.8 |

Balke 方案:为恒速变斜率运动方案。其运动速度固定在 5.1km/h 保持不变,仅依靠增加坡度来增大运动负荷(表 14-3)。Balke 方案运动负荷递增较缓慢和均匀,评定对象较易适应,适用于心肌梗死后的早期、心力衰竭或体力活动能力较差的患者检查。

表 14-3　Balke 平板运动试验方案

| 级别 | 速度<br>km/h | 坡度<br>(%) | 持续时间<br>(min) | 耗氧量<br>ml/(kg·min) | 最大代谢当量<br>METs |
|---|---|---|---|---|---|
| 1 | 5.1 | 2.5 | 2 | 15.1 | 4.3 |
| 2 | 5.1 | 5.0 | 2 | 19.0 | 5.4 |
| 3 | 5.1 | 7.5 | 2 | 22.4 | 6.4 |
| 4 | 5.1 | 10.0 | 2 | 26.0 | 7.4 |

续表

| 级别 | 速度<br>km/h | 坡度<br>(%) | 持续时间<br>(min) | 耗氧量<br>ml/(kg·min) | 最大代谢当量<br>METs |
|---|---|---|---|---|---|
| 5 | 5.1 | 12.5 | 2 | 29.7 | 8.5 |
| 6 | 5.1 | 15.0 | 2 | 33.3 | 9.5 |
| 7 | 5.1 | 17.5 | 2 | 36.7 | 10.5 |

Naughton 方案:Naughton 方案的主要特点是运动的起始负荷低,每级运动时间为2分钟,耗氧能增加1MET。由于总做功量较小,其对健康人或可疑冠心病患者显得运动量较轻,需要较长时间才能达到预期心率。但重病患者较易耐受,也能较准确地测定缺血阈值。

(2)踏车运动试验方案:最常用,是世界卫生组织(WHO)推荐的方案。每级3分钟,蹬车的速度通常选择 50~60r/min(表 14-4)。

表 14-4　踏车运动试验方案(WHO)

| 分级 | 运动负荷(kg·m/min) | | 运动时间<br>(min) |
|---|---|---|---|
| | 男 | 女 | |
| 1 | 300 | 200 | 3 |
| 2 | 600 | 400 | 3 |
| 3 | 900 | 600 | 3 |
| 4 | 1 200 | 800 | 3 |
| 5 | 1 500 | 1 000 | 3 |
| 6 | 1 800 | 1 200 | 3 |
| 7 | 2 100 | 1 400 | 3 |

(3)手摇功率计试验方案:根据评定对象的具体情况选择不变的手摇速度,通常可选择 40~70r/min;运动的起始负荷一般为 12.5W,每级负荷增量为 12.5W,每级持续时间为2分钟,直至极度疲劳。

5. 心电运动试验的操作要求　运动试验前3小时禁食、禁烟,12小时内避免剧烈体力活动。试验前尽量停用可能影响试验结果的药物,要特别注意β受体阻滞剂骤停后的反弹现象。

(1)试验开始前:检测基础心率和血压,检查 12 导联心电图和3通道监测导联心电图。注意体位摆放,测量血压时被测手臂应暂时离开车把扶手;为避免运动时的干扰,12 导联心电图的肢体导联应移至胸部,并避开肌肉和关节活动部位,监测导联一般采用双级导联。放置电极前,用乙醇擦拭局部皮肤以减少皮肤和电极界面间的电阻。准备好除颤器和抢救药品,以备出现严重情况时能及时处理。

(2)试验过程中:应密切观察和详细记录心率、血压、心电图及评定对象的各种症状和体征。每级运动结束前 30 秒测量并记录血压,试验中除用心电示波器连续监测心电图变化外,在每级运动结束前15秒应记录心电图。系统在试验过程中收集并自动分析、打印各种生理指标和气体代谢指标。如果没有终止试验的指征,在评定对象同意的前提下,可将运动强度增大至下一级,直至到达运动终点;如出现终止试验指征,应及时终止试验,并注意观察处理。

(3)试验终止后:达到预定的运动终点或出现终止试验的指征时,应逐渐降低跑台或功率自行车速度,评定对象继续行走或蹬车,直至试验终止。异常情况通常发生在运动终止后的恢复过程中,因此,终止运动后应描记即刻(30秒内)、2分钟、4分钟、6分钟的心电图并同时测量血压。以后每5分钟测定一次,直至各项指标接近试验前的水平,或评定对象症状或其他严重异常表现消失为止。

6. 心电运动试验结果分析

(1)心电图 ST 段改变:在排除器质性心脏病的情况下,ST 段下移出现在胸导联(尤其是 V5 导联)是诊断冠心病的可靠依据;运动诱发 ST 段抬高若出现在既往有心肌梗死的区域,为左室室壁运动异常的标志,提示心肌无活动或室壁瘤存在,预后不佳;ST 段改变持续时间长,涉及导联多或伴有血压下降是反映病变严重的重要指标。

(2)运动中典型心绞痛发作:运动中出现典型心绞痛发作也是心电运动试验阳性的标准之一。

(3)运动诱发心律失常:运动试验中出现频发、多源、连发性期前收缩或阵发性室速伴缺血型 ST 段改变者,提示多支冠脉病变,发生猝死的可能性大。

(4)运动中血压未能相应升高:正常心电运动试验的血压反应为收缩压随运动量增加而进行性升高,舒张压的改变相对较小。在运动负荷逐渐加大的过程中收缩压不升高,或比运动前或前一级运动时持续降低大于等于 10mmHg,或低于静息水平,提示存在冠状动脉多支病变。以上情况与 ST 段等其他指标同时出现时,提示严重心肌缺血,可作为冠心病的重要诊断根据。出现异常低血压反应的工作负荷量越低,反映病情越重。

(5)心脏变时性功能不全:当心率不能随着机体代谢需要的增加而增加,或不能满足机体代谢需求时称为心脏变时性功能不全。

心电运动试验是检测心脏变时性功能的重要方法。当评定对象极量运动时最大心率达到最大预测心率(220-年龄)的85%时,为心脏变时性功能正常;当最大心率小于最大预测心率的75%时,则为变时性功能不全。另外,变时性指数的改变可提示心脏变时性功能情况。变时性指数等于心率储备与代谢储备的比值,其正常范围为0.8~1.3。变时性指数小于0.8时为变时性功能不全,变时性指数大于1.3时为变时性功能过度。

心电运动试验中变时性功能不全是诊断冠脉病变的敏感指标,也是判断冠心病预后的重要依据。

(6)自觉用力程度分级:自觉用力程度分级(RPE)又称为 Borg 量表,由瑞典的 Borg 于1962年提出(表14-5)。其方法简易、实用,利用运动中的自我感觉来判断运动强度,在 6~20 级中每一单数级各有不同的运动感觉特征,各级乘以 10 往往与达到该点的心率基本一致。一般运动锻炼的自觉用力程度分级位于 12~15 之间,表明其运动强度是合理的。

表 14-5 自觉用力程度分级（Borg 量表）

| 自觉用力程度分级 | 主观运动感觉特征 | 相应心率（次/分） |
| --- | --- | --- |
| 6 | 安静 | 60 |
| 7 | 非常轻松 | 70 |
| 8 | | 80 |
| 9 | 很轻松 | 90 |
| 10 | | 100 |
| 11 | 轻松 | 110 |
| 12 | | 120 |
| 13 | 稍费力 | 130 |
| 14 | | 140 |
| 15 | 费力 | 150 |
| 16 | | 160 |
| 17 | 很费力 | 170 |
| 18 | | 180 |
| 19 | 非常费力 | 190 |
| 20 | | 200 |

## 第三节　肺功能评定

通常沿用临床医学常用的呼吸功能检测方法来检测肺的功能。肺功能评定包括主观的呼吸功能障碍感受分级和客观检查，从简单的肺活量测定到比较高级的呼吸生理试验。通过相关测定，不仅揭示定性诊断，还可提出定量数据，对于了解呼吸功能不全的严重程度、区别通气障碍的类型、预测耐受康复训练的能力、评估康复治疗效果提供重要的指导。

### 一、肺功能评定步骤

肺功能评定的步骤包括：①向评定对象简要地说明检测目的和方法，以取得配合；②查阅病历，了解病史；③进行体格检查；④解释检测项目的基本要求，在正式测定前可让评定对象实际体会一次；⑤按要求正规操作，仔细观察，运动试验中如出现终止试验的指征应及时停止试验，并密切观察处理；⑥记录检测结果；⑦综合分析所有信息，做出障碍学诊断。

### 二、肺功能评定方法

（一）了解病史

对呼吸功能的评定，一般从呼吸系统疾病的相关病史开始，病史中往往有咳、痰、喘等症状表现。临床上应注意了解咳嗽的性质、程度、频度、音色、持续时间、伴随症状、昼夜节律、与气候变化的关系、与体位的关系、与活动劳累的关系;咳痰的量、性质、黏度、颜色、气味、持续时间等;呼吸困难的程度、发作的时间规律、频率和节律变化、有无发绀等。另外,对吸烟史、过敏史、职业史、胸部外伤和手术史、用药史(包括氧疗情况)也应询问了解。

（二）体格检查

体格检查的重点是呼吸系统,可按视、触、叩、听的顺序进行。还应注意心血管系统及全身营养状态的检查。

视诊:观察呼吸的频率、节律、有无呼吸困难,如有呼吸困难,应辨别是吸气性呼吸困难还是呼气性呼吸困难;辅助呼吸肌是否参与呼吸运动;口唇是否发绀;胸廓外形是否正常等。

触诊:触摸呼吸动度、有无胸膜摩擦感。

叩诊:叩肺部是清音、过清音,还是浊音、实音,检查肺下界的位置。

听诊:听呼吸音的强弱,有无异常呼吸音,如有应注意其部位和强度等。

 **知识链接**

**胸部叩诊音**

叩诊音取决于被叩击部位组织器官的致密度、弹性、含气量及与体表的间距等,正常肺野叩诊呈清音,心脏部位叩诊呈实音。肺气肿时胸部叩诊呈过清音,大叶性肺炎叩诊呈浊音,胸腔积液叩诊呈实音,气胸叩诊呈鼓音。

（三）呼吸功能徒手评定

让评定对象做一些简单的动作或短距离行走,再根据其出现气短的程度来对呼吸功能做出初步评定。分为0~5级。

0级:日常生活能力和正常人一样。

1级:一般劳动较正常人容易出现气短。

2级:登楼、上坡时出现气短。

3级:慢走100m以内即感气短。

4级:说话、穿衣等轻微动作即感气短。

5级:安静时也觉气短,不能平卧。

该方法简便易行,但主要依据评定对象的主观感受,故评定结果有时存在误差。

（四）肺呼吸功能测定

1. **肺容积** 肺容积指安静时测定一次呼吸所出现的容积变化。它包括八项指标,其中潮气量、补吸气量、补呼气量和残气量称为基础肺容积;深吸气量、功能残气量、肺活量和肺总量称为基础肺活量。以上除残气量和肺总量需先测定功能残气量之后再求得外,其余指标均可用肺量计直接测定。

(1)潮气量(TC):为一次平静呼吸时进出肺内的气量。正常成人约500ml。

(2)补吸气量(IRV):在平静吸气后,再用力吸气所能吸入的最大气量。

(3)补呼气量(ERV):在平静呼气后,再用力呼气所能呼出的最大气量。正常男性约910ml,女性约560ml。

（4）深吸气量（IC）：在平静呼气后再尽力吸气所吸入的最大气量，即潮气量加补吸气量。正常人深吸气量应占肺活量的2/3，约为补呼气量的2倍，是肺活量的主要组成部分。正常男性约2 600ml，女性约1 900ml。

（5）肺活量（VC）：肺活量为潮气量、补吸气量和补呼气量之和。有两种测量法：①一期肺活量，为深吸气后尽力呼出的全部气量，正常男性约为3 470ml，女性约为2 440ml；②分期肺活量，将相隔若干次平静呼吸所分别测得的深吸气量加补呼气量即是，用于对慢性阻塞性肺疾病患者的测定。

（6）残气量（RV）及功能残气量（FRC）：残气量及功能残气量分别是最大深呼气后和平静呼气后残留于肺内的气量。它们均不能用肺量计直接测得，而需用气体分析方法间接测算，要求测定气不能与肺进行气体交换，常用氮气、氦气来检测。正常男性残气量约（1 380±631）ml，女性约（1 301±486）ml；正常男性功能残气量约（2 270±809）ml，女性约（1 858±552）ml。残气量及功能残气量增加见于肺气肿，减少见于弥漫性肺间质纤维化等病变。

（7）肺总量（TLC）：指深吸气后肺内所含的总气量，为肺活量及残气量之和。肺总量增加见于支气管哮喘、肺气肿等阻塞性肺病，肺总量减少见于肺不张、肺间质纤维化等限制性肺病。

2. 肺通气功能　通气功能指在单位时间内随呼吸运动进出肺的气量和流速，又称动态肺容积。凡影响呼吸频率和幅度的生理、病理因素均能影响通气功能。通气功能测定包括每分通气量、最大通气量、肺泡通气量以及时间肺活量等指标的测试。

（1）每分通气量（VE）：指每分钟出入肺的气量，即潮气量与呼吸频率的乘积。正常男性静息状态VE约（6 663±200）ml，女性约（4 217±160）ml。

（2）最大通气量（MVV）：指以最快频率和最大幅度呼吸1分钟的通气量。临床上，实际测定时间一般为15秒，将所测得的通气量乘以4即为最大通气量。正常男性约（104±2.71）L，女性约（82.5±2.17）L，实测值低于预测值的70%为异常。最大通气量是临床上常用的通气功能障碍判定指标，受呼吸肌肌力、体力、胸廓、气道及肺组织病变的影响。

（3）用力肺活量（FVC）：又称时间肺活量，指深吸气后用最大力量、最快速度所能呼出的气量。正常人在3秒内可将肺活量几乎完全呼出，其用力肺活量与肺活量相当。

### 知识链接

#### 每秒呼出气量与用力肺活量的关系

根据用力肺活量描记曲线可计算出第1、2、3秒所呼出的气量及各占用力肺活量的百分率，正常值分别为83%、96%、99%。阻塞性通气障碍患者，其每秒呼出气量及占用力肺活量百分率减少。

（4）肺泡通气量（VA）：指每分钟进入呼吸性细支气管及肺泡的气量。进入肺的气量，只有肺泡通气量这部分气量才能参与气体交换，反映了有效通气量。另一部分存留在呼吸性细支气管以上气道中的气量（约150ml）不参与气体交换，称解剖无效腔

（即死腔气,VD）。而进入肺泡中的气体,若无相应肺泡毛细血管血流与其进行气体交换,也会产生无效腔效应,称为肺泡无效腔。肺泡无效腔与解剖无效腔合称生理无效腔。呼吸越浅,无效腔占潮气量的比率越大,所以,浅快呼吸的通气效率比深慢呼吸要差。

3. 通气功能障碍分型　通气功能障碍可分阻塞性、限制性和混合性三种类型。临床上主要是根据 VC 或最大通气量的实测值占预计值的百分比以及 1 秒率来判断肺功能情况(表 14-6)和通气功能障碍类型(表 14-7)。

表 14-6　肺功能不全分级

| 肺功能分级 | （VC 或 MVV)实/预(%) | FEV$_1$(%) |
|---|---|---|
| 基本正常 | 大于 80 | 大于 70 |
| 轻度减退 | 80~71 | 70~61 |
| 显著减退 | 70~51 | 60~41 |
| 严重减退 | 50~21 | 不超过 40 |
| 呼吸衰竭 | 不超过 20 | |

表 14-7　肺通气功能障碍分型

| 肺功能指标 | 阻塞性 | 限制性 | 混合性 |
|---|---|---|---|
| VC | 正常或降低 | 明显降低 | 降低 |
| MVV | 明显降低 | 降低或正常 | 降低 |
| FEV$_1$% | 明显降低 | 正常或升高 | 降低 |

（五）动脉血气分析

呼吸的生理功能保证了静脉血的动脉化,血气分析可了解肺部气体交换的情况和酸碱状态,是对呼吸功能的综合评定。机体动脉血内气体及其他成分均相同,而静脉血内气体则随身体各部位组织的成分及代谢率、血流灌注量的不同而异。所以,评定肺功能通常以动脉血为分析对象。动脉血气分析的主要指标有动脉血氧分压、动脉血氧饱和度、动脉血二氧化碳分压等。

1. 动脉血氧分压($PaO_2$)　指血浆中物理溶解的氧分子所产生的压力。正常值为 80~100mmHg,随着年龄的增加,正常值下降。

2. 动脉血氧饱和度($SaO_2$%)　指单位血红蛋白的含氧百分数。正常值为 97%,当动脉血氧分压低于 60mmHg,血红蛋白氧解离曲线处于陡直段时,动脉血氧饱和度才反映出缺氧状态。

3. 动脉血二氧化碳分压($PaCO_2$)　指血浆中物理溶解的二氧化碳分子所产生的压力。是反映呼吸性酸碱平衡的重要指标,其正常值为 35~45mmHg。增多表示通气不足,为呼吸性酸中毒;降低表示换气过度,为呼吸性碱中毒。

4. pH　指体液内氢离子浓度的负对数,是反映体液总酸度的指标,受呼吸和代谢双重因素影响。正常值为 7.35~7.45。

5. 实际碳酸氢盐　指隔绝空气的血液标本在实验条件下所测得的血浆碳酸氢根

离子($HCO_3^-$)值。是反映酸碱平衡代谢因素的指标,正常值为 22~27mmol/L。代谢性呼吸性酸中毒时可见碳酸氢根离子继发性升高。

6. 剩余碱(BE) 为表示血浆碱储量增加或减少的量。是反映酸碱平衡代谢性因素的指标,正常范围为(-3~+3)mmol/L。剩余碱正值时表示缓冲碱增加,剩余碱负值时表示缓冲碱减少或缺失。

### (六)有氧代谢能力评定

有氧代谢评定是通过呼吸气分析,推算体内气体代谢情况的一种动态检测方法。该方法无创伤、可反复,能综合反映心肺功能状态和体力活动能力,是很有临床价值的生理指标。

1. 摄氧量($VO_2$) 又称耗氧量、吸氧量,指机体所摄取或消耗的氧量。是反映机体能量消耗和运动强度的指标,也反映机体摄取和利用氧的能力。摄氧量 20~30ml/(kg·min)者可从事重体力劳动,15ml/(kg·min)者可从事一般体力劳动,5~7ml/(kg·min)者只能从事轻体力劳动。

2. 最大摄氧量($VO_{2max}$) 又称为最大耗氧量、最大吸氧量或最大有氧能力,是指运动强度达到最大时机体所摄取并提供组织细胞消耗的最大氧量。它是综合反映心肺功能状态和最大有氧运动能力的最好生理指标。正常人最大摄氧量取决于心排血量和动静脉氧分压差,且受心肺功能、血管功能、血液携氧能力和肌肉细胞有氧代谢能力的影响。如果氧的摄入、弥散、运输和利用能力下降则最大摄氧量降低,反之则提高。运动训练,尤其是耐力训练可通过中心效应(心肺功能改善)和外周效应(骨骼肌代谢能力改善)来提高最大摄氧量。按每千克体重计算的最大摄氧量(相对最大摄氧量)有明显的年龄和性别差异,女性约为男性的 70%~80%,男性在 13~16 岁时最高,女性在 12 岁左右最高。

最大摄氧量可以通过极量运动试验(平板运动试验最佳)直接测定,其运动达到极量时呼吸分析仪所测定的摄氧量即为最大摄氧量。判断达到最大摄氧量的标准是:①分级运动中两级负荷的摄氧量差值小于5%,或小于每分钟每千克体重2ml;②呼吸商成人大于1.1(儿童大于1.0);③继续运动时摄氧量开始降低;④评定对象精疲力竭或出现其他停止运动试验的指征。

无经常锻炼习惯的正常人,其最大摄氧量参考值见表14-8。

表 14-8　正常人最大摄氧量

| 年龄(岁) | 最大摄氧量(男性/女性) L/min | 最大摄氧量(男性/女性) ml/(kg·min) |
|---|---|---|
| 20~29 | 3.10~3.69/2.00~2.49 | 44~51/35~43 |
| 30~39 | 2.80~3.39/1.90~2.39 | 40~47/34~41 |
| 40~49 | 2.50~3.09/1.80~2.29 | 36~43/32~40 |
| 50~59 | 2.20~2.79/1.60~2.09 | 32~39/29~36 |

3. 代谢当量(MET) 为表示相对能量代谢水平和运动强度的重要指标。正常成人坐位安静状态下耗氧量为 3.5ml/(kg·min),将此定为 1MET,根据其他活动时的耗氧量,即可推算出其相应的 METs 值。尽管不同个体在从事相同活动时,其实际的耗

氧量可能不同,但不同的人在从事相同活动时其代谢当量值基本相等。所以,代谢当量值可以用来表示运动强度、制订个体化运动处方、指导日常生活和职业活动、判定最大运动能力和心功能水平等。

4. 无氧阈(AT) 指人体在逐级递增负荷运动中,有氧代谢不能满足运动肌肉的能量需求,开始大量动用无氧代谢供能的临界点。无氧阈是测定有氧代谢能力的重要指标,无氧阈值越高,机体的有氧供能能力越强。无氧阈相当于一般人心率在 140~150 次/分,或最大摄氧量的 50%~60%时的运动强度。如果主要训练有氧耐力,则运动强度应在无氧阈以下,这对中老年人及心血管病患者较为安全;若主要训练机体的无氧耐力,则运动强度应在无氧阈以上。无氧阈测定一般采用无创的通气无氧阈(通气阈)和有创的乳酸无氧阈(乳酸阈)法测定。

5. 氧脉搏(OP) 为氧摄取量与心率的比值。代表体内氧的运输效率,即每次心搏所能输送的氧量,一定程度上反映了每搏排血量的大小。氧脉搏减小表明心脏储备功能下降,心排血量的增加主要依靠心率代偿来完成。

6. 呼吸商(RQ) 为每分钟二氧化碳排出量与每分钟耗氧量之比。呼吸商反映了体内能量产生的来源(有氧供能或无氧供能)和酸碱平衡状况。在代谢性酸中毒,或体内代谢的主要方式由有氧代谢转化为无氧代谢时,呼吸商可明显升高。

7. 氧通气当量(VE/VO$_2$) 又称为氧通气比量,指消耗 1L 摄氧量所需的通气量。是确定无氧阈最敏感的指标。

8. 呼吸储备(BR) 指最大通气量与最大运动每分通气量差的绝对值(MVV-VE-max),或以最大运动每分通气量占最大通气量的百分比来表示。正常的呼吸储备功能值大于 15L/min。阻塞性肺病患者的呼吸储备减小。

(龚 憬)

复习思考题

扫一扫
测一测

1. 简述心功能徒手评定分级法。
2. 简述肺功能徒手评定分级法。
3. 试述如何选择心脏运动负荷试验的运动形式。
4. 简述心电运动试验的操作要求。

PPT 课件
15章PPT

# 第十五章

# 心理功能评定

扫一扫
知重点

## 学习要点

认知功能筛查,注意障碍、记忆障碍、知觉障碍的临床表现及常用评定方法;智力、人格、抑郁与焦虑情绪的评定方法。

## 第一节 概 述

### 一、基本概念

心理是人脑对客观现实主观能动的反映。人的心理包括认识活动、情感活动、意志活动和个性心理。

心理功能评定是应用精神病学、心理学理论和技术对人的各种心理特征进行量化概括和推断的评价方法。严重创伤和疾病常引起患者一系列心理变化,通过心理评定能够准确掌握患者心理状况,帮助患者采取积极应对措施,调整心理环境。心理功能评定涵盖对认知功能、智力、人格、情绪情感等的评定。

认知是认识和知晓事物过程的总称,指人脑在对客观事物的认识过程中对感觉输入信息的获取、编码、操作和使用过程,是输入、输出之间发生的内部心理过程,这一过程包括知觉、注意、记忆及思维等。认知是人们为了适应环境需要而获得和应用信息的能力。认知功能障碍是脑损伤导致大脑为解决问题而摄取、储存、重整和处理信息的基本功能障碍而出现的异常表现。各种原因引起的不同脑区的损害可导致不同形式和程度的认知功能障碍,广泛的大脑皮质损伤可出现全面的智力减退甚至成为痴呆。认知功能障碍主要包括注意障碍、记忆障碍、知觉功能障碍等。

智力也称智能,是指学习能力,保持知识、推理和应用抽象思维创造性解决问题的能力。它反映了人在认识事物方面的各种能力,是观察力、注意力、记忆力、思维和想象能力的综合,其核心成分是抽象思维能力和创造性解决问题的能力。

人格又称个性,是指个体在适应社会的成长过程中,经遗传和环境交互作用形成的稳定而独特的心理特征,包括需要、气质、性格、能力等。

情绪是人对于客观事物是否符合人的需要而产生的一种反应。人们在忧伤、苦恼或气馁时会表现出悲伤、消沉等不良情绪,如果这种情绪只是暂时的,则是人类正常的情绪反应,若长时间不能缓解,则可能影响康复治疗效果甚或人身安全,是为情绪情感障碍。

## 二、心理功能评定目的

心理功能评定在康复评定中占有重要地位,可用于康复的各个时期,这对于患者康复具有重要意义:①了解伤病引起的精神和心理上的变化,明确心理异常的范围、性质、程度和其他功能影响,为安排或调整康复计划提供重要依据;②对康复效果进行评价,在康复过程中对患者心理和行为上的反应进行预测,采用适当方法进行引导或纠正,尽可能提高康复治疗效果,还能为估计预后提供参考;③通过心理功能评定对患者所需的行为改变做出具体说明,了解患者的潜在能力,指出最易达到这些改变的途径和方法,从而对其职业选择提出恰当建议,为回归社会做准备。

## 三、心理功能评定注意事项

1. 心理功能评定须在优良环境中由专业人员正确实施评定,并分析结果。

2. 心理功能的评定应选择安静的房间,尽量避免有第三者在场,最好以一对一的形式进行。陪伴人员在旁时,嘱其不得暗示或提示评定对象,避免干扰。

3. 评定必须由经过训练的专业人员实施,否则可因为评定者用语不当,导致评定对象理解错误而影响结果的准确性,也可能会因为评定者对测试程序运用不当而得不到正确结果,还可因为评定者的记分不合要求而导致所得结果不能应用。

4. 评定前,评定者向评定对象或家属说明评定目的、要求和主要内容,以取得充分合作。同时要了解评定对象的背景资料,根据评定对象的情况,事先进行评定内容和顺序的准备。评定中不仅要记录评定对象反应的正误,还应注意评定对象的原始反应(包括手语、体态语、替代语、书写表达等)。不要随意纠正评定对象的错误反应,要注意观察评定对象的状态:有无身体不适感和疲倦感,注意力能否集中。在检查过程中,若评定对象不能按照指令进行作业,评定者应进一步给予提示。通过观察评定对象对提示的反应,判断评定对象是否可以从提示中受益,通过提示产生了什么样的变化。

5. 检查过程中,除了注意相关评定量表的得分结果外,还应注意评定对象是如何完成相关作业,如何达到最终分数,以及检查过程中所给予的提示是如何对其表现产生影响的。通过细致观察,对可能的原因进行分析、判断,为选择治疗方案提供更加明确的依据。

# 第二节 认知功能筛查

在评定患者的认知功能障碍之前,应首先了解患者的精神意识状态,确认能否理解评定者意图并按要求去做。目前判断意识障碍程度最为通用的国际量表是 Glasgow 昏迷量表。当确定患者意识清楚时,则可通过简略精神状态及认知功能量表进行认知功能筛查,初步确定患者可能存在哪些方面的认知功能障碍,再用专门的评测方法进行具体评定。

## 一、意识障碍评定

意识障碍是指人体对周围环境及自身状态的识别和察觉能力低下的一种精神状

态,严重的意识障碍表现为昏迷。

1. 意识障碍的初步判断　临床上将意识障碍分为四种程度,从轻到重分别如下:

(1)嗜睡:表现为意识清晰程度低,精神萎靡不振,主动活动少,呈轻度浅睡眠状态,可被唤醒,唤醒后能进行简单正确的交流并能配合检查,刺激停止后又睡。

(2)昏睡:表现为用较重的痛觉刺激或较响的语言刺激能唤醒,醒后可做简单、模糊且不完全的应答,自发言语少,刺激停止后立即进入熟睡状态。

(3)浅昏迷:表现为意识丧失,对强烈刺激(如压迫眶上缘)可有痛苦表情及躲避反应,对言语指令无应答反应,可有无意识的自发动作。反射及生命体征均存在。

(4)深昏迷:表现为自发活动完全消失,对外界的任何刺激均无反应,深、浅反射消失,病理征持续阳性,生命体征改变。

无论患者处于上述何种程度意识障碍,均不适合做进一步认知功能评定。认知功能评定必须在评定对象意识完全清楚,能与评定者充分配合的前提下方能进行。

2. Glasgow 昏迷量表评定　Glasgow 昏迷量表(Glasgow coma scale,GCS)可以更精确地进行意识状态评定。在临床上一般用于脑部损伤急性期,为判断患者预后提供依据;在康复评定中,可用来判断患者是否能配合检查,特别是在认知功能评定前作为筛查,以便了解是否能配合其他认知功能检查(表 15-1)。

表 15-1　Glasgow 昏迷量表

| 项目评分 | 刺激 | 患者反应 |
|---|---|---|
| 睁眼(E) | | |
| 4 | 自发 | 自己睁眼 |
| 3 | 语言 | 大声提问时患者睁眼 |
| 2 | 疼痛 | 捏患者时能睁眼 |
| 1 | | 捏患者不睁眼 |
| 运动反应(M) | | |
| 6 | 口令 | 能执行简单的命令 |
| 5 | 疼痛 | 捏痛时患者拨开医生的手 |
| 4 | | 捏痛时患者撤出被捏的部位 |
| 3 | | 捏痛时患者身体呈去皮质强直(伸直、内收、内旋、踝跖屈) |
| 2 | | 捏痛时患者身体呈去大脑强直(上肢伸展、内收、内旋、腕指屈曲;下肢同去皮质强直) |
| 1 | | 对疼痛无反应 |
| 语言反应(V) | | |
| 5 | 语言 | 能正确会话,能回答医生他(她)在哪儿,他(她)是谁,以及年月日 |
| 4 | | 语言错乱,定向障碍 |
| 3 | | 说话能被理解,但无意义 |
| 2 | | 能发出声音,但不能被理解 |
| 1 | | 不发声 |

此表对患者与意识状态有关的重要表现给予评分,计算总分后做出脑损伤程度的判断。GCS＝E分+M分+V分,最高分为15分,最低分为3分。小于8分提示有昏迷;大于9分提示无昏迷;8分以下为重度损伤,预后差;9~11分为中度损伤;大于12分为轻度损伤。患者只有在GCS评分达到15分时才有可能配合评定者进行认知功能评定。

## 二、简明精神状态检查

　　简明精神状态检查(mini-mental state examination,MMSE)是临床较常用的一种认知功能状态评定,检查耗时为5~10分钟,包含30项内容,以每项1分计分,满分为30分,评定标准:文盲不低于17分,小学文化程度不低于20分,初中文化程度以上不低于24分,小于17分即为痴呆。在标准分数以下者考虑存在认知功能障碍,需做进一步检查(表15-2)。

表15-2　简明精神状态检查

| 编号 | 测试内容 | 评分 |
| --- | --- | --- |
| 1 | 今年的年份? | |
| 2 | 现在是什么季节? | |
| 3 | 今天是几号? | |
| 4 | 今天是星期几? | |
| 5 | 现在是几月份? | |
| 6 | 你现在在哪一省(市)? | |
| 7 | 你现在在哪一县(区)? | |
| 8 | 你现在在哪一乡(镇、街道)? | |
| 9 | 你现在在哪一层楼上? | |
| 10 | 这里是什么地方? | |
| 11 | 复述:皮球 | |
| 12 | 复述:国旗 | |
| 13 | 复述:树木 | |
| 14 | 辨认:铅笔 | |
| 15 | 复述:四十四只石狮子 | |
| 16 | 按卡片闭眼睛 | |
| 17 | 用右手拿纸 | |
| 18 | 将纸对折 | |
| 19 | 放在大腿上 | |
| 20 | 说出一句完整的句子 | |
| 21 | 计算:100-8 | |

续表

| 编号 | 测试内容 | 评分 |
|---|---|---|
| 22 | 计算:92-8 | |
| 23 | 计算:84-8 | |
| 24 | 计算:76-8 | |
| 25 | 计算:68-8 | |
| 26 | 回忆:皮球 | |
| 27 | 回忆:树木 | |
| 28 | 回忆:树叶 | |
| 29 | 辨认:手表 | |
| 30 | 按样作图:要求画出两个封闭多边形相交,一个是四边形,一个是五边形 | |

## 三、认知功能筛查量表筛查

认知功能筛查量表(cognitive abilities screening instrument,CASI)与简明精神状态检查类似,检查包括定向、注意、心算、瞬时记忆、短时记忆、结构模仿、语言(命名、理解、书写)、类聚流畅性、概念判断 9 个因素(表 15-3)。检查耗时 15~20 分钟。

表 15-3　认知功能筛查量表

| 编号 | 测试内容 | 评分 |
|---|---|---|
| 1 | 今天是星期几? | |
| 2 | 现在是哪个月? | |
| 3 | 今天是几号? | |
| 4 | 今天是哪一年? | |
| 5 | 这里是什么地方? | |
| 6 | 请说出 752 这三个数字。 | |
| 7 | 请倒过来说刚才这三个数字。 | |
| 8 | 请说出 6382 这四个数字。 | |
| 9 | 请听清 594 三个数字,然后数 1~10,再重复说出 594。 | |
| 10 | 请听清 8153 四个数字,然后数 1~10,再重复说出 8153。 | |
| 11 | 从星期日倒数至星期一。 | |
| 12 | 9 加 4 等于几? | |
| 13 | 再加 5 等于几(在 9 加 4 的基础上)? | |

续表

| 编号 | 测试内容 | 评分 |
|---|---|---|
| 14 | 18 减 6 等于几? 请记住这几个词,等一会我会问你:帽子、汽车、树、26。 | |
| 15 | 上的反义词是下,快的反义词是什么? | |
| 16 | 硬的反义词是什么? 大的反义词是什么? | |
| 17 | 橘子和香蕉是水果类,红和蓝属于哪一类? | |
| 18 | 这是多少钱? | |
| 19 | 我刚才让你记住的第一词是什么? | |
| 20 | 第二个词? | |
| 21 | 第三个词? | |
| 22 | 第四个词? | |
| 23 | 110 减 9 等于几? | |
| 24 | 再减 9 等于几? | |
| 25 | 再减 9 等于几? | |
| 26 | 再减 9 等于几? | |
| 27 | 再减 9 等于几? | |
| 28 | 再减 9 等于几? | |
| 29 | 再减 9 等于几? | |
| 30 | 再减 9 等于几? | |

# 第三节 注意障碍评定

注意是指在指定时间内关注某种指定信息的能力。注意是心理活动指向一个符合当前活动需要的特定刺激,同时忽略或抑制无关刺激的能力,是对事物的一种选择性反应。注意是一切意识活动的基础,与皮质觉醒程度有关。注意功能的下降称为注意障碍。注意障碍是指当进行一项工作时,注意减退,不能持续注意或注意持续时间短暂、容易分散。注意减退常被视为意识清晰程度降低的指标。注意障碍者难以学习、听从指导或参加集体活动。

知识链接

**注意障碍的病理**

各种原因的脑损伤可导致注意障碍。注意障碍往往与额叶扣带回、前额叶皮质、颞上回、丘脑和脑干的网状结构受损有关。与注意相关的信息处理过程包括自动处理和控制处理过程,前者由皮质下水平控制。当自动反应被控制反应取代时,出现重点注意缺陷,即对特殊重要感觉信息的反应能力降低,而当控制处理障碍时,患者完成任务所需的处理信息的过程不能完成,就出现分散注意障碍,即对多项活动同时反应的能力受损。

### 一、注意与注意障碍的特征

#### （一）注意的特征

1. 紧张度　注意的紧张度是指心理活动对一定事物的高度集中程度。一个人是否有良好的身体和精神状况以及对于注意对象的浓厚兴趣和爱好，都有助于保持高度的注意紧张性。注意范围的大小也是影响紧张性的因素。

2. 广度　注意的广度是注意的范围特征，是指在同一时间内一个人所能清楚把握注意对象的数量。正常成年人能注意到8~9个黑色圆点，4~6个没有关系的外文字母，3~4个几何图形。一般来说，被感知的事物越集中，排列上越有规律，越能成为相互联系的整体，注意的范围就越大，反之注意的范围就越小，当任务复杂或需要更多地注意细节时，注意的范围就会缩小。扩大注意的范围可以提高学习和工作效率。

3. 持久性　注意的持久性是注意的特征，是指注意在某一对象上能保持时间的长短。在一定范围内，注意的持久性随着注意对象复杂程度的增加而有所提高。但如果注意对象过于复杂，又难理解，就容易导致疲劳，使注意力分散。

4. 转移性　注意的转移性是指根据新活动的要求，及时主动地将注意从一个事物转移到另一个事物，对原来活动的注意紧张程度越高，注意的转移就越困难，转移的速度也就越慢，反之就容易和迅速。自控能力强者能主动及时地转移注意，自控能力弱者就不能及时转移。另外，对新活动有浓厚兴趣或符合其当时心理需求时，注意的转移就会比较容易和迅速。

5. 分配性　注意的分配性是指在进行两种或两种以上活动时能同时注意不同的对象。要具备这种能力须有两个条件：一是有一种活动很纯熟以至于不需要太多注意就能进行；二是同时进行的几种活动之间必须相互关联并形成固定的反应系统。

#### （二）注意障碍的特征

注意障碍的特征是注意障碍者不能分析和处理用于顺利进行活动所必需的各种信息。脑损伤后常出现各种注意障碍表现。

1. 觉醒状态低下　表现为注意迟钝、缓慢，患者对痛、触、视、听及言语等刺激的反应时间延迟，不能迅速、正确地做出反应，患者对于刺激的反应能力和兴奋性下降。

2. 注意范围缩小　患者的注意范围显著缩小，主动注意减弱，表现为当患者集中于某一事物时，其他易于唤起注意的事物并不引起患者注意。

3. 保持注意障碍　保持注意障碍是指注意的持久性或稳定性下降。患者在进行持续和重复性的活动时缺乏持久性，注意力涣散，随境转移，易受干扰，不能抑制不合时宜的反应。因此，患者不能完成阅读书报、听课任务，在康复训练时，由于患者不能将注意力长时间地保持在能进行的活动上而影响康复治疗效果。

4. 选择注意障碍　选择注意障碍患者不能有目的地注意符合当前需要的指定刺激和剔除无关刺激，很容易受自身或外部环境因素影响而使注意力不能集中。例如，脑损伤患者对突出刺激的注意和不相关信息的过滤存在缺陷，导致难以从复杂环境中提取所需信息。

5. 转移注意障碍　转移注意障碍患者不能根据需要及时地从当前注意对象中脱离并转向新对象，因而不能跟踪事件发展。额叶损伤者常表现为注意固定，又称为持续状态。若患者是一个学生，则其无法交替地听老师讲课和记录，在进行康复训练时,在指令下患者从一个动作转换到另一个动作会出现困难。

6. 分配注意障碍　分配注意障碍患者不能同时利用所有有用的信息,表现为不能在同一时间做两件事,例如,一偏瘫患者能够在他人监护下行走,但是当另外一个人从其面前走过并向他打招呼时,患者就会因失去平衡而止步、踉跄甚至摔倒,这说明患者没有足够的注意力同时兼顾行走和其他任何情况。

### 二、注意障碍评定方法

注意障碍评定适用于脑血管病、颅脑损伤所致的注意功能障碍;情绪及人格障碍引起的注意功能障碍;老年人痴呆等。常用的评定方法有以下几种:

（一）视跟踪

要求评定对象的目光跟随光源做上、下、左、右移动,每一方向记 1 分,正常为 4 分。

（二）形状辨认

要求评定对象临摹画出垂线、圆形、正方形和 A 字形各一图。每项记 1 分,正常为 4 分。

（三）划销测验

有数字划销、字母划销、符号划销等不同的划销类型。评定者要求评定对象在专用划销表中将指定数字(或字母、符号)划去,从而对注意进行评定。例如,要求评定对象以最快速度准确划去图 15-1 字母中的"C"和"E",每行约需划去 18 个字母,100 秒内划错大于 1 为注意缺陷。

```
CAHEFACDCFEHBFCEIEGDEGHBCAGCIEHCIEHCIEFHICDBCDBCGFDEBA
BEIFHEHFEGICHEICBDACBFBEDACDAFCIHCFEBAFEACFCHBDCFGHEKW
EBCAFCBEHFAEFEGFHGDEHBAEGDACHEBAEDGCDAFCBIFEADCBEACG
PCDGACHEFBCAFEABFCHDEFCGACBEDCFAHEHEFDICHBIEBCAHCHEFB
EDHBCADGEADFEBEIGACGEDACHGEDCABAEFBCHDACGBEHCDFEHAIE
ACBCGBIEHACAFCICABEGFBEFAEABGCGFACDBEBCHFEADDHCAIEFEG
```

图 15-1　供划销测验用的字母划

（四）听认字母

在 60 秒内以每秒一个字的速度念出没有规则的字母排列,其中有 10 个为指定的同一字母,要求评定对象听到此字母时举手示意,举手 10 次为正常。

（五）听跟踪

让评定对象闭目听铃,将铃在评定对象左、右、前、后和头上方摇动,让他指出铃之所在。每个位置记 1 分,小于 5 分为不正常。

（六）声辨认

可以通过两种方法来进行评定。

1. 声认识　声认识是给评定对象播放各种声音的录音,如嘭嘭声、电话铃声、钟表声、号角声等,要求评定对象在听到号角声时举手示意,号角声出现 5 次,若举手少于 5 次为不正常。

2. 听声音　听声音是给评定对象播放一段短文录音,其中有 10 个为指定的同一词,要求评定对象听到此词时举手示意,举手少于 10 次为不正常。

（七）注意广度的检查

主要是检查注意广度有无障碍，一般包括数字的正向和逆向复述、连减或连加测验、轨迹连线试验等。

1. 数字距检查　数字距检查是评定对象根据评定者要求正向或逆向复述逐渐延长的数字串的测试方法，能正确复述出的数字串最高位数即为该评定对象的复述数字距。数字距检查通常从 2 位数开始，评定者以每秒 1 位数的速度说出一组数字，每一个水平做两次检查，即每一数字距水平测试两组不同的数字，两次检查中任意一次通过即可。一个水平的检查通过后进入下一水平测试，如两次均失败则检查结束。数字距检查结果取最后通过的数字串水平。检查时评定者成串地将数字脱口而出，以免使检查准确性受到影响（表 15-4）。

表 15-4　数字距检查表

| 正向复述 | 逆向复述 | 数字距 |
| --- | --- | --- |
| 4-6 | 6-2 | 2 |
| 9-5 | 1-9 | 2 |
| 7-9-4 | 2-8-3 | 3 |
| 5-2-8 | 4-1-5 | 3 |
| 8-5-3-7 | 3-2-7-9 | 4 |
| 6-1-4-3 | 4-9-6-8 | 4 |
| 2-9-6-3-8 | 1-5-2-8-6 | 5 |
| 1-4-6-7-2 | 6-1-8-4-3 | 5 |
| 5-7-2-9-4-6 | 5-3-9-4-1-8 | 6 |
| 3-1-5-2-7-8 | 7-2-4-8-5-6 | 6 |
| 2-4-9-5-1-6-3 | 8-1-2-9-3-6-5 | 7 |
| 3-1-7-8-2-6-9 | 4-7-3-9-1-2-8 | 7 |
| 6-5-1-3-9-4-8 | 3-5-8-12-9-4-6 | 7 |
| 3-9-2-8-5-4-1-7 | 8-1-4-9-2-3-6-5 | 8 |
| 7-2-8-5-4-6-7-3-9 | | 9 |
| 3-6-1-7-8-2-4-9-5 | | 9 |

正常人正向数字距为 7±2，倒数字距为 6±2。数字距长短与年龄和受教育水平有关。对于有文化的年轻人，正向数字距至少为 6，逆向可达 5。而对于老年人或文盲，正向数字距达到 5 应属于正常。

2. 连加或连减测验　连加或连减测验是要求评定对象从 100 减 9 开始连续减 9，或用 9 连加的测验。在测验中评定者的提问是：100 减 9 等于几？再减 9 呢？再减 9……或 9 加 9 等于几？再加 9 呢？而不应是：100 减 9 等于几？91 减 9 等于几？82 减 9……或 9 加 9 等于几？18 加 9 呢？27 加 9……

3. 轨道连线测验　轨道连线测验有 A 型和 B 型两种类型。A 型测验方法为在一张纸上印 25 个小圆圈,分别标注数字 1~25,要求评定对象按照数字顺序尽快将 25 个圆圈相连。B 型测验为在一张纸上印 25 个小圆圈,其中 13 个圆圈分别标注数字 1~13,其余 12 个则标注字母 A~L,要求评定对象按照数字、字母间隔的形式顺序来连接圆圈,如 1-A-2-B……12-L-13。均以完成的时间来评分。一般认为 A 型主要是测验大脑右半球功能,即反映原始的知觉运动速率;而 B 型则是反映大脑左半球功能,除包含知觉运动速率外,还包含有概念和注意转移等能力。

（八）定向力检查

患者出现注意障碍时,时间和地点失定向是注意障碍不可避免的后果。脑损伤患者常常在对任务、地点和时间的定向上表现出迷惑。患者不能表明自己现在何处,也可能迷路或走失,可能不能识别他人甚至自己。评定方法如下:

1. 人物定向　人物定向是通过提问进行评定。例如,你叫什么名字、你多大了、你的生日是哪天等。

2. 地点定向　地点定向也是通过提问进行评定。例如,你现在在哪里、你现在所在的医院在哪里、你家住在哪里等。

3. 时间定向　时间定向也是通过提问进行评定。例如,询问今天的日期(要求说出年、月、日)、今天是星期几、现在的时间(评定对象不允许看表)等问题。

在上述定向检查中回答不准确,则表明有定向障碍,患者可能仅表现出某一方面的定向障碍,如时间定向障碍或地点定向障碍。

（九）注意分配的检查

声、光刺激同时呈现,要求患者对刺激做出判断和反应。

# 第四节　记忆障碍评定

记忆功能是人脑的基本认知功能之一,记忆是过去经历过的事物在头脑中的反映,记忆的过程主要由对输入信息的编码、储存和提取三部分组成。根据提取内容的时间长短不同,将记忆分为瞬时记忆、短时记忆和长时记忆,这三种记忆可视为记忆系统信息加工过程中相互联系的三个阶段。记忆常随年龄增长而衰退。

瞬时记忆(immediate memory)又称感觉记忆,是指当感觉刺激停止后头脑中仍能保持瞬间映象的记忆。也就是说,当作用于感觉器官的各种刺激消失后,感觉并不会随着刺激的消失而立即消失,仍有一个极短的感觉信息保持过程。瞬时记忆是人类记忆系统的第一阶段,这种记忆的信息保留时间以毫秒计,最长 1~2 秒。如电话拨号时在头脑中记住电话号码就是瞬时记忆。

短时记忆(short-term memory)又称工作记忆,是瞬时记忆和长时记忆的中间阶段,是指信息保持在 1 分钟以内的记忆。在一般情况下,信息在短时记忆中仅保持 30 秒左右,如学生听课做笔记、翻译的口译过程、查号台的服务等都是短时记忆的功能表现。

长时记忆(long-term memory)是指信息在头脑中长时间的保留记忆。长时记忆保留信息的时间在 1 分钟以上,甚至是数月、数年直至终生。长时记忆是信息的永久性仓库,其容量几乎无限大,永远不会"仓满为患"。储存在长时记忆中的东西不用时处于一种潜伏状态,只在需要时才被提取到短时记忆中。长时记忆是记忆系统的第三阶段,与短时记忆相比,长时记忆的功能主要是备用性的。长时记忆又可分为近期记忆和远期记忆。近期记忆的时间保留在数小时、数日、数月以内;远期记忆的保留时间以年计,包括幼年时期发生的事。

记忆障碍(memory dysfunction)是脑损伤后常见的认知功能障碍,也是各种类型痴呆的常见症状。此外,情绪、人格障碍患者也常出现记忆功能障碍。记忆障碍也可分为瞬时记忆障碍、短时记忆障碍和长时记忆障碍。瞬时记忆障碍表现为即刻记忆缺陷,如让患者复述四个不相关的词,其表现为只能复述出一个或一个也不能复述;短时记忆障碍以保存过程异常和信息的储存时间缩短为主要表现,如对刚刚发生的事情一会儿就忘记了,反而对以往的事情记忆犹新,颅脑损伤、脑血管意外患者即属于这一类型的障碍;长时记忆障碍是由于储存的信息在提取时受阻而产生回忆过程障碍,先是短时记忆受损,随后长时记忆受到一定影响,痴呆患者多属于这一类型。

记忆障碍的评定检查应在安静环境内进行,避免外界干扰,以排除注意障碍对检查结果的影响。在康复医疗时,采用韦氏记忆量表和临床记忆量表对记忆功能进行评定,以便了解患者记忆功能情况,为其制订切合实际的康复训练计划。

## 一、瞬时记忆评定

瞬时记忆评定包括言语记忆评定和非言语记忆评定。

### (一)言语记忆评定

言语记忆的常用检查方法包括数字广度测验、词语复述测验等。

1. 数字广度测验　包括数字顺背和倒背测验,检查方法同注意障碍中的正向和逆向数字距检查。一次重复的数字长度在 7 范围内为正常,低于 5 则说明瞬时记忆有缺陷。

2. 词语复述测验　词语复述测验时先由评定者说出 4 个不相关的词,如汽车、大海、文具、小麦,速度为每秒 1 个词,随后要求评定对象立即复述。正常者能立即说出 3~4 个词。检查中重复 5 遍仍未答对者为异常,表明存在瞬时记忆障碍。

### (二)非言语记忆评定

可用画图的方法检查视觉图形记忆,方法是出示 4 张图形卡片(图 15-2),评定对象看 30 秒后将图片收起或遮盖,立即要求评定对象将图案默画出。图形不完整或各组成部分之间位置关系错误均属异常。

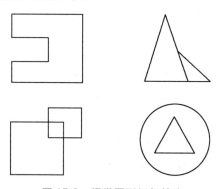

图 15-2　视觉图形记忆检查

## 二、短时记忆评定

短时记忆评定内容同瞬时记忆评定,但是在呈现检查内容后停顿 30 秒,再要求评定对象回忆检查中的内容。

## 三、长时记忆评定

长时记忆评定可分别从情节记忆、语义记忆和程序性记忆等不同侧面进行(表15-5)。从发展的角度看,程序性记忆在婴儿期最先发展,接着是语义记忆,最后才是情节记忆。而老年痴呆患者的记忆受损顺序是情节记忆→语义记忆→程序性记忆。

表 15-5　长时记忆评定的主要内容及分类

| 分类 | | 主要测试内容 |
| --- | --- | --- |
| 情节记忆 | 顺行性情节记忆测验 | 言语测验:回忆复杂的言语信息;词汇表学习;词汇再认 |
| | | 非言语测验:视觉再认;新面容再认 |
| | 逆行性情节记忆测验 | 个人经历记忆 |
| | | 著名人物记忆 |
| | | 社会事件记忆 |
| 语义记忆 | 常识测验 | |
| | 词汇测验 | |
| | 分类测验 | |
| | 物品命名 | |
| | 指物测验 | |
| 程序性记忆 | | |

### (一)情节记忆

情节记忆(episodic memory)指与个人亲身经历有关的事件及重大公众事件等信息的记忆,涉及事件的时间、地点和内容。情节记忆障碍是长时记忆障碍中最显而易见的表现,包括顺行性遗忘和逆行性遗忘两种类型。前者指患者不能回忆近期本人经历的事件,也不能学习新信息;后者指患者不能回忆受伤前或患病前本人经历的事件和公众事件。评定时从顺行和逆行记忆两方面考察患者的再现和再认能力,以发现遗忘的特点。

1. 顺行性记忆　顺行性记忆(anterograde memory)评定是对识记新信息能力的测验,也分为言语和非言语测验。

(1)言语测验:①回忆复杂的言语信息。给评定对象读一段故事,故事中包含15~30 个内容,读完后要求评定对象复述故事情节,评定者记录回忆出的内容情况。②词汇表学习。准备两张分别列有 15 个词的表,评定者以每秒一个词的速度高声读出第一张表中的 15 个词,然后要求评定对象复述这些词,复述可不按顺序,全过程重复 5遍以后,评定者再念第二张表中的 15 个词,要求评定对象在复述第二张表中的词汇一遍后立即回忆第一张表中的词汇。③词汇再认。测验由 20~50 个测验词和 20~50 个干扰词组成。制作卡片,每张卡片上只有一个词。首先将测验词卡片一张一张呈现给评定对象,每一个测验词呈现 3 秒,然后将干扰词和测验词卡片混放在一起,让评定对象挑出刚才出现过的词。

（2）非言语测验:①视觉再现。通常用 Rey-Osterrieth 复杂记忆测验（Rey-Osterrieth complex figure, ROCF）来测验评定对象视觉记忆能力（图 15-3）。首先让评定对象临摹该图案,在临摹后 10~30 分钟再根据回忆将图案重新画出来。评定者根据再现图形的完整性、准确性等因素进行评定（表 15-6）。②新面容再认。测验由 20~50 个测验照片和 20~50 个起干扰作用的陌生人面部照片组成,每一张测验照片呈现 3 秒,然后将干扰照片和测验照片放在一起,请评定对象挑出刚才出现过的照片。

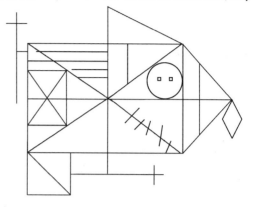

图 15-3　Rey-Osterrieth 复杂图形记忆测验（ROCF）

表 15-6　Rey-Osterrieth 复杂图形记忆测验计分方法

| 序号 | 内容 | 是否画出<br>（是记 1 分,否记 0 分） | 是否准确<br>（是记 1 分,否记 0 分） |
|---|---|---|---|
| 1 | 左上角的十字 | | |
| 2 | 大长方形 | | |
| 3 | 对角线 | | |
| 4 | 长方形水平中线 | | |
| 5 | 长方形垂直中线 | | |
| 6 | 左边小长方形 | | |
| 7 | 小长方形上的直线 | | |
| 8 | 左上角四条平行线 | | |
| 9 | 右上方的三角形 | | |
| 10 | 右上端垂直线 | | |
| 11 | 有两点的圆 | | |
| 12 | 右下五条平行线 | | |
| 13 | 右侧的三角形 | | |
| 14 | 钻石形 | | |
| 15 | 右三角内的垂直线 | | |
| 16 | 右三角内的水平线 | | |
| 17 | 下侧中间的十字形 | | |
| 18 | 左下方的正方形 | | |
| 总分 | | | |

顺行性记忆障碍者在回忆测验(再现测验)中可能仅能回忆起少量词或照片,而再认测验则可以完全正常。

2. 逆行性记忆　逆行性记忆检查包括个人经历记忆、著名人物记忆和社会事件记忆等,可采用问卷式提问。①个人经历记忆:对评定对象成长的不同时期直至受伤或发病前的个人经历过的事件进行提问。此测验需要评定对象的亲属或知情者证实其准确性。②著名人物记忆:请评定对象看著名人物的照片,要求其辨认,并指出照片上人物的姓名、身份以及与之相关的历史年代。此测验也需要考虑评定对象的年龄和文化水平。③社会事件记忆:根据评定对象的年龄和文化水平,就重大事件发生的时间、地点及事件的主要内容做出提问。

（二）语义记忆

语义记忆(semantic memory)是指有关常识、概念及语言信息的记忆,包括常识测验、词汇测验、分类测验、物品命名及指物测验等。语义记忆障碍常见于脑部弥漫性损伤,如各类痴呆,以及一些额叶病变的患者。

1. 常识测验　对评定对象提问常识性问题,如中国的首都是哪里、什么温度能使水结冰、一年有几个月等。

2. 词汇测验　请评定对象对词汇做出词义解释。

3. 分类测验　请评定对象对所列物品进行分类,如将其归入服装、家具、植物等类别。

4. 物品命名　请评定对象对指定实物进行命名。

5. 指物测验　将数件物品混放在一起,请评定对象根据指令将某物从中挑出。

（三）程序性记忆

程序性记忆(procedural memory)又称内隐记忆(implicit memory),即在自动潜意识水平学习有关行为技能、认知技能以及运算法则的能力,是完成自动、技巧性运动的能力。例如打羽毛球、骑自行车等。程序性知识经常难以用语言来描述。对于程序性记忆障碍的患者,尽管他们能够从基础上重新学习这些技能,但是在他们这样做时通常需要借助有意识地回忆所识记的内容。其结果是,可能永远做不到自动地、毫不费力地完成在正常人看来是理所当然的简单运动任务。程序性记忆测验时,只需评定对象完成指定操作,例如钉扣子、开罐头、模仿折纸或简单的魔术技巧等。

四、标准化成套记忆测验

（一）韦氏记忆测验法

韦氏记忆测验法采用韦氏记忆测验量表(Wechsler memory scale,WMS)进行,该表适用于 7 岁以上儿童及成年人。测验内容有 A~J 共 10 项分测验。其中 A~C 测长时记忆,D~I 测短时记忆,J 测瞬时记忆,记忆商(memory quotient,MQ)表示记忆的总水平。该测验也有助于鉴别器质性与功能性记忆障碍。

1. 测试内容　测量内容包括经历、定向、数字顺序、再认、图片回忆、视觉提取、联想学习、触觉记忆、逻辑记忆和背诵数目,共 10 项(表 15-7)。

2. 评价指标　将 10 个分测验的粗分分别根据"粗分等值量表分表"转换为量表分,相加即为全量表分。将全量表分按年龄组查对"全量表分的等值记忆商表"可得到评定对象记忆商。

表 15-7　韦氏记忆量表测试内容和评分方法

| 测试项目 | 内容 | 评分方法 |
| --- | --- | --- |
| A 经历 | 5 个与个人经历有关的问题 | 每答正确一题记 1 分 |
| B 定向 | 5 个有关时间和空间定向的问题 | 每答正确一题记 1 分 |
| C 数字顺序关系 | 顺数,从 1 到 100 | 限时,记错,漏或退数按次数扣分 |
| | 倒数,从 100 到 1 | 限时,记错,漏或退数按次数扣分 |
| | 连加,从 1 起,每次加 3 至 49 为止 | 根据评定对象再认内容与呈现内容的相关性分别记 2、1、0 分或-1 分,最高分为 16 分 |
| D 再认 | 每套识记卡片有 8 项内容,呈现给评定对象 30 秒后,让评定对象再认 | 正确回忆记 1 分,错误扣 1 分,最高得分为 20 分 |
| E 图片回忆 | 每套图片中有 20 项内容,呈现 90 秒后,要求评定对象说出呈现内容 | 分别按分公式算出原始分 |
| F 视觉提取 | 每套图片中有 3 张,每张上有 1~2 个图形,呈现 10 秒后让评定对象画出来 | 按所画图形的准确度计分,最高为 14 分 |
| G 联想学习 | 每套图片上各有 10 对词,读给评定对象听,每组呈现 2 秒后停 50 秒,再读每对词的前一词,要求说出后一词 | 5 秒内正确回答一词记 1 分,联想中有困难和容易两种,3 遍测试的内容联想分相加后除以 2,与困难联想分之和即为测验总分,最高分为 20 分 |
| H 触觉记忆 | 使用一副槽板,上有 9 个图形,让评定对象蒙眼分别用利手、非利手与双手将 3 个木块放入相应的槽中。再睁眼,将各木块的图形及其位置默画出来 | 计时并计算正确回忆和位置的数目,根据公式推算出测验原始分 |
| L 逻辑记忆 | 3 个故事包含 14 个、20 个和 30 个内容。将故事讲给评定对象听,同时让其看着卡片上的故事,念完后要求其复述 | 回忆每一内容记 0.5 分,最高分为 25 分和 17 分 |
| J 背诵数目 | 要求顺背 3~9 位数,倒背 2~8 位数 | 以能背诵的最高数为准,最高分分别为 9 分和 11 分,共计 20 分 |

（二）临床记忆测验法

临床记忆测验法采用临床记忆量表测验,该表适用于 20~29 岁的成年人。由于临床所见记忆障碍以近事记忆障碍及学习困难为多见,故该量表各分测验都是检查持续数分钟的一次性记忆或学习能力。

1. 测试内容　测试内容包括指向记忆、联想学习、图像自由回忆、无意义图形再认及人像特点回忆五项。

2. 评分方法 将 5 个分测验的粗分分别查粗分等值量表分表转换为量表分,相加即为全量表分。根据年龄查总量表分的等值记忆商表,可得到评定对象的记忆商(表 15-8)。记忆障碍的评定主要从言语记忆和视觉记忆两大方面进行。

表 15-8 临床记忆测验的记忆商数等级和百分数

| 等级 | 很优秀 | 优秀 | 中上 | 中等 | 中下 | 差 | 很差 |
|---|---|---|---|---|---|---|---|
| 记忆商 | 130 以上 | 120~129 | 110~119 | 90~109 | 80~89 | 70~79 | 69 以下 |
| 有文化部分 | 1.9 | 8.0 | 18.0 | 46.4 | 17.1 | 5.9 | 2.6 |
| 无文化部分 | 2.4 | 8.1 | 15.1 | 49.1 | 17.9 | 5.7 | 1.7 |

### (三) Rivermead 行为记忆测验法

Rivermead 行为记忆测验法为英国牛津 Rivermead 康复中心编制的一套行为记忆测验法(the Rivermead behavioral memory test,RBMT),采用 RBMT 量表进行测验(表 15-9),它设立了一些与日常生活关系密切的项目。

表 15-9 Rivermead 行为记忆测验(RBMT 量表)

| 测验项目 | 内容 | 评分 |
|---|---|---|
| 1. 记姓名 | 给患者看一张照片,并告知姓和名。间隔一段时间后让他说出照片上人的姓和名 | 均答对记 2 分,仅答对姓或名记 1 分,均答错记 0 分 |
| 2. 记被藏物 | 选择一件患者带来的非贵重物品,当他的面藏在抽屉或柜橱内,然后让他进行一些与此无关的活动,结束前问患者上述物品放在何处 | 正确指出记 1 分,未正确指出记 0 分 |
| 3. 记约定 | 告诉患者,医生将闹钟定于 20 分钟后闹响,让他 20 分钟后听到钟响时提出一次预约的申请,如医生问:"你能告诉我什么时候再来就诊吗?" | 钟响当时能提出问题记 1 分,否则记 0 分 |
| 4. 图片再认 | 让患者看 10 张图片。每张看 5 秒,一共看 5 张。再间隔一定时间后让患者从 10 张图片中找出刚看过的 5 张 | 全对记 1 分,有错误记 0 分 |
| 5. 路径即时回忆 | 让患者看着医生手拿一信封在屋内走一条分 5 段的路线:门—窗户—书桌—放信封—坐到椅子上。让患者照样做 | 5 段全记住记 1 分,出现错误记 0 分 |
| 6. 路径延时回忆 | 方法同 5,但不立刻让患者做,而是延长一段时间再让他做 | 5 段路线全记住记 1 分,出现错误记 0 分 |
| 7. 信封 | 观察 5 中放信封的地点是否正确 | 正确给 1 分,错误记 0 分 |
| 8. 定向<br>9. 日期 | 问患者下列问题:①今年是哪年? ②现在是几月份? ③今天是星期几? ④今天是几号? ⑤我们现在在哪儿? ⑥我们现在在哪个城市? ⑦你多大年纪? ⑧你是哪一年出生的? ⑨现在我们国家的总理是谁? ⑩现在美国的总统是谁? | ①~⑦全答对记 1 分,否则记 0 分<br>④回答正确给 1 分,错误记 0 分 |

续表

| 测验项目 | 内容 | 评分 |
|---|---|---|
| 10. 照片再认 | 让患者看 5 个人的照片,每张呈现 5 秒,然后给他 10 张照片,让他挑出刚看过的 5 张 | 全对记 1 分,有错记 0 分 |
| 11. 故事即时回忆 | 让患者听一个小故事,等医生念完以后,让患者重复故事 | 全对记 1 分,有错记 0 分 |
| 12. 故事延迟回忆 | 方法同 11,但不立刻让患者重复,而是延迟一段时间再让他重复 | 全记住记 1 分,有错记 0 分 |

1. 测量内容　测量内容包括记姓名、记被藏物、记约定、图片再认、路径即时回忆、路径延时回忆、信封、定向、日期、照片再认、故事即时回忆、故事延迟回忆等 12 个分项目。

2. 评定标准　以上 12 题除第 1 题 2 分外,其余最高分为 1 分,故满分为 13 分。正常人总分为 7~13 分。脑有损伤时至少有 3~4 项不能完成,总分为 0~9 分。

## 第五节　知觉障碍评定

知觉是人脑对客观事物各种属性的较完善反映。知觉障碍指患者对客观事物能够认知,但对事物的部分属性(大小、比例、形状、结构等)或时间空间的动静关系产生了错误的知觉体验。知觉功能障碍时,客体部分属性出现歪曲,但本质没有歪曲。知觉障碍可分为空间知觉障碍、时间知觉障碍、运动知觉障碍、体形知觉障碍等。空间知觉障碍指患者对事物大小比例和空间结构的感知发生改变;时间知觉障碍指患者对时间的快慢体验发生改变;运动知觉障碍指患者对事物动静状态的感知发生改变;体形知觉障碍指患者对自己体形感知发生明显改变。

### 一、失认症评定

失认是指患者丧失了对物品、人、声音、形状或者气味的识别能力。失认包括视觉失认、听觉失认、触觉失认等方面。失认症指在特定感觉正常的情况下,患者不能通过该感觉方式认识以往熟悉的事物,但仍可以利用其他感觉途径对其识别的一类症状。失认症并非由于感觉障碍、智力衰退、意识不清、注意力不集中等情况所致,而是感觉信息向概念化水平的传输和整合过程受到破坏的结果。失认症是大脑皮质功能障碍的结果,常见于脑外伤、脑卒中、痴呆和其他神经疾患的患者,失认症的存在将使日常生活活动能力和生存质量受到影响。与视、听、触觉有关的不同大脑皮质区域受损将导致不同类型的失认症。

(一) 视觉失认

视觉失认是指患者无法识别视觉刺激的意义,即在"能看见"的情况下,患者对所见的颜色、物体、图形等不能分辨其名称和作用。而如果借助视觉以外的感觉系统(如听觉、触觉、嗅觉等),则能够理解其特征。视觉失认表现为物体失认、相貌(面容)失认、色彩失认、同时失认等。

1. 临床表现

（1）物体失认:是对呈现于视觉通路中的物体的辨认障碍,而同样的物体通过其他感觉通路却可以辨识,这是失认症中最常见的症状。虽然患者的视力和视神经功能正常,视觉刺激虽然能够正常通过眼睛和视束,但在枕叶皮质不能得到正确的解释。因此,患者虽然能看见呈现在面前的物品,却不识别它是什么,而借助视觉以外的感觉通路可以准确地认知和命名物体。

（2）相貌失认:指患者脑损伤后不能识别以往熟悉的面孔。相貌失认患者可以分辨不同的面部表情,但不能分辨是谁。患者仅通过面部特征不能认出熟人,还必须依赖其他提示,如说话声音、步态、服装或发型等才能识认。症状严重时,患者甚至不能识别亲朋好友,不能从镜子里认出自己。相貌失认的本质是在同一种类中不能区别不同的项目。因此,除了区别别人的面孔有困难外,在区别其他种类时也可以出现类似的情况,如识别汽车或动物。

（3）色彩失认:指患者能感觉和区别两种不同的颜色,但不能将颜色分类,即不能选择或指出评定者说出的颜色,是颜色信息的提取障碍。颜色失认也是中枢性色盲的特征性表现。颜色失认常与相貌失认或其他视觉失认并存。

（4）同时失认:是指患者不能同时完整地识别一个图像。同时失认是一种对于复杂的情景画面的各个部分能够理解,但对整体意义却不能理解的一种症状。患者在观看一幅动作或故事图画时可识别局部微小的细节,每一次只能理解或识别其中一个方面或一部分,却不能获得整体感,因而不能指出该幅图画的主题。复制时可将主要的具体细节分别记录下来,但不能将每一部分放在一起组成一幅完整的画。

2. 评定方法　可以通过以下方法评定,若不能正确完成,提示评定对象存在视觉失认情况。

（1）物体失认评定

认物品命名:将一些常用物品,如眼镜、梳子、钥匙、铅笔、硬币、牙刷等实物或照片逐一呈现,要求评定对象辨认并命名。

配对测试:请患者看一张图片,同时另外交给评定对象多张图片,要求其从中找出与单独出示的图片完全相同的一张。

画物品图形:出示一件结构较简单的物品,请评定对象在一张纸上画出该物品。

物品性状描述:要求评定对象对实物或图片上的物品做特征性描述,包括形状、颜色、表面特征及用途等。

（2）相貌失认评定

面部识别和命名:辨认并命名评定对象本人、亲人、朋友或名人的照片。

面部特征描述:要求评定对象描述某人的面部特征。

面部匹配:要求评定对象从若干照片中找出同一人的两张相同或不同照片。

其他特征识别:当评定对象不能正确完成上述相貌失认测验时,要求其从声音、步态、服装等来识别熟人。

（3）色彩失认评定

颜色辨别:将两种不同颜色的卡片放在一起,请评定对象回答是否相同。

颜色分类:评定者命名一种颜色,要求评定对象从色卡或物品中挑出指定颜色;或出示给评定对象一张色卡,要求其在众多卡片中挑出与之相同的颜色。

颜色命名:要求评定对象给所示颜色命名。

颜色知识:向评定对象提出常见物品的颜色,如:国旗是什么颜色,树叶是什么颜色等,并要求给常见物品无颜色的线条图形填充适当的颜色。

(4)同时失认评定

视野检查:在做出同时失认结论前,应首先除外视野缺损。

数点:用一张整版有印刷符号如小圆点的作业纸,要求评定对象数点。注意评定对象是否只注意排列在中央的部分或其他某一部分。

描述或复制图画:要求评定对象就一幅通俗的情景画做描述,或请其复制一幅画,观察是否复制完整。

（二）听觉失认

听觉失认是指听力保留,但对能听到的原本知道的声音的意义不能辨别和肯定的一种状态。

1. 临床表现　非语言性声音失认是指患者不能将一种物体和它所发出的声音联系在一起,表现为不能分辨各种声音的性质,如患者无法分辨钟表声、门铃声、电话铃声、流水声、汽笛声。言语性声音失认指仅仅不能识别言语声音的意义,而对言语声音以外所有的听觉认识包括非语言声音的理解都正常保留。患者仅听觉理解破坏,其他语言功能如阅读理解、书写和自发语均正常。

2. 评定方法

(1)听力检查:目的是除外听力障碍所引起的对声音的辨别障碍。

(2)非语言性听觉失认检查:检查时可在评定对象背后发出不同声响,如敲门、杯子相碰、拍手等,看其能否判断是什么声音。

(3)言语性听觉失认检查:检查包括听理解、阅读理解、书写、自发语、复述、听写等。

（三）触觉失认

触觉失认是指不能通过触摸识别物品。

1. 临床表现　尽管患者触觉、温度觉、本体感觉等基本感觉正常,但闭目后不能凭触觉辨别物品的大小、形状、性质,从而对早已熟悉的物品的名称、功能及用途等不能确认。

2. 评定方法

(1)深、浅感觉及复合感觉检查:目的是除外感觉异常所造成的不能通过触觉辨别物体。

(2)命名检查:请评定对象看几件日常用品并为其命名。目的是除外命名性失语。

(3)物品的触觉性命名:先请评定对象闭眼或用屏风遮挡视线,用手触摸一件日常用品后为其命名并说明其用途。

(4)物品的触觉性选择:在桌上摆放若干日常用品。请评定对象闭目或屏风遮挡,由评定者随机选一件物品请评定对象用手触摸,然后交还给评定者放回桌上。再请评定对象睁开眼或移开屏风,在桌上物品中找出刚才触摸过的那一件。

(5)几何图形的触觉性选择:用塑料片做 10 个几何图形,如椭圆形、三角形、五星形、正方形、六角形、八角形、十字形、菱形、梯形、圆形。同时在一张纸上绘出 10 个分别与每个塑料片相同的几何图形。先让患者闭目或用屏风遮挡触摸其中一块,然后再睁开眼睛或移开屏风,让患者从若干绘画图形中找出刚才触摸过的塑料片相同的图形。

以上触摸检查均需左右手分别测试,再同时用双手触摸。

## 二、躯体构图障碍评定

躯体构图指触觉、视觉、本体感觉、肌肉运动觉及前庭觉传入信息整合后形成的神经性姿势模型,包含对人体各部分相互关系及人体与环境关系的认识。躯体构图障碍是空间知觉障碍的一种,包括单侧忽略、身体失认等。

### (一) 单侧忽略

单侧忽略是指不能整合和利用来自身体或环境一侧的知觉,对自身的一半(左或右侧)不能感知。

1. 临床表现　表现为对大脑损伤灶对侧身体或空间物品不能注意以及对该侧身体或环境所发生的变化不能做出相应反应或反应迟缓。如患者在日常生活中出现不洗被忽略侧的脸,不刮该侧的胡子,不穿该侧的衣服,不吃该侧的饭菜等现象。

### 知识链接

**注意损伤学说**

注意损伤学说认为,单侧忽略是皮质感觉加工通路损伤所引起的一个注意—觉醒缺陷。注意和定向反应加工通路来自网状结构、经边缘系统至皮质。每一侧半球都有自己的网状结构—边缘系统—皮质通路,但大脑左半球仅仅注意来自对侧(右侧)的刺激,而右半球同时注意来自双侧的刺激。

2. 评定方法　主要有以下方法:

(1) Albert 线段删除测验:包括线条的删除和图形删除。该测验是最敏感的试验,在一张 16 开白纸上均匀分布多条线段,每条线段长 2.5cm(图 15-4)。请评定对象在所看见的每一条线段上划一道。不能在所有线段上都划道,并且被划道的线段均偏在纸的一侧为阳性。也可通过对漏划线段计数来评定单侧忽略的程度(图 15-5)。例如,当整张纸上线段数为 40 条时,其评定标准见表 15-10。

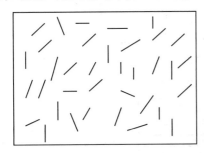

图 15-4　Albert 线段删除测验

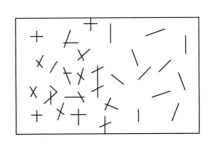

图 15-5　单侧忽略患者所做线段划销测验

表 15-10 删除试验评定标准

| 评定级 | 漏删线数 | 漏删线% |
|---|---|---|
| 无单侧忽略 | 1 或 2 | 4.3 |
| 可疑忽略 | 3~23 | 4.5~56.8 |
| 肯定有单侧忽略 | >23 | >56.8 |

（2）绘图测验：评定者将画好的表盘或房子等大致左右对称的图画出示给评定对象，要求其临摹（图 15-6）。也可以要求评定对象在画好的圆圈内填写表盘上的数字和指针，要求指向 11 点一刻。只画图形的一半或将表盘数字均填写在圆圈一侧者为异常（图 15-7）。

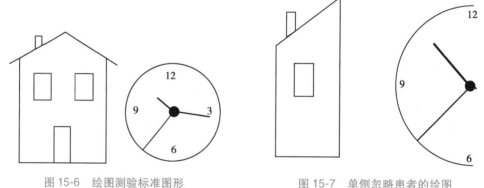

图 15-6 绘图测验标准图形

图 15-7 单侧忽略患者的绘图
测验表现（右侧忽略）

（3）Schenkenberg 二等分线段测验：在一张白纸上平行画有 20 条长度不等的线段，分别为 10cm、12cm、14cm、16cm、18cm、20cm（图 15-8）。要求评定对象在每一条线段的中点画一个标记，其中最上端和最下端各一条线段用来做示范，不统计在内。评定对象画完后，通过粗略目测即可发现评定对象所画"中点"是否均偏向一侧，或漏掉偏向一侧（多为左侧）的线段未标注中点。还可通过较精细的测量和计算来判断评定对象所画"中点"普遍偏向哪一侧，偏离程度如何。测量和计算方法如下：测量一条线段的全长，算出其中点位置。测量评定对象所画"中点"距线段一侧的距离，较真正中点偏左 Xcm 记为−Xcm，偏右 Xcm 记为+Xcm。对所有线段进行测量后，计算总的偏离百分数：

$$总偏离百分数 = \frac{各线段标记"中点"与真正中点间的距离之和}{所有线段全长之和} \times 100\%$$

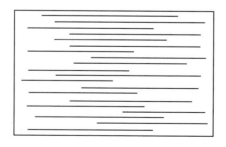

图 15-8 Schenkenberg 二等分线段测验

（4）高声朗读测验：给评定对象一篇短文，打印在一张白纸正中，要求从左至右占满数行。请评定对象高声朗读，观察其是否读全整行文字，还是只读每行文字的一部分造成不能读出整篇文章。记录其读每行文字的起止点。

（5）双侧同时刺激检查：首先进行单侧感觉检查，可为视觉刺激、听觉刺激或触觉刺激，分别检查评定对象的左、右两侧，然后给予双侧同时刺激，观察评定对象反应。较严重的单侧忽略患者，即使在只单独刺激一侧时，对来自其忽略一侧的刺激也毫无反应；而轻型患者在单独接受一侧刺激时对任何一侧的刺激都可做出反应，只在双侧同时刺激时才忽略患侧。

**（二）身体失认**

身体失认是指识别自己和他人身体各部位的能力障碍。

1. 临床表现　表现为患者缺乏人体结构的概念，不能区别自己和评定者身体的各个部位以及各部位之间的相互关系。该症状在临床上并不常见，较少独立存在，多与其他认知障碍同时存在。主要见于右侧偏瘫患者。

2. 评定方法　主要有以下方法。

（1）手指失认：①按指令出示手指；②嘱评定对象说出评定者所触其手指的名称；③嘱评定对象说出评定者或图片上所指手指的名称或触及评定对象手指的名称；④说出某两指间的手指数目；⑤嘱评定对象模仿评定者所做手指动作。以上检查均在睁眼、闭眼两种情况下进行，睁眼正确，闭眼错误，为轻型失认。

（2）体象失认：①按指令触摸躯体的某些部位，如"请指你的鼻子"；②嘱评定对象模仿评定者的动作；③嘱评定对象拼接躯体或面部的图板碎块；④嘱评定对象画一人像；⑤回答问题，如问评定对象"手在肘的下面吗"？以上出现错误均为阳性。

（3）左右失认：①按指令"举右手""摸左耳""踢右脚""拍左膝"等，或说出评定者所指身体部位是右侧还是左侧；②按指令完成动作，如"请指你的左脚"，"请摸一下我的右耳"；③指出人体模型或图画的部位。以上出现错误均为阳性。

（4）疾病失认：①询问评定对象的健康状况，了解有无否认实际存在的疾病的现象，有否认现象者为阳性；②询问评定对象有关患侧的问题，如"有无偏瘫""感觉如何""为什么患肢不能活动"，不能按所存在的问题回答者为阳性；③让评定对象做双手操作的活动，不能执行者为阳性。

## 三、视空间关系障碍评定

视空间关系障碍是指对于物体方位概念的认识障碍。

1. 临床表现　表现为患者对物体的上、下、左、右、内、外、东、南、西、北等方位认识障碍，不能理解和判断物与物之间的方位关系。

2. 评定方法　确认视空间失认前须先除外以下问题：①感觉性失语，智能障碍所致不能理解评定者的要求；②偏盲、单侧忽略等所致不能看见所有画面和物体；③运动协调障碍所致不能按照自己的意志摆放物品。主要有以下方法：

（1）绘图：将一张画有一只盒子的纸放在患者面前，令其在盒子的上方或下方画一个圈。

（2）图片检查：将几张内容相同的图片呈"一"字形排列在患者面前。每一张图片中都是两样物品，如鞋和鞋盒，但是按不同的位置摆放，如鞋在鞋盒上方、鞋在鞋盒一侧、鞋在鞋盒里等,要求评定对象描述每一张图片中鞋与鞋盒之间的位置关系。

（3）实物定位检查:要求评定对象听口令摆放两块积木,如将一块放到另一块的右侧、左侧或上方等。也可将一些实用性物品如托盘、茶杯和茶匙摆在评定对象面前,要求评定对象按要求摆放这些物品,如"将杯子摆在托盘上","将茶匙放进杯子里"等。

## 四、失用症评定

失用症是指由于不能正确地运用后天获得的技能运动,因而在没有瘫痪的情况下不能执行有目的运动的运用障碍。它是一组反映运动系统在皮质功能水平上的障碍综合征(躯体运动中枢除外)。失用症的发生与肌力下降、肌张力异常、运动协调性障碍、感觉缺失、视空间障碍、语言理解困难、注意力差或不合作无关。根据症状表现和产生机制不同,将失用症分为意念运动性失用、意念性失用、肢体运动性失用、结构性失用、穿衣失用等。

### （一）意念运动性失用

意念运动性失用是指储存运动记忆的左半球顶下小叶与负责制订运动计划的前运动皮质之间联系中断,导致运动记忆的计划和编排障碍。

1. 临床表现　意念运动性失用患者不能执行运动口令,不能按照口令用手势演示使用某一种工具的活动,模仿可使表现有所改善,但仍不正常。使用实物进行作业时,动作的准确率明显提高。患者虽然不能正确按照口令用手势演示或模仿使用某种工具的活动,但仍能在适当时间与地点,下意识地完成从前熟练操作的技能性动作,并能够描述动作的过程。例如,意念运动性失用患者不能在指令下拿起牙刷或启动刷牙动作,但是在早晨起床后却可以到漱洗室自发地拿起牙刷,将牙膏挤到牙刷上,然后刷牙。

2. 评定方法　让评定对象按评定者口令完成运动作业,通过完成情况进行评定(表 15-11)。

表 15-11　意念运动性失用检查

| 检查内容 | 运动口令 | 误反应 |
| --- | --- | --- |
| 口-颜面部检查 | 吹灭火柴 | 控制短呼吸有困难;口型动作和保持有困难 |
| | 伸出舌头 | 不能伸出舌头;舌头在口腔中活动;舌尖抵住前齿出不来 |
| | 用吸管喝水 | 不能收拢口唇 |
| 四肢动作检查 | 举手"敬礼" | 手举过头顶;晃动手臂,手的位置不固定 |
| | 使用牙刷 | 不能正确抓握;不能张口;牙刷明显偏离口;用手指碰牙刷 |
| | 弹硬币 | 抛硬币;手旋内旋外;不能用拇指和示指弹而是晃动手腕 |
| | 用锤子钉钉子 | 手水平方向前后运动;用拳头用力叩击 |
| | 使用梳子 | 用手当梳子;用手捻搓头发;手的动作不确切 |
| | 踢球 | 原地踏步;脚尖蹭地等 |
| 全身动作检查 | 拳击手的姿势 | 身体各个部位不正确;双手并在一起 |
| | 用棒球棒击球 | 双手同时握棒较困难;做敲击动作 |
| | 鞠躬 | 躯干动作不协调;起立—原地转两圈—坐下 |

以上作业能按口令且无需实物完成大多数者为正常,只有在提供实物的情况下才能正确完成都提示存在异常,即便给予实物也不能完成者提示重度异常。

（二）意念性失用

意念性失用是指意念或概念形成障碍,是动作的构思过程受到破坏而导致的复杂动作的概念性组织障碍。意念性失用是较严重的运用障碍。患者对于做一件事的目的和做成一件事需要做什么、怎么做和用什么做都缺乏正确的认识和理解。

1. 临床表现　患者不能自动或根据指令完成有目的、协调、复杂的多步骤动作。虽然可以正确完成复杂动作中的每一个分解动作,但不能将这些分解动作按照一定顺序排列组合并串联在一起,而成为连贯、协调的功能活动。表现为动作的逻辑顺序出现混乱,或某一个动作被省略、重复。例如,刷牙的程序是用杯子接水—漱口—打开牙膏的盖子—将牙膏挤到牙刷上—关闭牙膏盖子—刷牙。患者可以按指令正确完成这一系列动作中的任一个分解动作,但顺序会出现错误,意念性失用患者也不能描述一项复杂活动的实施步骤。

意念性失用患者还可以表现为工具的选择和使用障碍,患者在不使用工具的情况下可以很好地模仿运动,但当实物放在面前时则出现选择和使用错误。尽管患者能够认识物品本身,却不能告知物品的功能或用途,物品被错误地使用。

2. 评定方法

（1）备好信纸、信封、邮票、胶水等,请评定对象折叠信纸放入信封,贴好邮票写上地址。

（2）备好蜡烛、火柴,请评定对象立起蜡烛,用火柴点燃,再吹灭火柴。

（3）备好牙刷、牙膏、牙杯,请评定对象从牙杯中取出牙刷,将牙膏涂在牙刷上。

3. 意念性失用与意念运动性失用的鉴别　意念性失用症患者既不能执行指令,也不能自发完成动作,而意念运动性失用症患者虽不然按指令做动作,但在恰当的时间和地点能够自动地完成该动作。故对疑有意念运动性失用者,可由家属或护理人员了解其日常生活中完成各种动作的情况。评定这两种失用症可将测试分为三个水平,从难到易地进行,即:执行动作口令、模仿评定者的动作和用实物实际操作。意念性失用与意念运动性失用在以上三项检查中的表现及鉴别见表15-12。

表 15-12　意念性失用与意念动作性失用的鉴别

| 检查项目 | 意念运动性失用 | 意念性失用 |
| --- | --- | --- |
| 执行口令 | 不能正确执行 | 不能正确执行 |
| 动作模仿 | 不能模仿 | 模仿准确 |
| 实物操作 | 正确完成 | 操作混乱 |

意念运动性失用患者在执行口令时可表现为重复某一动作,甚至是对于口令要求完成的任务来说是无意义的动作;或表现为"拿"想象中的工具时手法错误,在看过评定者示范的动作后也不能模仿。意念性失用患者在执行口令及实物操作时均表现为动作步骤的错误,操作程序混乱,例如无实物做用钥匙开门的动作时,可能会先做旋转钥匙的动作,后做向锁眼中插钥匙的动作,而在用实物操作时可能会选错工具且不会使用。故在评定过程中,一定要注意区分评定对象完成动作是按口令执行还是通过模

仿或自动完成。

### (三) 肢体运动性失用

肢体运动性失用是指在排除麻痹、肌张力异常、共济失调、不随意运动、听力障碍、理解障碍等情况下,出现的病灶对侧肢体精细动作异常。

1. 临床表现 病灶对侧肢体(特别是手部)的精细动作笨拙、缓慢,以一侧上肢多见。

2. 评定方法 主要包括以下精细动作检查。

(1)手指或脚尖敲击试验:请评定对象用一只手的手指快速连续敲击桌面,或一只脚的脚尖快速连续敲击地面。

(2)手指模仿试验:请评定对象用手指模仿评定者手指动作。

(3)手的轮替试验:请评定对象用前臂快速做旋前、旋后动作。

(4)手指屈曲试验:请评定对象用示指做快速屈、伸动作。

### (四) 结构性失用

结构性失用是指在特定的,与构图、结构有关的作业活动中存在的障碍。

1. 临床表现 患者在绘图、组装玩具成模型、建筑、手语等特定的活动中存在障碍,在模仿评定者提供的图案或模型时,患者摆积木的程度要好于临摹图画。患者有自知力,可发现自己的错误,但无法纠正。

2. 评定方法

(1)拼图:完成图形,包括 WAIS 动作性检查和柯斯积木图案测验(Kohs block design test)。拼图测验方法简单易懂,适用于 3 岁以上患者,且不受语言限制,可用打手势等方式进行沟通,故可用于聋哑人、感觉性失语或其他与评定者言语不通的患者。

(2)立体模型组合:包括模仿几何图形和复制二维几何图形。

(3)自发绘画:如画房子、人物、钟表等。

(4)写字:如自发写物体的名字、听写、抄写等。

通过上述测验,可以观察评定对象对结构的运用是否存在障碍。

### (五) 穿衣失用

穿衣失用是指穿衣的一系列动作行为的异常和障碍,多认为是意念性失用和空间关系障碍的综合体现。

1. 临床表现 表现为如对服装的上、下、左、右、表、里等和自己身体的对应关系发生混乱,不能将衣服穿上。

2. 评定方法 观察评定对象的穿衣动作,也可以请评定对象为娃娃穿衣。如只有一侧不能穿衣而另一侧正常,则提示与半侧忽略有关。

## 第六节 智力、人格及情绪评定

智力、人格与情绪的评定有多种形式,临床多采用量表进行评定。

### 一、智力测验

智力测验是客观地、科学地把智力数量化的一种测验形式,是心理评定中应用最多、影响最大的一种心理测量技术,主要用于评估人的智力发展水平、智力功能损伤或衰退的程度。

（一）韦氏成人智力量表测验

智力测验中具有代表性的是韦氏智力量表。我国学者龚耀先根据韦氏成人智力量表,于1981年主持修订成符合我国国情的韦氏成人智力量表(WAIS-RC)。

1. 评定工具　修订韦氏成人智力量表,适用于16岁以上成人。

2. 评定内容　包括语言量表(verbal scale,VS)和操作量表(performance scale,PS)两部分,共11个分测验(表15-13)。

表15-13　韦氏成人智力量表评定项目、内容和评分范围

| 测验方法和名称 | 评分方法 | 所测能力 |
| --- | --- | --- |
| **言语测验** | | |
| 知识 | | |
| 29个题目、包括历史、地理、天文、文学、自然等知识 | 答对1题得1分,最高分为29分 | 常识的广度、长时记忆 |
| 领悟 | | |
| 14个题目,涉及社会风俗、价值观、成语等 | 根据回答的概括水平和质量每题记2、1或0分,最高分为28分 | 事物的观察、理解和判断 |
| 算术 | | |
| 14个心算题,要记时作答的问题 | 时限内答对1题记1分,后面4题提前完成且正确另加分,最高分为18分 | 数的概念和应用,解决注意力集中和记忆 |
| 相似性 | | |
| 11对词,念给评定对象听,要求说出每对词的相似性 | 根据回答的概括水平,每题记2、1或0分,最高分为26分 | 理解、联想、综合和概括 |
| 数字广度 | | |
| 念给评定对象听一组组数字,要求顺背3~12位数,倒背2~10位数 | 以背出的最高位数来记分数。最高顺背为12分,倒背为10分 | 瞬时记忆,注意力集中 |
| 词汇 | | |
| 40个词汇如疲劳、丰收、准绳、笑柄等,念给评定对象听,要求在词汇表上指出并说明其含义 | 根据在时限内回答的质量,每词记2、1或0分,最高分为80分 | 词汇的理解和表达,早年的教育 |
| **操作测验** | | |
| 数字符号 | | |
| 阿拉伯数字1~9各配一个符号,要求评定对象给测验表上90个无顺序的阿拉伯数字配上相应的符号,限时90秒 | 每一个正确符号记1分,符号倒转记0.5分,最高分为90分 | 学习的联想,视-运动 |

续表

| 测验方法和名称 | 评分方法 | 所测能力 |
|---|---|---|
| 图画填充<br><br>21 个图画,都缺失一个重要部分,要求说出缺失什么并指出缺失部分木块图案 | 限时,正确回答 1 题记 1 分,最高分为 21 分 | 视觉组织,透视觉 |
| 木块图案<br><br>要求评定对象用 9 块红白两色的立方体木块,按照测验图卡组合成图案(共 7 个图案) | 限时内完成 1 个记 4 分,提前完成另加分,最高分为 48 分 | 空间知觉,抽象思维 |
| 图片排列<br><br>把说明一个故事的一组图片打乱顺序后给评定对象看,要求摆成应有的顺序(共 8 个图案) | 限时内完成一组记 2 分,后面三组提前完成另加分,最高分为 38 分 | 逻辑联想思维的灵活性 |
| 图形拼凑<br><br>把人体、头像等图形的碎片呈现给评定对象,要求拼成完整的图形(共 4 个图形) | 限时内完成,按各图形标准记分,提前完成另加分,最高分为 44 分 | 寻找线索和形成假说,坚韧性以及灵活性 |

3. 评分方法步骤　各分测验所得粗分从记录单上的粗分和等值量表分表可分别查得其量表分。6 个言语分测验的量表分相加为言语量表分,5 个操作量表分相加为操作量表分。言语量表分与操作量表分相加即为全(总)量表分。查相应年龄组的总量表分等值智商(IQ)表,可得到评定对象的言语智商(VIQ)、操作智商(PIQ)及总智商(FIQ)。

总智商说明评定对象的智力水平。韦氏量表的智力分等见表 15-14。

表 15-14　韦氏量表得分及其智力分等

| 智商 | 偏离均数的 PE | 百分数 | 智力等级 |
|---|---|---|---|
| 130 以上 | +3 | 2.2 | 极超常 |
| 120~129 | +2 | 6.7 | 超常 |
| 110~119 | +1 | 16.1 | 高于正常 |
| 90~109 | X±1 | 50.0 | 平常 |
| 80~89 | −1 | 16.1 | 低于平常 |
| 70~79 | −2 | 6.7 | 临界 |
| 小于 69 | −3 | 2.2 | 智力缺损 |

 课堂互动

智商和情商哪个重要?

（二）简式韦氏智力量表测验

韦氏智力量表评定需耗时1~2小时,故临床上常以简式韦氏智力量表来替代。简式韦氏智力量表言语测验和操作测验只各做两项。

1. 言语测验　做一般知识测验和相似性测验两项。一般知识测验是通过历史、地理、自然、天文及文字等知识测验,了解其语言理解,知识、广度和长时记忆情况,如"人体的血管有哪几种"。相似性测验是出示一对词,让评定对象找出其相似性,测试其抽象和概括能力,如"鸡蛋和种子有何相似性"。

2. 操作测验　做图画填充测验和木块图案测验两项。图画填充测验是出示缺少重要组成部分的图片(如人面部未画眉毛和耳朵),让患者找出缺失部分,并填画,该测验主要测试视觉辨认、认知和视觉的综合能力。木块图案测验是用黑白两色立方体9块,根据图片分别组合成不同的平面图案,测试空间关系、视觉分析综合能力。

（三）其他智力测验量表测验

除了韦氏智力测验外,尚有斯坦福-比奈量表,其测验对象以2~18岁的儿童和青少年为主;贝利婴儿量表是美国常用的婴儿智力量表,适用于1~30个月月龄组孩子,包括运动量表、心智量表和社会行为量表。丹佛发展筛选测验适用于从出生到6岁儿童的智能快速筛查。此外,还有格赛尔发展量表、图片词汇测验、新生儿行为量表等可进行智力测验。

## 二、人格测验

人格测验是利用心理测验方法评定一个人经常表现出的典型行为与情绪反应,即测验一个人的个性(人格)。人格测验同样是康复工作中进行心理鉴定、评价的重要方法,是心理咨询、心理治疗和职业咨询不可缺少的手段。

### 知识链接

**人格的形成与发展**

人格特征可以是外在的,也可以是隐藏在内部的。对我们大多数人来说,人格的形成是先天遗传因素和后天的环境、教育因素相互作用的结果。先天的遗传因素即素质,是婴儿出生时所具有的解剖和生理特性,包括脑和神经系统类型、内分泌腺以及身体外表的特征等。人格就是在这个基础上形成和发展的。

（一）艾森克人格问卷测验

艾森克人格问卷(Eysenck personality questionnaire,EPQ)由英国的艾森克夫妇编制,是国际公认的,也是临床上常用的人格评定工具。分为儿童版(7~15岁)和成人版(16岁及以上)两种类型。艾森克人格问卷评定程序简便易行,内容也较适合中国的国情,在国内临床广泛应用。

1. 艾森克人格问卷的结构　艾森克归纳出人格的三个基本因素,即内-外倾性、神经质(或情感稳定性)、精神质。这三个因素构成了人格的三个相互正交的维度。艾森克人格问卷就由这三个人格维度和一个效度量表组成:①N量表(神经质维度)测查情绪稳定性;②P量表(精神质维度)测查心理状态是否正常;③E量表(内-外向维度)测查内向和外向人格特征;④L量表(掩饰)是一个效度量表,测查朴实、遵从社会习俗及道德规范等特征。N及E都是双向维度,同时各维度又是交叉的。将N维度和E维度结合,以E为X轴,N为Y轴,交叉成十字,可以分出四种人格特征:外向-情绪不稳(胆汁质)、外向-情绪稳定(多血质)、内向-情绪稳定(黏液质)、内向-情绪不稳(抑郁质),各型之间还有移行型。

2. 艾森克人格问卷的内容　我国修订的艾森克人格问卷有88个问题(表15-15)。该问卷要求评定对象根据问卷中的指导语对题目做出"是"或"否"的回答,根据回答情况进行记分。

表 15-15　艾森克人格问卷

| 项目 | 是 | 否 |
| --- | --- | --- |
| 1. 你是否有广泛的爱好? | | |
| 2. 在做任何事情之前,你是否都要考虑一番? | | |
| 3. 你的情绪时常波动吗? | | |
| 4. 你曾有明知是别人的功劳而去接受奖励的事吗? | | |
| 5. 欠债会使你不安吗? | | |
| 6. 你是一个健谈的人吗? | | |
| 7. 你曾经无缘无故地觉得自己"确实难受"吗? | | |
| 8. 你曾经贪图过分外之物吗? | | |
| 9. 晚上你是否小心地把门锁好? | | |
| 10. 你认为自己活泼吗? | | |
| 11. 当看到小孩(或动物)受折磨时你是否难受? | | |
| 12. 你是否时常担心你会说出(或做出)不应该说(或做)的事情? | | |
| 13. 你喜欢跳降落伞吗? | | |
| 14. 在愉快的聚会中,你是否通常能尽情享受? | | |
| 15. 你是一位易激动的人吗? | | |
| 16. 你是否有过将自己的过错推给别人? | | |
| 17. 你喜欢会见陌生人吗? | | |
| 18. 你是否相信参加储蓄是一种好办法? | | |
| 19. 你的感情是否容易受到伤害? | | |
| 20. 你所有的习惯都是好的吗? | | |
| 21. 社交场合你是否总是不抛头露面? | | |
| 22. 你会服用有奇特效果或有危险性的药物吗? | | |
| 23. 你常有"厌倦"之感吗? | | |
| 24. 你曾拿过别人的东西(哪怕是一针一线)吗? | | |
| 25. 你喜欢经常外出(旅行)吗? | | |

| 项目 | 是 | 否 |
|---|---|---|
| 26. 你以伤害你喜欢的人而感到乐趣吗？ | | |
| 27. 你是否常因感到有罪而烦恼？ | | |
| 28. 你是否有时候不懂装懂？ | | |
| 29. 你是否宁愿看些书,而不想去会见别人？ | | |
| 30. 有人确实想要伤害你吗？ | | |
| 31. 你认为自己"神经过敏"吗？ | | |
| 32. 当你对别人失礼时经常会表示道歉吗？ | | |
| 33. 你的朋友多吗？ | | |
| 34. 有时你喜欢讲一些会伤害人的笑话吗？ | | |
| 35. 你是个忧虑重重的人吗？ | | |
| 36. 你在儿童时期是否立即听从大人的吩咐而毫无怨言？ | | |
| 37. 你是一个无忧无虑、逍遥自在的人吗？ | | |
| 38. 有礼貌、爱整洁对你很重要吗？ | | |
| 39. 你是否总担心将会发生可怕的事情？ | | |
| 40. 你曾损坏或丢失别人的东西吗？ | | |
| 41. 在结识新朋友时,通常是你主动的吗？ | | |
| 42. 当别人向你诉苦时,你是否容易理解他们的苦衷？ | | |
| 43. 你觉得自己紧张很像"拉紧的弦"吗？ | | |
| 44. 没有废纸篓时,你会把废纸扔在地板上吗？ | | |
| 45. 和别人在一起的时候,你是否不常说话？ | | |
| 46. 你是否认为结婚制度已经过时,应该废除？ | | |
| 47. 你有时会感到自己可怜吗？ | | |
| 48. 你有时有点自夸吗？ | | |
| 49. 你能使一个沉闷的集会活跃起来吗？ | | |
| 50. 你讨厌那种小心翼翼开车的人吗？ | | |
| 51. 你为自己的健康担忧吗？ | | |
| 52. 你曾讲过别人的坏话吗？ | | |
| 53. 你是否喜欢说笑话和有趣的故事？ | | |
| 54. 你小时候曾对父母粗暴无礼吗？ | | |
| 55. 你喜欢和别人打成一片吗？ | | |
| 56. 知道自己工作中有错误会感到难过吗？ | | |
| 57. 你失眠吗？ | | |

续表

| 项目 | 是 | 否 |
|------|----|----|
| 58. 你饭前必定洗手吗? | | |
| 59. 你经常无缘无故地感到疲倦和无精打采吗? | | |
| 60. 在游戏或打牌时你曾经作弊吗? | | |
| 61. 你喜欢紧张的工作吗? | | |
| 62. 你母亲是个善良的人吗? | | |
| 63. 你时常觉得自己的生活很单调吗? | | |
| 64. 你曾经为了自己而利用过别人吗? | | |
| 65. 你是否参加的活动太多,超过自己可能分配的时间? | | |
| 66. 是否有那么几个人常躲着你? | | |
| 67. 你为自己的容貌而苦恼吗? | | |
| 68. 你是否认为人们为保障自己的将来而储蓄和保险所费的金钱太多? | | |
| 69. 你是否曾经想过去死? | | |
| 70. 若你确知不会被发现,你会逃税吗? | | |
| 71. 你能使一个联欢会顺利进行吗? | | |
| 72. 你能克制自己不对别人无理吗? | | |
| 73. 遇到一次令你难堪的事情之后,你是否会烦恼好久? | | |
| 74. 你是否"神经过敏"? | | |
| 75. 你曾经故意说过一些话来伤害别人的感情吗? | | |
| 76. 尽管不是你的过错,但你与别人的友谊容易破裂吗? | | |
| 77. 你常感到寂寞吗? | | |
| 78. 有人对你的工作吹毛求疵时,是否容易伤害你的积极性? | | |
| 79. 你去赴约会或上班时,曾否迟到? | | |
| 80. 你是否喜欢在你的周围有许多热闹和高兴的事? | | |
| 81. 你愿意让别人怕你吗? | | |
| 82. 你是否有时兴致勃勃,有时却很懒散不想动? | | |
| 83. 你有时会把今天应做的事拖到明天吗? | | |
| 84. 别人是否认为你是生气勃勃的? | | |
| 85. 别人是否对你说过许多谎话? | | |
| 86. 你是否对有些事情容易生气? | | |
| 87. 若你犯有错误,是否都愿意承认? | | |
| 88. 你会为一只动物落入圈套被捉拿而感到难过吗? | | |

3. 评分方法及结果分析 艾森克人格问卷会根据规定的标准予以记分,按性别、年龄对照换算出相应的标准 T 分(量表分),根据 T 分的高低判断人格倾向和特征(表 15-16)。

表 15-16 艾森克人格问卷的四个量表及评定说明

| 量表名称 | 检测目的 | 结果说明 |
|---|---|---|
| N 量表 | 测试情绪的稳定性 | 高分:情绪不稳定,表现为焦虑、紧张、抑郁、情绪反应重 |
| | | 低分:情绪稳定,表现为平静、不紧张,情绪反应慢、弱 |
| P 量表 | 测试心理状态 | 高分:个性倔强,表现为孤独、缺乏同情心、难以适应环境、不友好 |
| | | 低分:个性随和,表现为对人友善、合作 |
| E 量表 | 测试内向与外向的个性特征 | 高分:个性外向,表现为爱交际、热情、冲动 |
| | | 低分:个性内向,表现为好静、稳重、不善言谈 |
| L 量表 | 测试自我掩饰或隐蔽特征 | 高分:有掩饰或自我隐蔽倾向,说明评定对象较老练成熟 |
| | | 低分:掩饰倾向低,说明评定对象单纯、幼稚 |

### (二) 明尼苏达多相人格调查表测验

明尼苏达多相人格调查表(Minnesota multiphase personality inventory,MMPI)是根据经验性原则建立起来的自陈量表。我国宋维真等已将其修订成适合中国情况的量表,可适用于年满 16 岁、小学毕业以上文化、无明显生理缺陷的评定对象。

1. 明尼苏达多相人格调查表的结构 该表共有 566 个自我陈述形式的题目,其中 1~399 是与临床有关的,其他属于一些研究量表。题目内容范围很广,包括身体各方面的情况,精神状态、神经失调、家庭、婚姻、宗教、政治、法律、社会等方面的态度和看法。要求评定对象根据问卷中的指导语对题目做出"是","否"或"不能说"的回答。根据回答情况进行量化分析,做出人格剖面图。临床工作中该表常用 4 个效度量表和 10 个临床量表(表 15-17)。

表 15-17 明尼苏达多相人格调查表的基本量表

| 序号 | | 略语 | 测量内容 |
|---|---|---|---|
| 临床量表 | | | |
| 1 | 疑病 | Hs | 疑病倾向及对身体健康的不正常关心 |
| 2 | 抑郁 | D | 情绪低落、焦虑等问题 |
| 3 | 癔症 | Hy | 对身心症状的关注和敏感,自我中心等特点 |
| 4 | 精神病态性偏倚 | Pd | 社会行为偏离特点 |
| 5 | 男子气或女子气 | Mf | 男子女性化、女子男性化倾向 |
| 6 | 妄想 | Pa | 是否有病理性思维 |
| 7 | 精神衰弱 | Pt | 精神衰弱、强迫、恐怖或焦虑等神经症特点 |
| 8 | 精神分裂症 | Sc | 思维异常和古怪行为等特点 |
| 9 | 轻躁狂 | Ma | 被试感情发生的速度、强度和稳定性 |
| 10 | 社会内向 | Si | 内外向性格 |

续表

| 序号 | 略语 | | 测量内容 |
|---|---|---|---|
| 效度量表 | | | |
| 1 | 问题 | Q | 未选择"是""否"答案,或"是""否"答案均选的问题数,如超过 30 个题目,测验结果不可信 |
| 2 | 掩饰 | L | 测量患者对该调查的态度,高于 10 分则结果不可信 |
| 3 | 效度 | F | 测量任意回答倾向,高分表示错误理解、任意回答、诈病或确系偏执 |
| 4 | 校正分 | K | 测量过分防御或不现实倾向,高分表示有隐瞒、持防卫态度 |

2. 结果分析 明尼苏达多相人格调查表测验的结果采用标准分 T 分进行分析,T分的换算公式为:$T=50+10(X-M)/S$。公式中 X 为原始分,M 为平均原始分,S 为原始分标准差,50 即为 M 的等值量表分(T 值)。T 分可在明尼苏达多相人格调查表剖析图上标出,一般某量表 T 分在 70 以上(按美国常模),或 T 分在 60 分以上(中国常模),便视为该量表存在所反映的精神病理症状,如抑郁量表(D)大于等于 70,认为患者存在抑郁病状。但在具体分析时,应综合各量表 T 分高低情况来解释,如神经症患者往往是 Hs、D、Hy 和 Pt 分高,精神症患者往往是 D、Pd、Pa、Pt、Sc 分高。

### 三、情绪测验

情绪状态有积极与消极之分,消极情绪状态有抑郁与焦虑两种,抑郁和焦虑是临床上常见的情绪情感障碍。抑郁是一组消极悲观的情绪状态,为显著而持久的情绪低落。焦虑是对事件或内部想法与感受的一种不愉快的体验,它涉及轻重不等,但性质相近而相互过渡的一系列情绪。临床针对抑郁和焦虑情绪进行研究,制订了很多评定量表。

#### (一) 汉密尔顿抑郁量表测验

汉密尔顿抑郁量表(Hamilton depression scale,HAMD)由英国的汉密尔顿于 1960年发表,是目前国内和国际上最常采用的由医务人员进行抑郁评定的量表。评定方法是由评定者根据对评定对象的观察,圈出相应分数,总分最高分为 76 分。做一次评定需 15~20 分钟,这主要取决于评定对象的病情严重程度及其合作程度。

1. 评定内容 评定项目中的第 10~17 项提示抑郁躯体化,第 18 项提示日夜变化;第 2、3、9、19、20、21 项提示认知障碍;第 1、7、8、14 项提示迟缓;第 4~6 项提示睡眠障碍;第 22~24 项提示绝望感(表 15-18)。

表 15-18 汉密尔顿抑郁量表(HAMD)

| 序号 | 评定项目 | 圈出最适合患者情况的分 | | | | |
|---|---|---|---|---|---|---|
| 1 | 抑郁情绪 | 0 | 1 | 2 | 3 | 4 |
| 2 | 有罪感 | 0 | 1 | 2 | 3 | 4 |
| 3 | 自杀 | 0 | 1 | 2 | 3 | 4 |

续表

| 序号 | 评定项目 | 圈出最适合患者情况的分 | | | | |
|------|----------|------------------------|---|---|---|---|
| 4 | 入睡困难 | 0 | 1 | 2 | | |
| 5 | 睡眠不深 | 0 | 1 | 2 | | |
| 6 | 早醒 | 0 | 1 | 2 | | |
| 7 | 工作无兴趣 | 0 | 1 | 2 | 3 | 4 |
| 8 | 迟缓 | 0 | 1 | 2 | 3 | 4 |
| 9 | 激越 | 0 | 1 | 2 | 3 | 4 |
| 10 | 精神性焦虑 | 0 | 1 | 2 | 3 | 4 |
| 11 | 躯体性焦虑 | 0 | 1 | 2 | 3 | 4 |
| 12 | 胃肠道症状 | 0 | 1 | 2 | | |
| 13 | 全身症状 | 0 | 1 | 2 | | |
| 14 | 性症状 | | | | | |
| 15 | 疑病 | 0 | 1 | 2 | 3 | 4 |
| 16 | 体重减轻 | 0 | 1 | 2 | | |
| 17 | 自知力 | 0 | 1 | 2 | | |
| 18 | 日夜变化 A 早 | 0 | 1 | 2 | | |
| | B 晚 | 0 | 1 | 2 | | |
| 19 | 人格或现实解体 | 0 | 1 | 2 | 3 | 4 |
| 20 | 偏执症状 | 0 | 1 | 2 | 3 | 4 |
| 21 | 强迫症状态 | 0 | 1 | 2 | 3 | 4 |
| 22 | 能力减退感 | 0 | 1 | 2 | 3 | 4 |
| 23 | 绝望感 | 0 | 1 | 2 | 3 | 4 |
| 24 | 自卑感 | 0 | 1 | 2 | 3 | 4 |

2. 评分标准　0分表示无症状,1~4分表示症状从轻到重(表15-19)。

表 15-19　汉密尔顿抑郁量表作用评分标准

| 项目 | 1分 | 2分 | 3分 | 4分 |
|------|-----|-----|-----|-----|
| 抑郁情绪 | 只在问到时才诉述 | 在访谈中自发地表达 | 不用言语也可以从表情、姿势、声音或欲哭中流露这种情绪 | 患者的自发言语和非言语表达(表情、动作)几乎全表现为这种情绪 |

续表

| 项目 | 1分 | 2分 | 3分 | 4分 |
|------|-----|-----|-----|-----|
| 有罪感 | 责备自己,感到自己已连累他人 | 认为自己犯了罪或反复思考以往的过失和错误 | 认为目前的疾病是对自己错误的惩罚,或有罪恶妄想 | 罪恶妄想伴有指责或威胁性幻想 |
| 自杀 | 觉得活着没有意义 | 希望自己已经死去,或常想到与死有关的事 | 消极观念(自杀念头) | 有严重自杀行为 |
| 入睡困难 | 主诉有入睡困难,上床半小时后仍不能入睡(要注意平时患者入睡的时间) | 主诉每晚均有入睡困难 | | |
| 睡眠不深 | 睡眠浅,多噩梦 | 半夜(晚12点以前)曾醒来(不包括上厕所) | | |
| 早醒 | 有,比平时早醒1小时,但能重新入睡(应排除平时习惯) | 早醒后无法再入睡 | | |
| 工作和兴趣 | 提问时才诉述 | 自发地直接或间接表达对活动、工作或学习失去兴趣,如感到无精打采,犹豫不决,不能坚持或需强迫自己去工作或活动 | 活动时间减少或成效下降,住院患者每天参加活动或娱乐不满3小时 | 因目前疾病而停止工作,住院者不参加任何活动或没有他人帮助便不能完成病室日常事务 |
| 阻滞(指言语和思维缓慢,注意力难以集中,主动性减退) | 精神检查中发现轻度阻滞 | 精神检查中发现明显阻滞 | 精神检查进行困难 | 完全不能回答问题(木僵) |
| 激越 | 检查时有些心神不定 | 明显心神不定或小动作多 | 不能静坐,检查中曾起立 | 搓手、咬手指,扯头发,咬嘴唇 |
| 精神性焦虑 | 问及时诉述 | 自发地表达 | 言谈和表情流露出明显忧虑 | 明显惊恐 |

续表

| 项目 | 1分 | 2分 | 3分 | 4分 |
|---|---|---|---|---|
| 躯体性焦虑(指焦虑的生理症状,包括:口干、腹胀、腹泻、呃逆、腹绞痛、心悸、头痛、过度换气和叹气以及尿频和出汗) | 轻度 | 中度,有肯定的上述症状 | 重度,上述症状严重,影响生活或需要处理 | 严重影响生活和活动 |
| 胃肠道症状 | 食欲减退,但不需他人鼓励便能自行进食 | 进食需他人催促或请求,需要应用泻药或助消化药 | | |
| 全身症状 | 四肢、背部或颈部沉重感,背痛、头痛、肌肉疼痛,全身乏力或疲倦 | 上述症状明显 | | |
| 性症状(指性欲减退,月经紊乱等) | 轻度 | 重度 | | |
| | 不能肯定,或该项对被评者不适合(不计入总分) | | | |
| 疑病 | 对身体过分关注 | 反复考虑健康问题 | 有疑病妄想 | 伴幻觉的疑病妄想 |
| 体重减轻　按病史评定 | 患者诉可能有体重减轻 | 肯定体重减轻 | | |
| 　　　　　按体重记录评定 | 一周内体重减轻超过0.5kg | 一周内体重减轻超过1kg | | |
| 自知力(知道自己有病,表现为抑郁) | 知道自己有病,但归咎伙食太差、环境问题、工作过忙、病毒感染或需要休息 | | | |
| 日夜变化 | 如果症状在早晨或傍晚加重,先指出是哪一种,然后按其变化程度评分,早上变化评早上,晚上变化评晚上 | | | |
| 早 | 轻度变化 | 重度变化 | | |
| 晚 | 轻度变化 | 重度变化 | | |

续表

| 项目 | 1分 | 2分 | 3分 | 4分 |
|---|---|---|---|---|
| 人格解体或现实解体(指非真实感或虚无妄想) | 问及时才诉述 | 自然诉述 | 有虚无妄想 | 伴幻觉的虚无妄想 |
| 偏执症状 | 有猜疑 | 有牵连观念 | 有关系妄想或被害妄想 | 伴有幻觉的关系妄想或被害妄想 |
| 强迫症状(指强迫思维和强迫行为) | 问及时才诉述 | 自发诉述 | | |
| 能力减退感 | 仅于提问时方引出主观体验 | 患者主动表示有能力减退感 | 需鼓励、指导和安慰才能完成病室日常事务或个人卫生 | 穿衣、梳洗、进食、铺床或个人卫生均需他人协助 |
| 绝望感 | 有时怀疑"情况是否会好转",但解释后能接受 | 持续感到"没有希望",但解释后能接受 | 对未来感到灰心悲观和失望,解释后不能解除 | 自动地反复诉述"我的病好不了啦",诸如此类的情况 |
| 自卑感 | 仅在询问时诉述有自卑感 | 自动地诉述有自卑感 | 患者主动诉述"我一无是处"或"低人一等"。与评2分者只是程度上的差别 | 自卑感达到妄想的程度,例如"我是废物"或类似情况 |

根据总分进行抑郁程度分级,见表 15-20。

表 15-20　HAMD 评分结果分级

| 总分 | 判定 |
|---|---|
| 小于 8 分 | 无抑郁 |
| 8~20 分 | 轻度抑郁 |
| 21~35 分 | 中度抑郁 |
| 大于 35 分 | 严重抑郁 |

（二）抑郁自评量表测验

抑郁自评量表(self-rating depression scale,SDS)用于评定抑郁状态的轻重程度及其在治疗中的变化。

1. 评定方法　具体内容见表 15-21。

表 15-21　抑郁自评量表（SDS）

指导语:下面有 20 条文字,请仔细阅读每一条,把意思弄明白,然后根据您最近一星期的实际情况,在适当的空格内划√。其中每一条文字后面有四个格,分别表示 A:没有或很少时间;B:小部分时间;C:相当多时间;D 绝大部分或全部时间

| 序号 | 评测项目 | A | B | C | D |
|---|---|---|---|---|---|
| 1 | 我觉得闷闷不乐,情绪低沉 | | | | |
| 2 | 我觉得一天之中早晨最好 | | | | |
| 3 | 我一阵阵地哭出来或觉得想哭 | | | | |
| 4 | 我晚上睡眠不好 | | | | |
| 5 | 我吃得跟平常一样多 | | | | |
| 6 | 我与异性亲密接触时和以往一样感觉愉快 | | | | |
| 7 | 我发觉我的体重在下降 | | | | |
| 8 | 我有便秘的苦恼 | | | | |
| 9 | 我心跳比平常快 | | | | |
| 10 | 我无缘无故地感到疲乏 | | | | |
| 11 | 我的头脑跟平常一样清楚 | | | | |
| 12 | 我觉得经常做的事情并没有困难 | | | | |
| 13 | 我觉得不安而平静不下来 | | | | |
| 14 | 我对将来抱有希望 | | | | |
| 15 | 我比平常容易生气激动 | | | | |
| 16 | 我觉得做出决定是容易的 | | | | |
| 17 | 我觉得自己是个有用的人,有人需要我 | | | | |
| 18 | 我的生活过得很有意思 | | | | |
| 19 | 我认为如果我死了,别人会生活得好些 | | | | |
| 20 | 平常感兴趣的事我仍然感兴趣 | | | | |

2. 计分方式　20 道测试题目分为正向记分和反向计分两种类型,其中正向计分题的题号为:1、3、4、7、8、9、10、13、15、19,A、B、C、D 分别是按 1、2、3、4 计分;2、5、6、11、12、14、16、17、18、20 为反向计分题,A、B、C、D 分别按 4、3、2、1 计分。所得总分乘以 1.25 取整数,即得标准分。分值越小越好,分界值为 50,即 50 分以上为抑郁状态,需请医生进一步进行诊断并给予治疗。

（三）汉密尔顿焦虑量表测验

汉密尔顿焦虑量表(Hamilton anxiety scall,HAMA)用于评定焦虑症以及患者的焦虑程度,此量表适用于有焦虑症状的成年人。由经过培训的两名评定者进行联合检

查,采用交谈与观察的方式,检查完毕,两者独立评分,取平均值。做一次评定需要10~15分钟。

1. 评定内容 表中第1~6及第14项反映精神性焦虑,第7~13项则反映躯体性焦虑(表15-22)。

表15-22 汉密尔顿焦虑量表(HAMA)

| 序号及项目 | 分数 | | | | | 表现特点 |
|---|---|---|---|---|---|---|
| 1. 焦虑心境 | 0 | 1 | 2 | 3 | 4 | 担心、担忧,感到有最坏的事情将要发生,容易激惹 |
| 2. 紧张 | 0 | 1 | 2 | 3 | 4 | 紧张感,易疲劳,不能放松,易哭,颤抖,感到不安 |
| 3. 害怕 | 0 | 1 | 2 | 3 | 4 | 害怕黑暗、陌生人、独处、动物、乘车或旅行及人多的场合 |
| 4. 失眠 | 0 | 1 | 2 | 3 | 4 | 难以入睡、易醒、多梦、梦魇、夜惊,醒后感到疲倦 |
| 5. 认知功能 | 0 | 1 | 2 | 3 | 4 | 感觉、知觉、记忆、注意障碍,主要指注意力不集中,记忆力差 |
| 6. 抑郁心境 | 0 | 1 | 2 | 3 | 4 | 丧失兴趣,对以往的爱好缺乏快感,早醒,昼重夜轻 |
| 7. 躯体性焦虑(肌肉系统) | 0 | 1 | 2 | 3 | 4 | 肌肉酸痛,活动不灵活,肌肉跳动,肢体抽动,牙齿打颤,声音发抖 |
| 8. 躯体性焦虑(感觉系统) | 0 | 1 | 2 | 3 | 4 | 视物模糊,发冷发热,软弱无力感,昏倒感 |
| 9. 心血管系统症状 | 0 | 1 | 2 | 3 | 4 | 心慌,心悸,胸痛,血管跳动感,昏倒感 |
| 10. 呼吸系统症状 | 0 | 1 | 2 | 3 | 4 | 胸闷、窒息感,叹息,呼吸困难 |
| 11. 胃肠道症状 | 0 | 1 | 2 | 3 | 4 | 吞咽困难,嗳气,恶心,腹胀腹泻,便秘,体重减轻 |
| 12. 生殖泌尿系统症状 | 0 | 1 | 2 | 3 | 4 | 尿频,尿急,停经,性冷淡,早泄,阳痿 |
| 13. 自主神经系统症状 | 0 | 1 | 2 | 3 | 4 | 口干,潮红,苍白,多汗,起"鸡皮疙瘩",紧张性头痛 |
| 14. 会谈时行为表现 | 0 | 1 | 2 | 3 | 4 | ①一般表现:紧张、忐忑不安,咬手指,紧紧握拳,摸弄手帕,面肌抽动,顿足,手抖,表情僵硬,叹息样呼吸,面色苍白。②生理表现:打嗝,安静时心率快,呼吸快(20次/分以上),腱反射亢进,四肢震颤,瞳孔放大,眼睑跳动,易出汗,眼球突出 |

2. 评分标准 汉密尔顿焦虑量表每项评定按症状轻重分为0~4分,五个级别。0分:无症状;1分:症状轻微;2分:有肯定的症状,但不影响生活和活动;3分:症状重,需加处理,或已影响生活和活动;4分:症状极重,严重影响生活。最高分为56分。根据总分可对患者的焦虑状态进行分级(表15-23)。

表 15-23　焦虑评定结果分级

| 总分 | 判定结果 |
| --- | --- |
| 小于 7 分 | 无焦虑 |
| 7~14 分 | 可能有焦虑 |
| 15~21 分 | 肯定有焦虑 |
| 22~29 分 | 肯定有明显焦虑 |
| 大于 29 分 | 可能为严重焦虑 |

#### （四）焦虑自评量表测验

焦虑自评量表(self-rating anxiety scale, SAS)能准确而迅速地反映伴有焦虑倾向的评定对象的主观感受,使用方法与 SDS 相同。

1. 评定方法　具体内容见表 15-24。

表 15-24　焦虑自评量表(SAS)

指导语:下面有 20 条文字,请仔细阅读每一题,把意思弄明白,根据你最近一星期的实际情况,在适当的字母下的空处划√。其中每一条文字后面有四个空,分别表示 A:没有或很少时间;B:小部分时间;C:相当多时间;D:绝大部分或全部时间

| 序号 | 评测项目 | A | B | C | D |
| --- | --- | --- | --- | --- | --- |
| 1 | 我觉得比平时容易紧张或着急 | | | | |
| 2 | 我无缘无故在感到害怕 | | | | |
| 3 | 我容易心里烦乱或感到惊恐 | | | | |
| 4 | 我觉得我可能将要发疯 | | | | |
| 5 | 我觉得一切都很好 | | | | |
| 6 | 我手脚发抖打颤 | | | | |
| 7 | 我因为头疼、颈痛和背痛而苦恼 | | | | |
| 8 | 我觉得容易衰弱和疲乏 | | | | |
| 9 | 我觉得心平气和,并且容易安静坐着 | | | | |
| 10 | 我觉得心跳得很快 | | | | |
| 11 | 我因为一阵阵头晕而苦恼 | | | | |
| 12 | 我有晕倒发作,或觉得要晕倒似的 | | | | |
| 13 | 我吸气呼气都感到很容易 | | | | |
| 14 | 我的手脚麻木和刺痛 | | | | |
| 15 | 我因为胃痛和消化不良而苦恼 | | | | |
| 16 | 我常常要小便 | | | | |
| 17 | 我的手脚常常是干燥温暖的 | | | | |
| 18 | 我脸红发热 | | | | |
| 19 | 我容易入睡并且一夜睡得很好 | | | | |
| 20 | 我做噩梦 | | | | |

2. 计分方法　20 道测试题目分为正向计分和反向计分两种类型,其中 1、2、3、4、6、7、8、10、11、12、14、15、16、18、20 为正向计分题,A、B、C、D 分别按 1、2、3、4 计分;5、9、13、17、19 为反向计分题,A、B、C、D 分别按 4、3、2、1 计分。所得总分乘以 1.25 取整数,即得标准分。分值越小越好,分界值为 50。

(孙　权　梁　娟　宋　锐)

 **复习思考题**

1. 简述心理功能评定的目的。

2. 注意障碍的特征有哪些?

3. 简述意念运动性失用的临床表现。

4. 简述艾森克人格问卷中三个人格维度和一个效度量表的组成内容。

5. 简述汉密尔顿焦虑量表的主要评定内容。

# 第十六章

## 吞咽功能评定

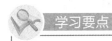学习要点

> 吞咽障碍的概念;吞咽的分期;吞咽功能的评定方法;吞咽障碍各期主要临床表现。

## 第一节 概 述

吞咽(swallowing)是指从外界摄取的食物经过咀嚼形成食团或不经过咀嚼通过口腔、咽和食管进入到胃的过程。吞咽障碍(dysphagia)是由于下颌、唇、舌、软腭、咽喉、食管上括约肌或食管功能受损等原因,无法安全有效地将食物从口运送到胃获取足够营养和水分的进食障碍,包括口、咽或食管的吞咽障碍。吞咽障碍是神经系统疾病和咽喉部疾病中常见且严重的并发症,除了易导致营养不良、脱水外,也可引起误吸、呛咳、吸入性肺炎、窒息等,甚至可危及生命。进行吞咽功能评定,目的在于了解是否存在吞咽障碍,找出吞咽障碍的可能病因,发现吞咽过程中存在的解剖生理异常,为制订康复训练方案提供客观依据。

### 一、吞咽过程

#### (一)认知期

认知期是指通过视觉和嗅觉等,对摄取食物的硬度、一口量、温度等信息进行认知,从而决定进食速度和食量,同时预测口腔内的处理方法,为下一阶段要进行的咀嚼、吞咽活动做准备的阶段。此时期以食物入口为止,也称先行期。

#### (二)口腔准备期

口腔准备期是将食物摄入口中咀嚼,在适量唾液的参与下,唇、齿、舌、颊将食物搅拌研磨,形成食团的阶段。其中唇、舌、腭的协调运动异常重要,嘴唇闭合防止食物从口腔漏出,舌根与软腭相接避免食物落入咽部。此外,正常的味觉、温度觉、触觉和本体感觉也是完成这一过程的必要条件。

#### (三)口腔期

口腔期是指将咀嚼形成的食团向咽部运送的阶段。这一时期口唇紧闭,舌上举与硬腭接触并逐渐向后挤压,口腔内压力升高,食团沿硬腭推至咽的入口部,触发吞咽反

射(图 16-1A)。此期时间较短,一般少于 1~1.5 秒。

（四）咽期

咽期是通过吞咽反射将食物从咽部运送到食管入口的阶段。其中,舌将食团推送至口腔后部,刺激咽部反射性地引起腭肌收缩,软腭抵咽后壁,鼻咽关闭以防止食物反流入鼻腔和鼻咽部(图 16-1B);而后咽提肌收缩,上提咽喉以封闭喉的入口,避免食物误入气管(图 16-1C);最后,食管入口开放,咽部括约肌依次收缩,推动食团或液体向下,并清除食物残渣。因为咽腔是呼吸和吞咽共用的通道,所以这一时期必须快速、安全和有效,让呼吸只有短暂中断,并保护气道,防止食团被吸入肺,一般在 1 秒内完成。

（五）食管期

食管期是指通过蠕动运动和重力作用向下将食团由食管入口推进到胃部的阶段。食管平滑肌和横纹肌收缩产生的蠕动波推动食团跨越食管的三个生理性狭窄,从环咽括约肌处移动到贲门(图 16-1D)。期间一旦食物跨越食管下括约肌,该肌肉将闭合食管下口,防止食物逆流。

从吞咽开始至食物到达贲门所需的时间,与食物的性状、重力以及腹腔内压等因素有关,液体食物需 3~4 秒,糊状食物大约需 5 秒,固体食物一般不超过 15 秒。临床上,可以通过体位的变化改变食团在吞咽过程中的顺畅度。

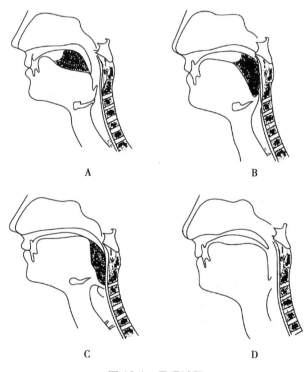

图 16-1　吞咽过程

课堂互动

咽隐窝在什么地方?食管的三个狭窄分别在什么地方?

## 二、与吞咽动作有关的肌肉及其神经支配

参与吞咽动作调控的神经结构包括脑的运动、感觉神经，大脑皮质，脑干及小脑。吞咽中枢位于脑干，支配26对参与吞咽动作的肌肉。食管平滑肌受内脏神经支配。脑神经中的三叉神经（Ⅴ）、面神经（Ⅶ）、舌咽神经（Ⅸ）、迷走神经（Ⅹ）和舌下神经（Ⅻ）与吞咽功能具有非常密切的关系（表16-1）。它们的解剖和生理对于评定吞咽功能的障碍程度、分析代偿能力、制订康复目标、选择康复治疗措施以及评估康复治疗效果都是十分重要的。

表 16-1 与吞咽活动有关的肌肉及其神经支配

| 吞咽阶段和动作 | | 神经支配 | 肌肉 |
|---|---|---|---|
| 口腔准备期及口腔期 | 唇闭合 | Ⅶ | 口轮匝肌 |
| | 颊控制 | Ⅶ | 颊肌 |
| | 垂直咀嚼 | Ⅴ | 颞肌 |
| | | Ⅴ | 咬肌 |
| | | Ⅴ | 内翼状肌 |
| | 水平咀嚼 | Ⅴ | 外翼状肌 |
| | 舌混合 | Ⅶ | 舌内附肌 |
| | | Ⅶ | 颏舌肌 |
| | | Ⅶ | 茎突舌肌 |
| 咽期 | 舌腭闭合 | Ⅶ | 茎突舌肌 |
| | 腭帆闭合 | Ⅴ | 腭帆张肌 |
| | | Ⅸ、Ⅹ | 腭帆提肌 |
| | 咽压迫 | Ⅻ | 茎突舌肌 |
| | | Ⅻ | 舌骨舌肌 |
| | | Ⅸ、Ⅹ | 茎突咽肌 |
| | | Ⅸ、Ⅹ | 上缩窄肌 |
| | | Ⅸ、Ⅹ | 中缩窄肌 |
| | | Ⅸ、Ⅹ | 下缩窄肌 |
| | 会厌倾斜 | Ⅸ、Ⅹ | 杓会厌肌 |
| | 喉向上移位 | Ⅻ | 甲状舌骨肌 |
| | | Ⅻ | 舌骨舌肌 |
| | | Ⅶ | 茎突舌骨肌 |
| | | Ⅶ | 二腹肌后腹 |
| | 喉向前移位 | Ⅻ | 颏舌肌 |
| | | $C_{1~3}$ | 颏舌骨肌 |
| | 声门闭合 | Ⅸ、Ⅹ | 环杓肌 |
| | 气流停止 | $T_{1~12}$ | 肋间肌（抑制） |
| | | $C_3$、$C_4$ | 膈肌（抑制） |
| | 咽食管松弛 | Ⅸ、Ⅹ | 环咽肌（抑制） |
| 食管期 | 食管收缩 | Ⅹ | 横纹肌纤维 |
| | | Ⅹ | 平滑肌纤维 |

### 知识链接

**与吞咽有关的解剖结构**

1. 口腔 口腔为吞咽通道的起始部位,前壁为上下唇,上壁为腭,下壁为口腔底,侧壁为颊,向后与咽相通。

2. 咽部 咽位于 1~6 节颈椎前方,是上宽下窄的肌性管道,呈漏斗形,长度约为 12cm,可以分为鼻咽、口咽和喉咽三个部分,其中,口咽与喉咽为呼吸道和消化道的共同通道。

3. 食管 食管是与咽部相连的肌性管状器官,前后扁平,长度约为 25cm,分为颈段、胸段和腹段,有三个生理性狭窄。其上端与咽相接,下端与胃贲门相接。

## 三、正常吞咽的基本特征

正常吞咽具有以下基本特征:
1. 实现并且维持对食团的控制。
2. 产生不同的压力,以推动食团尽快地通过咽部。
3. 最大限度缩短呼吸暂停时间。
4. 防止食物或液体挤入喉部或鼻咽。
5. 食管排空过程中,防止胃内容物反流。
6. 清除咽部和食管内的食物残渣。

## 四、吞咽障碍分类

经皮内镜下
胃造口应对
吞咽障碍

依据病因,吞咽障碍可分为器质性吞咽障碍、功能性吞咽障碍和神经性吞咽障碍三大类。器质性吞咽障碍主要是由于口腔、咽、喉部等解剖结构异常引起,常见病因有:食管贲门肿瘤、食管炎、颈椎病、食管裂孔疝等;功能性吞咽障碍主要是患者对吞咽表现出害怕或拒绝进食等癔病类表现,在解剖结构上无异常;神经性吞咽障碍主要是由于神经系统疾病引起的与吞咽相关的肌无力或运动不协调等运动异常,常见病因有:脑血管疾病、脑外伤、帕金森病、脊髓损伤等。

## 第二节 吞咽功能评定方法

吞咽功能评定可以分为病史收集、吞咽前评定、吞咽评定和辅助检查四个部分。评定的目的在于发现和明确吞咽障碍是否存在,找出造成吞咽障碍的原因,提供吞咽障碍的解剖学和生理学依据,明确患者有关误咽的危险因素,分析吞咽障碍程度以判断代偿能力,为制订康复目标和提出康复治疗方案提供依据。因为吞咽功能涉及的学科与专业非常广泛,所以吞咽功能的综合评定由各相关专业人员一起进行评定。

## 一、病史收集

正确评定吞咽功能一定要全面详细地收集病史,包括患者的现病史、既往史、个人史、家族史、用药史及营养状况。如果患者有精神障碍或者严重的言语障碍,则应从其家人或其他相关人员处获得病史。

（一）现病史

在患者的现病史中,应该详细了解是否有声音嘶哑、饮水呛咳、吞咽困难、食管疼痛及梗阻感,了解吞咽障碍持续时间、发生频率、伴随症状、加重与缓解症状的因素、食物冷热及性质(固体、半固体、流体)的影响,了解是否有智力低下、强哭强笑、行为幼稚、行走困难、大小便失禁等情况,了解是否有感觉异常、运动异常等神经系统疾病症状。吞咽障碍的伴随症状包括频繁咳嗽、频繁气道感染、呼吸困难、哮喘发作、吃饭时间过长、咀嚼费力、吞咽时有异物感或梗阻感、鼻腔反流、呛咳,以及胃食管反流症状如呃逆、反酸、烧灼感等。

（二）既往史

在既往史中,应了解患者是否有神经系统疾病,例如脑卒中、脑外伤、运动神经病、重症肌无力、中枢系统感染、癫痫等,了解其是否有精神病病史,或呼吸系统和消化系统疾病病史,了解是否有颈部畸形、颈椎异位、椎间盘脱位、咽喉部或颈部肿瘤,了解是否有面部骨折,以及头、颈、胃肠道手术史。

（三）个人史

在个人史中,应当了解患者的生活环境、生活习惯、婚姻、职业、文化程度及精神应激因素(如亲友去世、离婚、失业等)。

（四）家族史

在家族史中,应当了解是否有遗传疾病病史,如痴呆、肌营养不良以及共济失调等。

（五）用药史

抗抑郁药、抗精神病药、抗痉挛药、抗胆碱能药、抗锥体外系药、局部口腔麻醉药、受体阻滞药都可能引起吞咽障碍。某些药物还可降低食欲,改变味觉,引起呕吐。

（六）营养状况

由于吞咽障碍患者营养摄入不足,常有贫血、营养不良及体重下降等问题,因此,应注意询问患者体重变化、食物偏好、营养摄取方式(表16-2)、完成一餐所需时间、进食过程所需的帮助及其食物过敏史。

表 16-2 营养摄取的方式及表现

| 方式 | 表现 |
| --- | --- |
| 全部经过口腔 | 全部营养、热量以及药物均经过口腔摄入,或者可独立进食或由他人帮助 |
| 部分经过口腔 | 为保证摄入足够的营养及热量,以及安全服用药物,必须采用非经口腔途径,患者可以独立进食或由他人帮助 |
| 治疗性进食 | 基本营养、热量摄取及服用药物采用非经口腔途径,经口腔进食受限且仅用于治疗 |
| 非经口腔途径 | 基本营养、热量摄取及服用药物采用非经口腔途径 |

## 二、吞咽前评定

吞咽前评定包括临床检查和体格检查。需要进行一般情况、精神状态、体位及姿势、头面部结构、呼吸功能、与吞咽有关器官的功能、控制吞咽的脑神经等方面的评定。

（一）一般情况检查

检查患者意识是否清晰、能否配合检查、是否有声音嘶哑、发音无力或不协调、是否有不自主运动或共济失调、是否有明显的肌肉萎缩等。

（二）精神状态评定

检查患者言行是否正常、是否存在对疾病的自知力、是否有意识、智能、记忆、定向以及人格异常等精神障碍表现。

（三）体位及姿势检查

进食的最佳体位是端坐位，躯干正中位，髋关节和膝关节均屈曲 90°，双脚平放在支撑面上。应当检查患者是否有骨骼畸形和姿势异常，并检查关节活动范围、肌力、肌张力、颈及肢体协调性的变化。

（四）头面部检查

检查患者是否为巨颅、小颅或畸形颅，是否有颅骨肿物或局部凹陷。观察患者面部是否有发育异常、明显的面肌萎缩或颈肌无力、头部低垂。

（五）呼吸功能评定

应对呼吸模式、呼吸节律、呼吸深度及耗氧量进行评定。咳嗽、呼吸暂停、心动过缓、间歇性喘息皆提示有误吸可能。另外，吸痰、气管造口术、人工呼吸机都可能对吞咽功能产生影响。

（六）控制吞咽的脑神经评定

1. 三叉神经评定　评定时，首先观察患者两侧咬肌和颞肌是否有萎缩，而后用双手同时触摸咬肌或颞肌，让患者做咀嚼动作，评定者仔细体会咬肌和颞肌收缩力量的强弱，并进行左右比较。再让患者张口，以上下门齿的中缝线作为参照，观察下颌是否有偏斜。当一侧三叉神经运动支出现病变时，患侧咀嚼肌肌力下降，张口时下颌偏向患侧。若病史较长，还可出现患侧肌萎缩。评定者同时还应当注意面部是否有感觉过敏、减退或消失，并确定感觉障碍的分布区域，以便于判断病变部位与制订康复目标。

2. 面神经评定　从运动功能和味觉功能方面评定。

（1）运动功能：评定时，观察患者左右两侧额纹、眼裂与鼻唇沟是否对称，是否有一侧口角歪斜或下垂。让患者做闭眼、睁眼、皱眉、鼓腮、露齿等动作，观察其是否能完成，以及面部表情肌是否对称。当一侧周围性面神经损害时，患侧所有的面部表情肌瘫痪，主要表现为患侧额纹变浅，不能皱眉，闭眼无力或者关闭不全，鼻唇沟变浅，口角下垂，当闭口鼓腮时口角漏气，口角偏向健侧，吃饭时出现包饭现象，即食物存留于面颊部与牙齿之间。当一侧中枢性（皮质脑干束）损害时，仅在病灶对侧眼裂以下出现面肌瘫痪，只表现为病灶对侧鼻唇沟变浅或口角下垂。

（2）味觉评定：首先把糖、盐、醋酸与奎宁溶液准备好，再把甜、咸、酸、苦四个字记在纸上。评定时，让患者伸舌，评定者用 4 支棉签分别蘸取以上溶液涂于患者舌前部的一侧，并叮嘱患者在辨别味道时不能说话，舌也不能动，只可用手指出纸上的甜、咸、酸、苦四个字之一来回答，以防止舌部动作时，溶液流到舌的对侧或者后部。注意每测试一种溶液后一定要用清水漱口，而且舌的两侧要分别检查并进行比较。如果面神经损害，则舌前 2/3 的味觉丧失。

3. 舌咽神经与迷走神经评定　舌咽神经与迷走神经的解剖与生理关系密切，常常同时检查。

（1）运动功能：评定时，询问患者是否有吞咽困难或饮水呛咳，并注意观察患者说话时声音是否嘶哑或者带有鼻音。让患者开口发"啊"音，观察患者两侧软腭位置是否对称，悬雍垂是否居中。当一侧舌咽、迷走神经损伤时，患者张口时可以观察到瘫痪侧的软腭弓位置较低，发"啊"音时患侧软腭上举无力，悬雍垂斜向健侧。

（2）感觉功能：评定时，用棉签或者压舌板轻轻触碰双侧软腭与咽后壁黏膜，检查一般感觉。舌后 1/3 味觉的评定方法与面神经的味觉评定法相同。当舌咽神经损伤时，则舌后 1/3 黏膜的感觉与味觉均丧失。

4. 舌下神经评定

（1）中枢性舌下神经麻痹：评定时，可观察到口张伸舌时，舌偏向病灶对侧，即瘫痪的一侧，这是由于正常时两侧颏舌肌运动把舌推向前方，如果一侧颏舌肌的肌力降低，那么健侧肌运动则将把舌推向瘫痪的一侧，但是没有舌肌萎缩与肌束颤动。

（2）舌下神经核及核以下病变：评定时，可观察到舌肌瘫痪的同时还伴有舌肌萎缩。当一侧舌下神经病变时，表现为患者的患侧舌肌瘫痪，伸舌时舌尖向患侧偏斜。当双侧舌下神经病变时，表现为舌肌完全瘫痪，不能伸舌。当核性病变时，常常伴有肌束颤动。

## 案例分析

患者，女性，62 岁，1 年前因脑梗死入院，今因高烧入院治疗。查体：口唇闭合能力较好，左侧面肌肌力下降，左侧肢体肌力下降。喉镜检查发现左侧声带麻痹。VFSE 检查示：咽部有食物残留，尤其浓稠食物明显，吞食液体后有误吸存在，但误吸后呛咳明显。试分析该患者的吞咽障碍情况。

## 三、吞咽评定

### （一）确定进行吞咽评定的安全性

根据吞咽前评定的结果，评定者可以确定进行吞咽评定是否安全，以及是否需要进行电视透视检查。通常情况下，如果患者意识清楚，能听从指令，病情稳定，运动控制较好，能经口腔摄入全部热量、营养和药物，那么就可以进行吞咽评定。但是，如果患者在吞咽时，喉上举缺失或明显减退，具有中度至重度的构音障碍、重度智力障碍、严重的肺部疾患以及保护性咳嗽缺失时，则不宜进行吞咽评定。

### （二）确定吞咽评定时采用的食物

根据病史和吞咽前的评定结果，再确定患者进行吞咽评定时采用的食物。评定所用的食物可根据其黏稠性分为以下几种：水；稀的流质，如果汁；半流质，如酸奶、粥；软的流质，如蛋糕、果冻；稍硬的固体，如馒头；较硬的固体，如胡萝卜、苹果。开始进食时使用糊状食物，逐渐改为使用流质、半流质，然后到半固体、固体。每次吞咽的食物应当从少量开始（大约 1/4~1/2 汤匙）逐渐增加，直到吞咽障碍症状出现。患者是否独立进食由其认知状况及运动控制能力决定。如果患者口腔控制能力较差或吞咽反射启动延迟，那么应当给予半流质食物。因为半流质食物不需咀嚼即可形成食团，能使舌感觉食物的味道及质感，而且其黏稠性可以阻止食物过快地进入咽腔。如果患者有咽缩肌或食管上括约肌功能障碍,那么应当给予流质食物进行评定。

### (三)观察进食过程

进食开始后,直接通过观察和测量评估患者的吞咽功能,主要包括:

1. **口腔控制食物情况** 观察进食时张口的幅度和肌力;唇的闭合能力;咀嚼活动,包括牙齿的咬合、舌对食物的搅拌、咀嚼速度、是否只用一侧咀嚼、是否有食物从嘴角溢出等;口腔对感知觉的辨别;食物是否有反流等。

2. **吞咽情况** 观察吞咽时吞咽启动时间;喉部和舌骨上抬的幅度与速度;有无呼吸异常;有无呛咳;有无口鼻反流;有无咽部食物残留;有无反复多次吞咽等。

3. **咳嗽情况** 吞咽前咳嗽提示口腔控制食物不良,导致食物在吞咽前有误吸;吞咽后咳嗽提示咽部可能有食物残留并落入呼吸道,导致误吸。

4. **进食后声音变化情况** 令患者吞咽后发"a"音,如有声音"湿润"感或声音嘶哑,则提示可能有误吸。

## 四、辅助检查

### (一)吞咽造影检查

吞咽造影检查(video fluoroscopic swallowing examination,VFSE)或电视荧光放射吞咽功能检查(video fluoroscopic swallowing study,VFSS)是当前诊断吞咽功能障碍的首选方法之一,被认为是吞咽障碍检查和诊断的"金标准"。该检查是在 X 线透视下,观察患者在不同体位下吞咽不同黏度、由钡剂包裹的食团和不同容积的食团的情况,并通过从侧位和正位成像对吞咽的不同阶段进行评估,同时对舌、咽、软腭及喉等部位的活动状况进行观察,评价吞咽反射是否减弱、喉是否关闭不全、环状咽肌的扩张情况,以及口腔、咽后壁、梨状隐窝和会厌处是否有食物滞留等。

VFSS 的优点:可适用于所有年龄患者;可用来观察口腔期到食管期吞咽的全过程;可在检查时发现吞咽过程中的细微异常改变,明确患者是否存在吞咽障碍及分析其结构或功能异常的原因、部位、程度和代偿情况等。

VFSS 的缺点:需要专门设备,无法携带至床旁;患者须暴露在放射环境中,检查时间有限;只能显示造影过程中的吞咽功能,不能充分代表就餐过程中的吞咽功能;假阴性率高。

### (二)纤维内镜吞咽功能检查

纤维内镜吞咽功能检查(fiberoptic endoscopic evaluation of swallowing,FEES)是吞咽功能检查的另一种常用方法,其利用纤维镜在直视下观察吞咽过程中各器官的解剖结构与功能状况,可以详细观察吞咽各期的运动状况,评定吞咽障碍的部位以及程度。

FEES 的优点:可适用于清醒并能配合检查的患者;能在床边进行,对病重无法转运的患者更加实用;不接触放射线辐射;检查时间相对较短;可对患者进行生物反馈治疗。

FEES 的缺点:着重于对局部的观察,对吞咽全过程、解剖结构和食团的关系观察不足。

### (三)反复唾液吞咽测试

吞咽反射的引发和吞咽运动的协调是吞咽功能的要素。其中,根据喉部上抬可以推断吞咽反射的引发,而反复唾液吞咽测试(repetitive swallowing test,RSST)是随意引发吞咽反射的方法。

　　具体操作:评定对象取卧位或坐位,评定者将示指放在患者的喉结及甲状软骨上缘处,并让其尽可能快速地反复吞咽唾液。如果口腔干燥无法吞咽,可以先在舌面上滴少量水以利吞咽。注意观察喉结与舌骨随吞咽运动越过手指再下降的次数,以 30 秒完成 3 次为正常。若有吞咽困难,即使能够进行第一次吞咽动作,但是随后的吞咽会变得很困难,喉头还未充分上举就已经下降。

　　（四）简易吞咽诱发测试

　　简易吞咽诱发测试(simple swallowing provocation test,SSPT)可在床边简易进行,无需患者主动配合,尤其适用于卧床不起患者的检测。具体操作:评定对象取卧位或坐位,将 0.4ml 温水滴注到患者咽部上端,观察病人的吞咽反射和从滴注后到发生反射的时间差。以滴注后 3 秒内能够诱发吞咽反射为正常。

　　（五）饮水吞咽测试

　　洼田饮水试验(water swallowing test,WST)由日本洼田俊夫提出,此测试操作简单,有利于选择有治疗适应证的患者,可以预测误吸和出院时的营养状态,但此测试根据患者主观感觉,与临床及实验室检查结果可能有很多不一致,不适用于 Glasgow 昏迷量表小于 13 分或即使在帮助下也无法维持坐位的病人,不能预测住院期间的肺炎,但由于使用方便简单,项目定义明确,容易评定,所以临床上较为多用（表 16-3）。

　　具体操作:让患者喝下两三茶匙水,如无问题,嘱患者取坐位,将 30ml 温水一口咽下,记录饮水情况:①可一口喝完,无噎呛;②分两次以上喝完,无噎呛;③能一次喝完,但有噎呛;④分两次以上喝完,且有噎呛;⑤常常呛住,难以全部喝完。对于情况①,若 5 秒内喝完,为正常,超过 5 秒,提示为可疑吞咽障碍;情况②也为可疑;情况③④⑤则确定为有吞咽障碍。

表 16-3　饮水试验评分标准

| 评分 | 吞咽困难程度 | 程度 |
| --- | --- | --- |
| 1 | 一饮而尽无呛咳为正常,若喝完超过 5 秒为可疑 | 优 |
| 2 | 两次以上喝完无呛咳为可疑 | 良 |
| 3 | 一次喝完有呛咳为异常 | 中 |
| 4 | 两次以上喝完有呛咳为异常 | 可 |
| 5 | 呛咳多次发生而不能将水喝完为异常 | 差 |

　　疗效判断标准如下:

　　治愈:吞咽障碍消失,饮水试验评定 1 级;

　　有效:吞咽障碍明显改善,饮水试验评定 2 级;

　　无效:吞咽障碍改善不明显,饮水试验评定 3 级以上。

　　（六）其他检查方法

　　1. 超声检查(ultrasonography)　用于检测口腔准备期、口腔期和咽期的相关软组织结构及运动情况,尤其适用于儿童吞咽障碍患者的舌部运动障碍检测。

2. 放射性核素扫描检查（scintigraphy）　让患者吞下含放射性核素标记的显影剂，通过扫描获得图像，从而对误吸的速度和程度进行定量分析。

3. 肌电图检查（electromyography，EMG）　一般用于检查咽喉部神经肌肉功能情况，可用于吞咽障碍的筛查和早期诊断。

4. 脉冲血氧定量法（pulse oximetry）　有研究表明误吸会引起血氧饱和度下降，因此临床上常用来评估患者是否发生误吸，且该方法无创伤、可重复操作、较为可靠。

## 五、量表评估

对于吞咽障碍的评估，可采用国内外常用的量表评价，具体介绍如下：

（一）日本吞咽障碍评价标准量表

吞咽障碍评价标准量表来自日本康复学界，按 0~10 分评分对疗效进行判定。1~2 分，表示无效；提高 3~5 分，表示好转；提高 6~8 分，表示明显好转；大于等于 9 分：表示基本痊愈；10 分表示正常吞咽。分数越高，说明吞咽困难的程度越低。此量表包含康复训练方法的选择，以营养摄取为线索，反映经口进食的能力，分级较细。其重测信度很好，评定者间信度也不错。不仅能以对患者存在的吞咽困难所引起误吸程度的判断来对电视透视检查结果进行预测，还能对患者是否误吸进行预测，并能预测住院期间的肺炎以及出院时达到的营养状态，但对患者结局的预测能力处于边缘状态（表 16-4）。

表 16-4　吞咽障碍评价标准

| 评分 | 评价内容 |
| --- | --- |
| 1 | 不适合任何吞咽训练，不能经口进食 |
| 2 | 只适合基础吞咽训练，仍然不能经口进食 |
| 3 | 可以进行摄食训练，但仍然不能经口进食 |
| 4 | 在安慰中可能少量进食，但还需要静脉营养 |
| 5 | 1~2 种食物可经口进食，需要部分静脉营养 |
| 6 | 3 种食物可经口进食，需要部分静脉营养 |
| 7 | 3 种食物可经口进食，不需要静脉营养 |
| 8 | 除特别难咽的食物之外，均可经口进食 |
| 9 | 可经口进食，但还需临床观察指导 |
| 10 | 正常摄食吞咽能力 |

（二）洼田吞咽能力评定量表

洼田吞咽能力评定量表提出了 3 种能减少误吸的条件，根据患者需要条件的多少以及种类分为 1~6 级，级别越高表示吞咽障碍越轻，6 级为正常。其重测信度较好，评定者间信度尚可。它能预测患者的结局、误吸、住院期间的肺炎以及出院时的营养状态。项目定义容易理解和使用，操作不费时（表 16-5）。

表 16-5　洼田吞咽能力评定

| 等级 | 评价内容 |
|---|---|
| 1级 | 任何条件下均有吞咽困难和不能吞咽 |
| 2级 | 3个条件均具备则误吸减少 |
| 3级 | 具备2个条件则误吸减少 |
| 4级 | 选择适当食物,则基本上无误吸 |
| 5级 | 如注意进食方法和时间,基本上无误吸 |
| 6级 | 吞咽正常 |

注:评定条件为帮助的人、食物种类,以及进食方法和时间

疗效判定标准如下:

显效:吞咽障碍提高2级,或接近正常;

有效:吞咽障碍明显改善,吞咽分级提高1级;

无效:治疗前后无变化。

（三）摄食—吞咽障碍等级评定

摄食—吞咽障碍等级评定将吞咽功能分为正常及轻、中、重度困难4个程度,由严重吞咽困难到正常吞咽功能一共分为10级(表16-6)。此量表以所能吞咽食物的种类以及营养摄取途径为线索,分级与吞咽障碍评价标准量表十分接近,因此从表面看两者的相关性应该最好。吞咽障碍评价标准量表侧重于经口进食的量,此量表则侧重于经口进食的种类,这个区别就使其不能预测肺炎,因此,一般情况下,吞咽障碍评价标准量表可以优先使用。

表 16-6　摄食—吞咽障碍等级评定

| 程度 | 等级 | 评价内容 |
|---|---|---|
| 重度(不能经口进食) | 1级 | 吞咽困难或者不能吞咽,不适合进行吞咽训练 |
| | 2级 | 大量误吸,吞咽困难或者不能吞咽,适合进行吞咽基础训练 |
| | 3级 | 如果做好准备可以减少误吸,可以进行进食训练 |
| 中度(经口及辅助营养) | 4级 | 作为兴趣进食尚可,但营养摄取仍需非经口途径 |
| | 5级 | 仅1~2顿的营养摄取可通过经口途径 |
| | 6级 | 3顿的营养摄取均可经口,但还需补充辅助营养 |
| 轻度(可经口营养) | 7级 | 如果是能吞咽的食物,3顿均可经口摄取 |
| | 8级 | 除少数难于吞咽的食物外,3顿均可经口摄取 |
| | 9级 | 可以吞咽普通食物,但还需给予指导 |
| 正常 | 10级 | 进食、吞咽能力正常 |

疗效判定标准如下:

无效:治疗前后无变化;

有效:吞咽障碍明显改善,吞咽分级提高1级;

显效:吞咽障碍提高2级,或接近正常。

（四）洼田吞咽功能障碍评价标准量表

洼田吞咽功能障碍评价标准量表注重吞咽肌的临床评定，以肌力减弱程度为标准，分为4级，1级为正常肌力。其重测信度及评定者间信度很好。但是标准效度很差，不能预测吞咽障碍分级、营养状态以及住院期间的肺炎，但可以预测误吸（表16-7）。临床上如果想观察患者吞咽肌肌力的减弱经过康复锻炼后有没有恢复，其程度如何，可使用该量表。

表 16-7　吞咽肌功能评价分级表

| 等级 | 舌肌 | 咀嚼肌及颊肌 | 咽喉肌 |
|---|---|---|---|
| 1级 | 可紧抵上腭以及左右牙龈 | 可以左右充分偏口角，鼓气叩颊不漏气，上下牙齿咬合有力 | 双侧软腭上举有力 |
| 2级 | 可紧抵上腭，但不能抵左右牙龈 | 鼓气叩颊漏气，上下牙齿咬合一侧有力，但一侧力弱 | 一侧软腭上举有力 |
| 3级 | 可上提，但不能到达上腭 | 鼓气扣不紧，有咬合动作，但力量弱 | 软腭上举无力 |
| 4级 | 不能上提 | 鼓气完全不能，咬合动作不能 | 软腭不能上举 |

疗效判定标准如下：

完全恢复：吞咽功能达到1级；

基本恢复：从3级或4级提高到2级；

有效：从4级提高到3级。

（五）才藤吞咽功能分级标准量表

才藤吞咽功能分级标准量表由日本的才藤结合康复锻炼方法制订。其重测信度及评定者间信度均较好，校标效度差，不能预测整组患者的结局及肺炎，但可预测误吸，能一定程度上反映出院时的营养状态（表16-8）。此量表项目定义较为复杂，评定时较费时，最好能结合电视透视检查结果，使用难度较大，但是其将症状和康复治疗的手段相结合，对临床指导吞咽功能康复有较大价值。

表 16-8　才藤吞咽功能分级标准

| 等级 | 程度 | 评价内容 |
|---|---|---|
| 7级 | 正常范围 | 摄食咽下无困难，无康复医学治疗的必要 |
| 6级 | 轻度问题 | 摄食咽下有轻度问题，摄食时有必要改变食物的形态，比如因为咀嚼不充分需要吃软食，但是口腔残留食物很少，无误咽 |
| 5级 | 口腔问题 | 主要是吞咽口腔期的中度或者重度障碍，需要改善咀嚼的形态，吃饭时间延长，口腔内残留食物增多，摄食吞咽时需要旁人的监视或提示，无误咽。这种程度是吞咽训练的适应证 |
| 4级 | 机会误咽 | 用一般方法摄食吞咽出现误咽，但经过姿势调整或者一口量的调整和咽下代偿后可以充分防止误咽。包括咽下造影没有误咽，仅仅有多量的咽部残留，水与营养的主要经口摄取，有时吃饭需要选择调整食物，有时需要间歇性地通过静脉补给营养，如果用此方法能够保持患者的营养供给，那么就需要积极地进行咽下训练 |

| 等级 | 程度 | 评价内容 |
|---|---|---|
| 3级 | 水的误咽 | 喝水出现误咽,使用误咽防止法也不能控制,改变食物的形态有一定效果,吃饭只能吃咽下食物,但是摄取的能量不充足。多数情况下还需要静脉营养,全身长期的营养管理需要考虑胃造瘘。若能采取恰当的摄食咽下方法,同样能够保证水分和营养的供应,还可能进行直接咽下训练 |
| 2级 | 食物误咽 | 有误咽,改变食物的形态无效,水与营养基本上通过静脉供给。长期管理应当积极进行胃造瘘,因单纯的静脉营养就可以保证患者的生命稳定性,在此情况下尽管间接训练不管何时都可以进行,但直接训练要在专门设施上进行 |
| 1级 | 唾液误咽 | 连唾液都产生误咽,有必要给予持续的静脉营养,因为误咽难以保证患者的生命稳定性,发生并发症的几率很高,不能试行直接训练 |

疗效判定标准如下:

有效:治疗后得分增加1级;

无效:治疗后没有增加得分。

（六）医疗床旁评估量表

医疗床旁评估量表由英国的Smithard DG及Wyatt R编写,项目较多,对吞咽评定非常全面,包括一些能预测误吸的症状和体征,比较费时。此表重测信度及评定者间信度均很好,校标效度差,对患者结局的预测为边缘状态。能够预测肺炎以及误吸,却不能预测营养状态(表16-9)。如果患者不能正常吞咽5ml的水,即尝试3次中多于1次出现咳嗽或者哽噎,或者出现吞咽后声音嘶哑(即喉功能减弱),就不再继续第2阶段。不能进入第2阶段、在第2阶段中出现咳嗽或哽噎,或者出现吞咽后声音嘶哑,则认为是不安全吞咽。

表16-9　医疗床旁评估量表

| 评价项目 | 评价内容 | 评分 |
|---|---|---|
| 意识水平 | 清醒 | 1 |
| | 嗜睡但能唤醒 | 2 |
| | 有反应但无睁眼和言语 | 3 |
| | 对疼痛有反应 | 4 |
| 头与躯干的控制 | 正常坐稳 | 1 |
| | 不能坐稳 | 2 |
| | 只能控制头部 | 3 |
| | 头部也不能控制 | 4 |
| 呼吸模式 | 正常 | 1 |
| | 异常 | 2 |
| 唇的闭合 | 正常 | 1 |
| | 异常 | 2 |
| 软腭运动 | 对称 | 1 |
| | 不对称 | 2 |
| | 减弱或缺乏 | 3 |

续表

| 评价项目 | 评价内容 | 评分 |
|---|---|---|
| 喉功能 | 正常 | 1 |
| | 减弱 | 2 |
| | 缺乏 | 3 |
| 咽反射 | 存在 | 1 |
| | 缺乏 | 2 |
| 自主咳嗽 | 正常 | 1 |
| | 减弱 | 2 |
| | 缺乏 | 3 |
| 第1阶段:给予1茶匙水(5ml)3次 | | |
| 水流出 | 无或一次 | 1 |
| | 大于一次 | 2 |
| 无效喉运动 | 有 | 1 |
| | 无 | 2 |
| 重复吞咽 | 无或一次 | 1 |
| | 一次以上 | 2 |
| 吞咽时咳嗽 | 无或一次 | 1 |
| | 一次以上 | 2 |
| 吞咽时喘鸣 | 无 | 1 |
| | 有 | 2 |
| 吞咽后喉的功能 | 正常 | 1 |
| | 减弱或声音嘶哑 | 2 |
| | 发音不能 | 3 |
| 第2阶段:如果第1阶段正常(即重复3次,2次以上都正常),那么给予吞咽60ml杯中的水 | | |
| 能否完成 | 能 | 1 |
| | 不能 | 2 |
| 饮完需要的时间(秒) | | |
| 吞咽中或完毕后咳嗽 | 无 | 1 |
| | 有 | 2 |
| 吞咽时或完毕后喘鸣 | 无 | 1 |
| | 有 | 2 |
| 吞咽后喉的功能 | 正常 | 1 |
| | 减弱或声音嘶哑 | 2 |
| | 发音不能 | 3 |
| 误吸 | 无 | 1 |
| | 可能有 | 2 |
| | 有 | 3 |

## 六、结果记录与分析

### （一）结果记录

吞咽功能评定完成后，将评定结果记录于表16-10中，有助于进一步分析吞咽障碍是否存在以及病因与程度。

表16-10 临床吞咽功能评估记录表

姓名：＿＿ 年龄：＿＿ 性别：＿＿ 床号：＿＿ 科室：＿＿ 住院号：＿＿ 联系电话：＿＿

临床诊断：　　　　　　影像学诊断：　　　　　　发病日期：

**主观资料（S）**

诊断/主要病史和体格检查概况：＿＿＿＿＿＿＿＿＿＿＿＿＿＿＿＿＿＿＿＿＿＿＿＿＿

既往言语语言病理治疗：＿＿＿＿＿＿＿＿＿＿＿＿＿＿＿＿＿＿＿＿＿＿＿＿＿＿＿＿＿

疼痛报告：＿＿＿＿＿＿＿＿＿＿＿＿＿＿＿＿＿＿＿＿＿＿＿＿＿＿＿＿＿＿＿＿＿＿＿

**既往的疾病史**

□慢性阻塞性肺疾病，肺气肿，哮喘或其他呼吸道问题

□胃食管反流性疾病

□哽噎感

□短暂性缺血发作，脑血管意外

□其他神经疾病＿＿＿＿＿＿＿＿＿＿＿＿＿＿＿＿＿＿＿＿＿＿＿＿＿＿＿＿＿＿＿＿

□认知障碍

□手术史＿＿＿＿＿＿＿＿＿＿＿＿＿＿＿＿＿＿＿＿＿＿＿＿＿＿＿＿＿＿＿＿＿＿＿

□化疗/放疗

□误吸/吸入性肺炎

□气管套管存在或其他影响吞咽的情况＿＿＿＿＿＿＿＿＿＿＿＿＿＿＿＿＿＿＿＿＿

□其他

**病人的主诉**＿＿＿＿＿＿＿＿＿＿＿＿＿＿＿＿＿＿＿＿＿＿＿＿＿＿＿＿＿＿＿＿＿

目前影响吞咽功能的药物使用情况：□无/有

症状的发生：□突然　　　　　□逐渐：开始＿＿＿＿＿＿接着＿＿＿＿＿＿

症状：□进食固体差　　□进食液体差　　□疲劳时差

　　　□口腔期出现症状 □导致体重减轻　　□其他＿＿＿＿＿＿

**客观资料（O）**

意识水平：　　　□清醒　　　　□嗜睡　　　□昏迷

认知—语言情况：□需进一步评估　　□不需评估

**口腔/颜面检查**

呕吐反射：□完整　　　□缺失

自主咳嗽：□强烈　　　□弱　　　□缺失

咳嗽反应时间：□马上　　　□推迟

清嗓：□强烈　　　□弱　　　□缺失

清嗓反应时间：□马上　　　□推迟

声音质量：□沙哑　　　□带呼吸声　　　□湿润

唇运动：□流涎 a b c d e　　□唇拢 a b c d e　　□唇缩 a b c d e　　□鼓腮 a b c d e

下颌运动:□ 下垂 a b c d e　　□ 咀嚼运动 a b c d e

舌运动:□ 伸舌 a b c d e　　□ 摆左 a b c d e　　□ 舔上唇 a b c d e

　　　　□ 摆右 a b c d e　　□ 舔下唇 a b c d e

软腭运动:□ 提升 a b c d e　□ 咽反射 a b c d e

语言:□ 构音障碍　□ 失语症　□ 无异常　□ 需要进一步评估

**进食检查**

进食场所:＿＿＿＿＿＿＿＿＿＿＿＿＿

进食体位:躯干位置＿＿＿＿＿＿　　头部位置＿＿＿＿＿＿

帮助方式:＿＿＿＿＿＿＿＿＿＿＿＿＿

食物选择:□冰块　　　无需检查/正常范围/损伤　记录(请描述)＿＿＿＿＿＿

　　　　　□水　　　　无需检查/正常范围/损伤　记录(请描述)＿＿＿＿＿＿

　　　　　□浓汤　　　无需检查/正常范围/损伤　记录(请描述)＿＿＿＿＿＿

　　　　　□固体　　　无需检查/正常范围/损伤　记录(请描述)＿＿＿＿＿＿

　　　　　□稠的液体　无需检查/正常范围/损伤　记录(请描述)＿＿＿＿＿＿

　　　　　□混合物　　无需检查/正常范围/损伤　记录(请描述)＿＿＿＿＿＿

一口量(ml):＿＿＿＿＿＿＿＿＿＿＿＿＿

食物放入位置:＿＿＿＿＿＿＿＿＿＿＿＿＿

吞咽模式:＿＿＿＿＿＿＿＿＿＿＿＿＿

吞咽时间:＿＿＿＿＿＿＿＿＿＿＿＿＿

吞咽动作:＿＿＿＿＿＿＿＿＿＿＿＿＿

喉活动度:＿＿＿＿＿＿＿＿＿＿＿＿＿

咳嗽力量:＿＿＿＿＿＿＿＿＿＿＿＿＿

口腔残留/量:＿＿＿＿＿＿＿＿＿＿＿＿＿

食物反流:＿＿＿＿＿＿＿＿＿＿＿＿＿

呛咳:＿＿＿＿＿＿＿＿＿＿＿＿＿

咽部残留感:＿＿＿＿＿＿＿＿＿＿＿＿＿

吞咽后声音的变化:＿＿＿＿＿＿＿＿＿＿

咳出的痰中是否带有所进食的食物:

饮水试验:□ Ⅰ　　□ Ⅱ　　□ Ⅲ　　□ Ⅳ　　□ Ⅴ

吞咽障碍的分级: □ Ⅰ　　□ Ⅱ　　□ Ⅲ　　□ Ⅳ　　□ Ⅴ

**评估(A)**

□病人没有临床误吸的症状或体征

□病人存在明确的临床误吸体征

□病人存在(□严重　□中等　□轻微)的口腔期吞咽困难

□病人存在(□严重　□中等　□轻微)的咽腔期吞咽困难

□其他:＿＿＿＿＿＿＿＿＿＿＿＿＿＿＿＿＿

预后(选一项):□很好　　□好　　□一般　　□差

影响因素:＿＿＿＿＿＿＿＿＿＿＿＿＿＿＿＿＿

续表

**计划(P)**

1. □ 不能经口进食,改变营养方式:_____
   □ 不能经口进食,需进一步进行检查:□ 纤维电子喉镜吞咽检查(FEES)
   □ 改良的吞咽造影检查(MBSS)
   □ 不能经口进食,在_____天内重复临床评估
   □ 能经口进食以下食物:□冰块　　□水　　□浓汤　　□稠的液体　　□混合物
2. □ 需要吞咽治疗_____次/周,持续_____周,目标如下:
   □ 增加口腔吞咽的运动功能
   □ 增加病人吞咽过程中的气道保护功能
   □ 增加咽的功能
   □ 提供给病人或照顾者安全的吞咽技巧
   □ 其他:_____
3. 病人及其照顾者的教育:□ 根据治疗提供了建议与教育　□ 其他:_____

治疗师签名:

日期:

**(二) 结果分析**

1. 认知期吞咽障碍　认知期吞咽障碍主要存在于有意识障碍、吞咽失用、其他认知障碍等问题的患者身上,表现为无法辨认食物、不能意识到自己将要进食、难以将食物放入口中等。

2. 口腔准备期吞咽障碍　口腔准备期吞咽障碍影响咀嚼以及食团形成,表现为流涎,食物堆积于患侧面颊、咀嚼缓慢或不能形成食团。流涎,一方面是因为唾液分泌速度比正常吞咽唾液速度快,形成淤积,所以多余的唾液从口中流出,另一方面,口轮匝肌的无力和感觉减退,特别是口前部与舌前部感觉减退,也可引起流涎。口轮匝肌、舌肌与咀嚼肌的无力、僵硬及不协调都可引起口腔准备期吞咽障碍。如食物在面颊内积留,则提示面肌无力;如在舌上存留,则提示舌肌无力;如咀嚼食物缓慢,则提示咀嚼肌无力。

3. 口腔期吞咽障碍　口腔期吞咽障碍影响食团顺利进入咽腔,食物于硬腭处嵌塞,如出现哽噎或咳嗽,则提示舌控制能力降低;如出现经鼻反流,则提示软腭不能上举封闭鼻咽通道。口腔准备期与口腔期吞咽障碍通常影响流质食物吞咽,也影响纤维丰富食物(如牛肉)的吞咽。流质食物要求较多的口腔内控制,如果缺乏适当控制,那么食物可能在吞咽动作开始之前就流入咽部或被吸入,从而引起吞咽前误咽。较硬食物或者纤维丰富的食物需要被充分咀嚼搅拌。相对而言,对于口腔准备期与口腔期吞咽障碍患者来说,半流质食物与黏稠性食物较易控制,也更加适合。

4. 咽期吞咽障碍　在咽期,若肌肉运动的有效性和安全性被损害,则在吞咽时会出现呼吸短暂停顿以及气道保护障碍。常常表现为气喘、呛咳、误咽、咽喉感觉减退或消失、吞咽启动延迟、音质沙哑、呕吐反射减退或消失,并可伴有构音障碍或者弛缓不能。所谓弛缓不能,是环咽括约肌不能适当松弛,食团停滞在输送过程中。患者自述吞咽时食物堵塞,并可指出颈上部出现堵塞的具体部位。如舌骨上举减退,则可增加会厌谷残渣与咽停滞。食物或液体在声带水平以下进入气管,即为误咽,可于吞咽前、

吞咽时或者吞咽后发生。食物或液体进入声带以下气道但不出现咳嗽等外部体征，为沉默性误咽，也称为无症状性误咽，其特点在于，患者自述吞咽障碍较少，有双侧神经病变指征，咳嗽无力，以及发音困难。只有通过录像荧光检查才能确定沉默性误咽。吞咽控制失灵、吞咽反射延迟或者消失、咽蠕动减慢、喉关闭不全、咽抬高不够、一侧咽麻痹或者环咽部功能障碍均可引起误咽。通常情况下，聚积在喉口附近会厌谷与梨状隐窝内的食物，可以通过反复吞咽而被清除。如果这些部位内食物继续存留下来，在吞咽后则可能溢出，进入喉而导致误咽。相对而言，患有咽期吞咽障碍者进食流质更困难，而半流质食物比较容易控制；患有单纯肌弛缓不能者，最易控制流质食物。声音改变，提示声门异常，也可能与吞咽时气道保护功能降低相关。正常咽期包括：口腔传递后开始吞咽，吞咽期呼吸暂停，吞咽后立即呼气，并伴有清晰的吸气声与音质声。若有吞咽障碍，呼吸与音质则不同，常常出现汩汩声、"湿"性音质或清嗓子次数增多。汩汩声与"湿"性音质往往提示吞咽时有误吸，湿性沙哑音质则可能是因为咽喉部唾液聚积而引起。发声困难不仅是喉功能障碍的表现，也可能是上呼吸道无力，或者非口腔进食患者咽干燥的继发症状。

5. 食管期吞咽障碍　食物已经转运至食管后，再向下输送出现障碍，即为食管期吞咽障碍。如出现食管反流、食管痉挛或食管无蠕动等食管协调性收缩障碍时，都可能导致输送异常。若患有食管期吞咽障碍，常常会在吞咽固体食物时出现梗阻感，并能指出症状部位，而在吞咽流质食物时无异常。如果患者出现胃食管反流及胃灼热感，则可能提示胃食管括约肌功能不全。如果胃内容物反流，尤其在夜间，往往可引起吸入性肺炎。

吞咽障碍各期主要临床表现见表 16-11。

表 16-11　吞咽障碍各期主要临床表现

| 分期 | 主要临床表现 |
| --- | --- |
| 认知期 | 无法辨认食物；不能意识到自己将要进食；进食动作异常；进食时出现刻板行为或持续现象；难以将食物放入口中等 |
| 口腔准备期 | 唾液分泌过多或过少；食物溢出口腔；食物向后落入气道引发误咽或从鼻腔反流；食团形成障碍；颞下颌关节咬合障碍；唇运动障碍；咀嚼肌无力；食物残留口腔等 |
| 口腔期 | 可出现与口腔准备期障碍相同的临床表现，另外还可出现由于舌部肌力、肌张力、协调功能出现障碍引发食团无法控制，或舌根上抬无力、食物向咽部推送不利等 |
| 咽期 | 吞咽延迟；软腭上抬异常导致腭咽部无法闭合；咽喉部上抬异常导致气道无法正常闭合；咽反射减弱；呼吸异常；自主咳嗽异常；喉部食物梗阻感；会厌谷和梨状隐窝有食物残留；鼻腔反流等 |
| 食管期 | 食管运动障碍；食物反流；呕吐、反酸；少量进食即有饱腹感；进食后胸部有堵塞感或灼烧感等 |

（刘　芳）

复习思考题

1. 简述何谓吞咽障碍。
2. 简述吞咽过程的分期。
3. 简述洼田饮水试验的检查方法及评定标准。
4. 简述摄食—吞咽功能等级评定方法。

扫一扫
测一测

# 第十七章

# 言语功能评定

学习要点

> 语言、言语、失语症、构音障碍的概念；失语症主要语言症状及分类；失语症的检查评定方法；构音障碍的评定方法。

## 第一节 概　　述

### 一、基本概念

语言（language）是由语音、词汇和语法所构成的符号系统，是人类特有的心理社会现象和表达思想的工具，是一种高级神经活动。语言发展与思维发展互相促进，对人的神经、心理发展起着非常重要的影响。语言能力分为理解力和表达力两个方面。代表性的语言障碍有语言发育迟缓（delayed language development）和失语症（aphasia）。

言语（speech）是音声语言（口语）形成的机械过程。即口语表达，是语言的个体部分，属心理、物理现象。代表性的语言障碍有口吃（stutter）和构音障碍（dysarthria）。

言语和语言发育障碍，是指在发育早期就有语言获得方式的紊乱，常常表现为发音、语言理解或语言表达能力发育的延迟及异常，这种异常影响学习、工作和社交功能，但是这些情况并非因神经或言语机制异常、感觉缺损、精神发育迟滞或周围环境因素所致。

### 二、言语形成的解剖学基础

言语的形成，主要由肺部喷出气体，再经气管进入声道，最后调节成声。声道包括喉、声带、咽、舌、软腭、硬腭、牙与唇（图 17-1）。

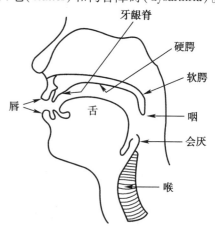

图 17-1　主要发声器官

### 三、言语产生的机制

人类言语的形成,包含了非常复杂的神经、肌肉传导和协调的过程。

1. 神经系统将概念用语言的形式编码,且负责控制与语言产生相关的肌肉协调工作。

2. 呼吸系统产生足够的气流,启动发声器官(声带)。

3. 气流通过声门(即声带间的通道)时,其压力大小决定声音强弱,而声带长短与颤动频率影响声调高低。

4. 口、鼻、咽使得声音精细化。口部的唇、牙、舌及软腭快速变换位置,改变气流状况,产生了语音的区别,如元音和辅音;鼻腔可使声音带上鼻音;咽部则起着共鸣腔的作用。

5. 耳部听觉系统可将个体发出的语音转换成为神经传导讯号,从而言语者可以监控自己所说的话。

**知识链接**

**言语的发育**

儿童言语能力的发展一般可分为四个阶段。

1. 辨声练音期　自出生到7个月,这一时期,婴儿对外界声音有一定的听辨能力,但尚未形成有意义的言语。

2. 声语过渡期　8个月到12个月,这一时期,逐渐出现有一定意义联系的言语。

3. 形成发展期　1~3岁,这一时期是儿童掌握语言的重要时期。1~1.5岁,为单字句期,此期小儿几乎全用单字句来表达自己的需求;1.5~2岁,为双字句期或多字句期,此期小儿喜欢问事物的名字,用语中除名词之外,还可出现动词、形容词等;2~2.5岁,开始接受各种语言社会的传统,学习成人语法和句法;2.5~3岁,儿童进入到好问期,多用复杂句为这一阶段的特征。

4. 成熟完善期　4~6岁,这一时期是儿童语言向成人语言过渡的时期,逐渐满足日常言语交际的需要。

## 第二节　失语症评定

失语症是因为脑损伤而引起已经获得的语言能力受损或丧失,主要表现为口语表达能力、听理解能力、阅读能力以及书写能力等功能障碍。这种障碍并非因耳聋、痴呆或发音器官功能障碍所致,而且与智力损伤不成比例。

### 一、失语症主要语言症状

1. 听理解障碍　听理解障碍是失语患者的常见症状,指理解能力降低或丧失,可分为语音辨认障碍和语义理解障碍。主要表现为对字、词、短语、长句和文章等不同程度的理解障碍。

2. 口语表达障碍　指患者很难准确使用语言来表达自己的思想。在口语表达过程中出现如发音障碍、说话费力、错语、杂乱语、找词困难、命名障碍、刻板语言、复述障碍、持续现象、模仿语言和语法障碍等问题。

3. 阅读障碍　即失读症,指脑损害导致原有阅读能力受损或丧失,表现为不能正确朗读、理解文字,或者能够朗读但是不能理解朗读内容。失读症是由于不能识别视觉信号的语言含义所致,与大脑优势半球内侧枕额脑回的损害有关。

4. 书写障碍　即失写症,是脑损害导致原有书写功能受损或丧失。失写症患者不能以书写形式表达思想,与大脑优势半球额叶中部后侧脑回部的运动性书写中枢损害有关。书写不仅涉及语言本身,而且还有视觉、听觉及运动觉等的参与,在分析书写障碍时,应当首先判断其是否属于失语性质。

## 二、失语症分类

失语症有很多种分类方法。其中,Benson 失语分类是近代失语分类的代表之一,而波士顿失语症诊断分类是当前英语国家广泛采用的失语分类方法。在我国,使用较多的是改良波士顿失语症诊断分类(表 17-1)。

表 17-1　改良波士顿失语症诊断分类

| 失语症类型 | 病灶部位 |
| --- | --- |
| 传导性失语(CA) | 左弓状束及缘上回 |
| Wernicke 失语(WA) | 左颞上回后部 |
| Broca 失语(BA) | 左额下回后部 |
| 经皮质运动性失语(TCMA) | 左 Broca 区前上部 |
| 经皮质感觉性失语(TCSA) | 左颞顶分水岭区 |
| 经皮质混合性失语(MTCA) | 左分水岭区大灶 |
| 皮质下失语(SCA) | 丘脑或基底节、内囊 |
| 命名性失语(AA) | 左颞顶枕结合区 |
| 完全性失语(GA) | 左额顶颞叶大灶 |

## 三、标准化失语诊断测验

一般情况下,失语症评定的程序为:先收集资料(如患者的病史、个人史及生活环境资料等),接着初步观察(如一般状况和语言能力印象),然后进行标准化失语诊断测验的具体步骤,最后对结果进行整理、分析和判断,根据病人当前言语整体水平制订出合理的康复计划。

标准化失语诊断测验在国际上最常用的是西方失语成套测验(the western aphasia battery,WAB)和波士顿失语检查(boston diagnostic aphasia examination,BDAE)。这是具有相同体系的两个测验,相比而言,前者比后者更简略省时。在国内,常用的失语检查方法有中国康复研究中心版的汉语标准失语检查(clinical rehabilitation research center aphasia examination,CRRACAE)和北京医科大学汉语失语成套测验(aphasia battery of Chinese,ABC)。

（一）一般内容

标准化失语诊断测验的一般内容包括听理解、口语表达、阅读理解、书写等（表17-2）。

表17-2 标准化失语诊断测验的一般内容

| 项目 | 具体内容 |
| --- | --- |
| 听理解 | 单词辨认 |
| | 是非或个人问题回答 |
| | 执行口头指令（不同长度和复杂度） |
| | 句子的保持（听语记忆广度）和理解 |
| 口语表达 | 自发言语 |
| | 复述（单词/句子） |
| | 命名 |
| | 口语流利度（不同长度的有或无意义话语） |
| | 形式和内容的分析 |
| 阅读理解 | 字母（笔画）匹配能力 |
| | 单词辨认 |
| | 句子的保持（词语记忆广度）和理解 |
| | 语篇的阅读理解 |
| | 朗读 |
| 书写 | 文字结构组合能力 |
| | 抄写/听写（字母、数字） |
| | 抄写/听写（单词/句子水平） |
| | 自发书写（填写、描述等） |

（二）检查方法

1. 西方失语成套测验 西方失语成套测验包含4个分测验,即自发言语、听理解、复述和命名。

自发言语包含信息量检查与流畅度、语法能力和错语检查两个亚项:①信息量检查是提出7个问题,其中前6个问题就患者本人姓名、年龄、工作、住址等简单提问,第7个问题则要求患者描述所示图画内容,然后根据回答结果评0~10分;②流畅度、语法能力和错语检查则根据上述7个问题的回答结果,对这些功能进行评估,评0~10分。

听理解包含是非题、听词辨认和相继指令三个亚项。①回答是非题:让患者用"是"或"否"来回答20个简单问题,包括姓名、性别、住址等,每题回答正确为3分,自我改正后回答正确仍为3分,回答错误或模棱两可,给0分,最高为60分。②听词辨认:是将实物随机放在患者视野之内,并出示绘出物体、形状、颜色、字母和数字等10个内容的卡片,让其指向相对应物体,可重复出示一次,每项正确给1分,自我改正后正确仍给1

分,指向错误,给 0 分,最高 60 分。③完成相继指令:为在患者前方桌上按一定顺序摆放几种物品,如笔、梳子和书等,然后要求患者完成依次发出的指令,共 80 分。

复述检查是让患者复述各项内容,每项可重复一次。1~5 题以单词为计分单位,复述正确一个单词给 2 分,6~15 题以单字为计分单位,复述正确一个单字给 2 分。每错一次词序或者每出现一个音素或语义错语均各扣 1 分,细微的发音错误不扣分,满分为 100 分。

命名检查包括物体命名、自发命名、完成句子和反应命名四个亚项。①物体命名:是向患者出示 20 件物体让其命名,最高 60 分。②自发命名:是让患者在 1 分钟以内尽可能多地说出动物名称,若有迟疑,可提示帮助,并可在 30 秒时予以催促。除举例的以外,每种动物给 1 分,即使有语义错语仍然给 1 分,最高为 20 分。③完成句子:是让患者完成评定者说出的不完整的分段句子,每对一句,或填入的替换词合情合理,给 2 分,有音素错语,给 1 分,满分为 10 分。④应答性命名要求患者用物品名字回答问题,每句正确,给 2 分,有音素错语,给 1 分,满分为 10 分。

根据各项指标和得分以及表现特征,同时参考患者头颅 CT 病灶部位,基本可以对失语症做出诊断,判断失语症类型(表 17-3)。

表 17-3　西方失语成套测验法确定失语症类型的评分特点

| 失语类型 | 流畅 | 复述 | 理解 | 命名 |
| --- | --- | --- | --- | --- |
| Wernicke 失语 | 5~10 | 0~7.9 | 0~6.9 | 0~9 |
| Broca 失语 | 0~4 | 0~7.9 | 4~10 | 0~8 |
| 经皮质运动性失语 | 0~4 | 8~10 | 4~10 | 0~8 |
| 经皮质感觉性失语 | 5~10 | 8~10 | 0~6.9 | 0~9 |
| 混合性经皮质失语 | 0~4 | 5~10 | 0~3.9 | 0~6 |
| 传导性失语 | 5~10 | 0~6.9 | 7~10 | 0~9 |
| 命名性失语 | 5~10 | 7~10 | 7~10 | 0~9 |
| 完全性失语 | 0~4 | 0~4.9 | 0~3.9 | 0~6 |

注:评分由各项目所得粗分折算获得。

确定有无失语:根据各分测验结果,计算失语商(aphasia quotient,AQ)(表 17-4)。

表 17-4　失语商的求法和意义

| 项目 | | 折算 | 评分 |
| --- | --- | --- | --- |
| 自发言语 | (1)流畅度、文法完整性和错语 | | 10 |
| | (2)信息量 | | 10 |
| 复述 | | 100÷10= | 10 |
| 理解 | (1)是非题 | 60 | |
| | (2)听词辨认 | 60 | |
| | (3)相续指令 | 80 | |
| | | 200÷20= | 10 |

续表

| 项目 | | 折算 | 评分 |
|------|------|------|------|
| 命名 | (1)物体命名 | 60 | |
| | (2)自发命名 | 20 | |
| | (3)完成句子 | 10 | |
| | (4)反应性命名 | 10 | 10 |
| | | 100÷10＝ | 共50 |

AQ 的计算　AQ＝左右评分之和×2＝50×2＝100

AQ 的意义　AQ＝98.4～99.6,正常

　　　　　　AQ<93.8,可评为失语

　　　　　　93.8≤AQ<98.4,可能为弥漫性脑损伤、皮质下损伤

确定失语类型:通过对言语的流畅度、听理解及复述这三方面的鉴别,可以鉴别清楚八种常见失语症,即判断出为哪一种失语(图 17-2)。

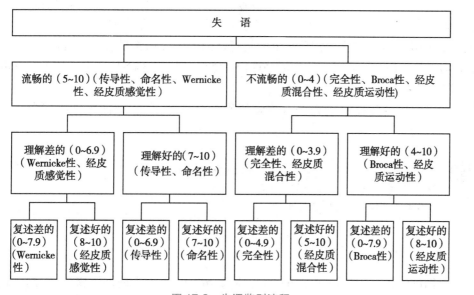

图 17-2　失语鉴别流程

在图中,括号内数字代表该分测验评分值。首先,根据流畅度测验结果把所有失语症分为两大类,括号内为该类中可能的失语类型。然后,在这两大类下,再根据听理解测验结果各自分为好和差两种类型。最后,在听觉理解好和差两类中,根据复述检查的好坏做出最后区分。这样,就可以清楚鉴别八种常见失语症。

2. 波士顿诊断性失语症测验　波士顿诊断性失语症测验是英语国家目前较为广泛使用的一种失语症诊断性测验。该测验已经制订出一套标准化评分标准,临床使用客观、系统、方便,由 5 个大项 26 个分测验所组成。每一个大项针对言语行为的其中一个主要功能侧面。

(1)会话和自发性言语:检查综合性言语交往能力。

(2)听理解:检查口语接收功能。

（3）口语表达：检查口语表达功能。

（4）书面语言理解：检查书面语言接收功能。

（5）书写：检查书面语言表达功能。

3. 汉语标准失语检查 汉语标准失语检查是以日本的标准失语症检查为基础，结合汉语的语言特点及中国人的文化习惯编制而成。检查包括两个部分，第一部分通过令患者回答 12 个问题了解其言语的一般情况，第二部分由听理解、复述、说、出声读、阅读理解、抄写、描写、听写和计算 9 个项目，共 30 个分测试组成。此检查只适用于成人失语症患者。

4. 汉语失语成套测验 汉语失语成套测验是北京大学医学神经心理研究室参考西方失语成套测试，结合汉语的语言特点及临床经验编制而成。测验包括会话、理解、复述、命名、阅读、书写、结构与视空间、运用、计算、失语症检查总结 10 个项目组成。

## 第三节 构音障碍评定

构音障碍（dysarthria）是指由于构音器官形态结构异常或神经肌肉功能障碍引起与言语有关的肌肉出现麻痹或者运动不协调，从而导致言语障碍。主要表现为发音不准、发声困难、共鸣、韵律异常等言语听觉特征的改变。通常患者听理解能力、词义和语法均正常。构音障碍通常分为运动性构音障碍、器质性构音障碍和功能性构音障碍三大类型。

常用的构音障碍评定方法有构音障碍综合性评定法、中国康复研究中心评定法等。

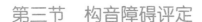

课堂互动

失语症与构音障碍应如何鉴别诊断？

### 一、构音障碍综合性评定法

根据汉语特点，中国的张清丽、汪洁对 Frenchay 评定法进行了修订，编制了构音障碍综合性评定法。该评定法检查内容（表 17-5）包括反射、呼吸、唇、颌、软腭、喉、舌、言语共八大类，每项又分为 2~6 项，共 28 项。如"唇"大类中的 5 项包括观察静止状态、唇角外展、闭唇鼓腮、交替发音、言语这五种情况下唇的外形与运动情况。

表 17-5 Frenchay 评定法检查内容

| 项目 | 分项目 |
| --- | --- |
| 反射 | 咳嗽、吞咽、流涎 |
| 呼吸 | 静止状态、言语状态 |
| 唇的运动 | 静止状态、唇角外展、闭唇鼓腮、交替动作、言语状态 |
| 颌的位置 | 静止状态、言语状态 |
| 软腭运动 | 反流、软腭抬高、言语状态 |

| 项目 | 分项目 |
|---|---|
| 喉 | 发音时间、音调、音量、言语状态 |
| 舌 | 静止状态、伸舌、上下运动、两侧运动、交替发音、言语状态 |
| 言语 | 读字、读句子、会话、语速 |

每项按严重程度分为 a~e 五级，a 表示正常，b 表示轻度异常，c 表示中度异常，d 表示明显异常，e 表示严重异常。根据正常结果所占比例（a 项/总项数），可简单地评定构音障碍程度，正常为 27~28/28；轻度障碍为 18~26/28；中度障碍为 14~17/28；重度障碍为 7~13/28；极重度障碍为 0~6/28。

## （一）反射

观察患者是否有不能控制地流涎；询问患者、家人或陪护人员，以观察、评价咳嗽反射、吞咽动作是否有困难以及困难程度。

1. 咳嗽　提出问题："当吃饭或喝水时，你咳嗽或呛咳吗"或"你清嗓子有困难吗"。

分级：

a 级：无困难。

b 级：偶有困难，呛、咳或有时食物进入气管，患者主诉进食需要小心。

c 级：患者必须特别小心，每日呛咳 1~2 次，清痰可能出现困难。

d 级：喝水或吃饭时频繁呛咳，或有吸入食物的危险，偶尔会在非吃饭时呛咳，例如，在吞咽唾液时也可呛咳。

e 级：无咳嗽反射，用鼻饲管进食或在喝水、吃饭、吞咽唾液时，连续咳嗽。

2. 吞咽　若有可能，亲眼观察患者喝下 140ml 的温开水和吃两块饼干，要求其尽可能快地完成（喝这些水，正常时间是 4~15 秒，平均为 8 秒，若超过 15 秒为异常缓慢）。并且询问患者是否吞咽时有困难，对有关进食的速度及饮食情况进行记录。

分级：

a 级：无异常。

b 级：患者自述有些困难，喝水或吃饭缓慢。喝水时停顿次数比正常人多。

c 级：患者进食明显缓慢，主动避免进食一些食物或者流质饮食。

d 级：患者只能吞咽一些特殊饮食，如单一的或咬碎的食物。

e 级：患者不能吞咽，只能用鼻饲管进食。

3. 流涎　询问患者是否有流涎，并在会话期间细心观察。

分级：

a 级：无流涎。

b 级：嘴角偶尔有潮湿，患者可能自述夜间枕头是湿的（正常人夜间也可能有轻微流涎，所以应当注意应是以前没有的现象），当喝水时轻微流涎。

c 级：当患者身体倾向前方或精力不集中时流涎，略能控制。

d 级：在静止状态下，流涎非常明显，但不连续。

e 级：连续不断且过多流涎，不能控制。

## （二）呼吸

1. 静止状态　根据患者静坐时和没有说话时的情况进行观察并做出评价。当评价有困难时,可让患者闭嘴深吸气,当听到指令后尽可能缓缓地呼出,然后记下所用时间。正常情况下,能平稳地呼出且平均用时为 5 秒。

分级:

a 级:无困难。

b 级:吸气或呼气不平稳或者缓慢。

c 级:出现明显吸气或呼气中断,或者深吸气时有困难。

d 级:吸气或呼气速度不能控制,可能出现呼吸短促,比 c 级更严重。

e 级:患者不能完成以上动作,不能控制。

2. 言语状态　同患者谈话并注意观察呼吸,询问患者在说话时或在其他场合下是否有气短。下面的要求常常用于辅助评价:让患者尽量快一口气数到 20(10 秒内),评定者不应注意患者的发音,而只应注意完成此要求所需呼吸的次数。正常情况下要求一口气完成,但对于腭咽闭合不全者,可能被误认为是呼吸控制较差的结果,此时可让患者捏住鼻子加以区别。

分级:

a 级:无异常。

b 级:由于呼吸控制较差,极偶然地中止平稳呼吸,患者可能述说他感到必须停下来,做一次外加呼吸以完成这一要求。

c 级:患者必须说得很快,由于呼吸控制较差,声音可能消失,患者可能需要 4 次呼吸来完成这一要求。

d 级:用吸气或呼气说话,或者呼吸相当表浅,只能运用几个词,不协调,并且有明显可变性。患者可能需要 7 次呼吸来完成这一要求。

e 级:因为整个呼吸缺乏控制,所以患者言语严重障碍,可能 1 次呼吸只能说 1 个词。

（三）唇的运动

1. 静止状态　当患者不说话时,观察唇的位置。

分级:

a 级:无异常。

b 级:唇轻微下垂或者不对称,表现不明显。

c 级:唇下垂,但患者偶尔试图复位,位置可变。

d 级:唇明显不对称或变形。

e 级:严重不对称,或者两侧严重病变,位置几乎不变化。

2. 唇角外展　要求患者夸张地笑一个。示范并鼓励患者将唇角尽量抬高,注意观察患者双唇抬高和收缩的运动。

分级:

a 级:无异常。

b 级:轻微不对称。

c 级:严重变形,只有一侧唇角抬高。

d 级:患者试图做这一动作,但是外展和抬高两项均在最小范围。

e 级:患者不能在任何一侧抬高唇角,没有唇的外展。

3. 闭唇鼓腮　让患者按照要求完成下面的一项或两项动作,以帮助建立闭唇鼓腮时能达到的程度:①让患者吹气鼓起面颊并坚持 15 秒,示范并记录下患者所用秒数,注意是否有气从唇边漏出,如果有鼻漏气,则不记分。若有鼻漏气,评定者应当用拇指和示指捏住患者鼻子。②让患者清脆地发出 10 次汉语拼音"p"音,示范并且鼓励患者夸张这一爆破音,记录下所用秒数,并注意观察发"p"音后闭唇的连贯性。

分级:

a 级:唇闭合得极好,能保持唇闭合 15 秒或者用连贯的唇闭合来重复发出"p"音。

b 级:偶尔漏气,在爆破音的每次发音中,唇闭合不一致。

c 级:患者能保持唇闭合 7~10 秒,在发音时观察到有唇闭合,仅能听到微弱的声音。

d 级:唇闭合得很差,唇一部分闭合丧失,患者试图闭合,但是不能坚持,听不到发音。

e 级:患者不能保持任何唇闭合,看不见也听不到发音。

4. 交替动作 让患者在 10 秒内重复发汉语拼音"u"和"i"音 10 次,示范并让患者夸张动作且使速度与动作一致(每秒做一次),记下所用时间,可以不必要求患者发出声音。

分级:

a 级:患者能在 10 秒内有节奏地连续做这两个动作,显示出很好的唇收拢和唇外展。

b 级:患者能在 15 秒内连续做这两个动作,在唇收拢和外展时,可能出现有节奏颤抖或者改变。

c 级:患者试图做这两个动作,但很费力,一个动作可能在正常范围内,但另一个动作严重变形。

d 级:可辨别出唇形有所不同,或者一个唇形的形成需要做 3 次努力。

e 级:患者不能做出任何动作。

5. 言语状态 与患者会话时,观察其唇的运动,重点注意唇在发音时的形状。

分级:

a 级:唇运动在正常范围之内。

b 级:唇运动有些过度或减弱,偶有漏音。

c 级:唇运动较差,听起来呈现微弱的声音或出现不应有的爆破音,嘴唇形状有许多遗漏。

d 级:患者有一些唇运动,但听不到发音。

e 级:观察不到两唇运动,即使在试图说话时唇的运动也没有。

(四) 颌的位置

1. 静止状态 当患者不说话时,观察其颌的位置。

分级:

a 级:颌处于正常自然位置。

b 级:颌偶尔下垂,或者偶尔过度闭合。

c 级:颌下垂且松弛张开,但偶然试图闭合或频繁试图使其复位。

d 级:大多数时间颌松弛张开,且可以观察到缓慢不随意的运动。

e 级:颌下垂且很大地张开着,或者非常紧地闭住,下垂十分严重,且不能复位。

2. 言语状态 当患者说话时,观察其颌的位置。

分级:

a 级:无异常。

b 级:疲劳时,有最小限度的偏离。

c 级:颌没有固定位置或者有明显痉挛,但患者有意识地加以控制。

d 级:患者明显有意识地控制,但是依然有严重异常。

e 级:在试图说话时,颌没有明显运动。

（五）软腭运动

1. 反流 观察并询问患者喝水或吃饭时是否会进入鼻腔。

分级:

a 级:不进入鼻腔。

b 级:偶尔会有一两次进入鼻腔,咳嗽时偶然出现。

c 级:一星期内发生几次。

d 级:每次进餐时,至少有一次。

e 级:当进食流质食物时,接连发生困难。

2. 软腭抬高 让患者发汉语拼音"a"音 5 次。在每两个"a"之间有一个充分的停顿,目的在于使软腭有时间下降,给患者示范并观察患者在活动时间内软腭的运动。

分级:

a 级:软腭运动可充分保持对称性。

b 级:轻微不对称,但运动能完成。

c 级:在所有发音中软腭都不能抬高,或严重不对称。

d 级:软腭只有一些最小限度的运动。

e 级:软腭无抬高或无扩张。

3. 言语状态 在会话中出现鼻音和鼻漏音。可采用下面的要求来帮助评价,例如,让患者说"妹（mei）""内（nei）""配（pei）""贝（bei）"。评定者注意分辨音质的变化。

分级:

a 级:共鸣正常且没有鼻漏音。

b 级:轻微的鼻音过重和不平稳的鼻共鸣,或者偶然出现轻微鼻漏音。

c 级:中度的鼻音过重或者缺乏鼻共鸣,出现一些鼻漏音。

d 级:重度的鼻音或者缺乏鼻共鸣,出现明显鼻漏音。

e 级:严重的鼻音或鼻漏音。

（六）喉

1. 发音时间 让患者尽可能长地发汉语拼音"a"音,示范,记下所用时间,并注意每次发音的清晰度。

分级:

a 级:音能持续 15 秒。

b 级:音能持续 10 秒。

c 级:音能持续 5~10 秒,但出现沙哑、断续或发音中断。

d 级:音能持续 5 秒,但有明显沙哑。

e级:音持续时间短于3秒。

2. 音调　让患者唱6个以上音符的音阶,示范并在患者唱时做出评价。

分级:

a级:无异常。

b级:好,但是有困难,出现嘶哑或吃力。

c级:患者能表达4个清楚的音阶变化,但上升不均匀。

d级:音调变化非常小,仅显出高、低音之间有差异。

e级:音调完全无变化。

3. 音量　让患者从1数到5,依次增大音量。即开始时用低音,结束时用高音。

分级:

a级:患者能有控制地改变音量。

b级:中度困难,数数时声音偶尔相似。

c级:音量有变化,但明显不均。

d级:音量仅有轻微变化,且很难控制。

e级:音量完全无变化,或者全部过大或过小。

4. 言语状态　注意观察患者在会话中发音是否清晰,音量和音调是否适宜。

分级:

a级:无异常。

b级:轻微沙哑,或偶尔不适当地运用音量、音调,必须细心观察才能注意到这一细微变化。

c级:当段落长时,音质发生变化。常常高速发音,或者音调出现异常。

d级:发音连续出现变化,持续清晰发音或运用适当的音量、音调均出现困难。

e级:声音严重异常,可能出现:连续沙哑、连续不恰当地运用音量和音调。

（七）舌

1. 静止状态　让患者张口,在静止状态下观察患者舌1分钟,注意舌在刚张口时可能不能完全静止,故这段时间不应计算在内。假如患者张口困难,可用压舌板协助。

分级:

a级:无异常。

b级:舌轻度偏歪,或偶尔出现不随意运动。

c级:舌明显偏向一侧,或出现明显的不随意运动。

d级:舌一侧出现明显皱缩,或成束状。

e级:舌严重异常,舌体过小、皱缩或过于肥大。

2. 伸舌　让患者完全将舌伸出并收回,共5次,示范(4秒内伸缩5次),并记下患者所用时间。

分级:

a级:活动平稳,且在正常时间内完成。

b级:活动正常,但活动慢(4~6秒)。

c级:活动不规则,或伴面部怪相,或伴明显震颤,或在6~8秒完成。

d级:只能将舌伸出唇外,或活动不超过2次,或时间超过8秒。

e级:舌完全不能伸出。

3. 上下运动　让患者将舌伸出后,先指向鼻,再向下指向下颌,连续 5 次。尽量保持张口,示范(6 秒内运动 5 次),记下患者所用时间。

分级:

a 级:无异常。

b 级:活动正常,但速度慢,完成时间 6~8 秒。

c 级:能向两个方向运动,但吃力或运动不完全。

d 级:只能向一个方向运动,或者运动迟钝。

e 级:不能完成,舌完全不能抬高或下降。

4. 两侧运动　让患者将舌伸出后,从一侧到另一侧运动,连续 5 次,并示范(4 秒内运动 5 次),记下患者所用时间。

分级:

a 级:无异常。

b 级:活动正常,但速度慢,完成时间 5~6 秒。

c 级:能向两侧运动,但吃力或运动不完全,完成时间 6~8 秒。

d 级:只能向一侧运动,或者不能保持,或者完成时间 8~10 秒。

e 级:不能完成,或完成时间超过 10 秒。

5. 交替发音　让患者尽可能快地发汉语拼音"ka""la"音 10 次,并记下所用时间。

分级:

a 级:无困难。

b 级:发音时有一些困难,轻微不协调,速度稍慢,完成时间 5~7 秒。

c 级:发音时一个较好,另一个较差,完成时间需 10 秒以上。

d 级:舌只是变化位置,不能发出清晰的音,仅能辨别出不同的声响。

e 级:舌的位置无变化。

6. 言语状态　患者会话时,记下舌的运动。

分级:

a 级:无异常。

b 级:舌的运动轻微不准确,偶尔有发错的音。

c 级:会话中,需要经常纠正发音,言语困难,舌运动缓慢,省略个别辅音。

d 级:舌的运动严重变形,发音固定于一个位置,舌位严重偏离正常,元音完全变形,辅音常常遗漏。

e 级:舌的运动不明显。

(八) 言语

1. 读字　将下面列出的字写在卡片上,每张卡片上写一个字。

名　热　爹　水　诺　民　休　贴　神　若　盆　嘴　悄

法　人　瓦　棚　偷　该　吕　围　钟　呼　攀　船　床

女　骄　字　开　冲　次　伦　牛　绝　桑　搬　哭　学

润　刘　晕　脏　军　肥　脖　兰　模　南　都

将有字的一面朝下,打乱卡片,随机抽选 12 张给患者,逐一揭开,让患者读出卡片上的字,把能听明白的字记下来。12 张卡片中,前 2 张为练习卡,其余 10 张为测验卡。患者读完测验卡后,将这些卡片上的字与所记下的字相对照,数出正确发音的字的个数。

分级:

a 级:10 个字都正确,且言语容易理解。

b 级:10 个字都正确,但必须仔细分辨并加以猜测方能理解。

c 级:7~9 个字正确。

d 级:5 个字正确。

e 级:2 个及以下的字正确。

2. 读句子　将下列句子清楚地写在卡片上,每张卡片写一句。

| | | | |
|---|---|---|---|
| 这是山茶 | 这是山楂 | 这是年画 | 这是莲花 |
| 这是切刀 | 这是街道 | 这是溪谷 | 这是西湖 |
| 这是一磅 | 这是一半 | 这是绳子 | 这是圣旨 |
| 这是木棚 | 这是木盆 | 这是人名 | 这是人民 |
| 这是卡车 | 这是阿哥 | 这是工资 | 这是公司 |
| 这是零钱 | 这是零件 | 这是果汁 | 这是果子 |
| 这是饲料 | 这是资料 | 这是氮气 | 这是淡季 |
| 这是老刘 | 这是老牛 | 这是篷车 | 这是风车 |
| 这是誓词 | 这是诗词 | 这是婆婆 | 这是伯伯 |
| 这是过错 | 这是阔绰 | 这是功臣 | 这是工人 |
| 这是机构 | 这是肌肉 | 这是席子 | 这是棋子 |
| 这是吊床 | 这是吊装 | 这是牛油 | 这是绣球 |

方法与分级:采用这些卡片,按与"读字"相同的方法和分级法进行评分。

3. 会话　鼓励患者进行会话,时间持续约 5 分钟,询问其有关爱好、工作及家人朋友等。

分级:

a 级:无异常。

b 级:言语有异常但能被理解,偶尔会重复。

c 级:言语严重障碍,只能理解一半,常常重复。

d 级:言语偶尔可被理解。

e 级:言语完全不能被理解。

4. 语速　与患者会话时,进行录音。从录音带中,判断其语速。正常人语速为每秒 2~4 字,每分钟 100~200 字,每一级为每分钟 12 字。

分级:

a 级:每分钟多于 108 字。

b 级:每分钟 84~95 字。

c 级:每分钟 60~71 字。

d 级:每分钟 36~47 字。

e 级:每分钟少于 23 字。

可将所有评定结果列表填入。其中 a 级为正常,e 级为最严重,这样就可很快看出异常的项目。

案例分析

吴某,男,50岁,右利手,头部外伤入院,术后出现言语困难,但可基本表达意图。CT检查示左额颞叶低密度灶。检查:口语理解较好,复述、命名功能正常。自发语费力,音量可,音调正常,韵律正常,唇舌运动灵活,力量正常,软腭抬举无力,鼻漏气明显,咽反射减弱,饮水无呛咳。

请问该患者的言语障碍可能是什么?诊断依据是什么?如需进一步确诊,还要做哪些检查?

## 二、中国康复研究中心评定法

中国康复研究中心评定法包括构音器官检查和构音检查两部分,可以评定是否有构音障碍,以及构音障碍的种类和程度,推断原发疾病以及损伤程度。

### (一)构音器官检查

1. 目的　在于观察构音器官形态及粗大运动,以确定构音器官是否有器质性异常或运动障碍。构音器官检查通常需要结合医学、实验室检查及语言评定才能做出诊断。

2. 范围　包括肺(呼吸情况)、面部、口部肌肉、喉、硬腭、腭咽机制、舌、下颌和反射等。

3. 用具　有压舌板、手电筒、秒表、长棉棒、指套、叩诊锤以及鼻镜等。

4. 方法　首先观察构音器官在安静状态下的情况,接着评定者对患者发出指令,或亲自示范,让患者执行或者模仿,然后评定者再进行观察并做出评定。观察的项目包括:①构音器官的哪个部位有运动障碍;②构音器官的形态及运动有否异常;③若发现异常,需要判断属于中枢性、周围性或失调性等;④判定异常的程度;⑤判断运动范围是否受限,协调运动控制是否不佳;⑥判断是否有速度低下;⑦判断肌力是否低下;⑧通过协调运动与连续运动判断运动的准确性、精巧性及圆滑性。

### (二)构音检查

以普通话语音作为标准音,并结合构音类似运动,对患者的各言语水平及其异常进行系统评定以发现异常构音,即为构音检查。该检查不仅对训练具有显著指导意义,而且对训练后患者进行再评定也有很大价值。评定者可根据检查结果制订下一步治疗方案。

1. 房间及设施要求　室内要保持安静,光线充足,通风良好,而且没有可能分散患者注意力的物品。室内备有一张训练台和两把无扶手椅。评定者与患者可隔着训练台对向而坐,也可患者坐在训练台正面,评定者坐在侧面,椅子高度应保证评定者和患者视线处于同一水平线。为避免分散注意力,除年龄过小的儿童外,患者家人或护理人员不要在室内陪伴。

2. 检查用具　50张单词检查用图卡,以及压舌板、消毒纱布、卫生纸、吸管、录音机、记录表。

3. 检查范围和方法　包括会话、单词检查、音节复述检查、文章水平检查、构音类似运动等内容。

(1)会话:询问患者姓名、年龄、职业以及发病情况等,观察患者是否能发声、讲话,以及清晰度、音调和音量变化,有无气息音、震颤、鼻音化等。一般进行约5分钟,需要录音。

（2）单词检查：检查采用 50 张图片，全部用国际音标，记录也用国际音标。若无法用国际音标记录时，要尽量详细描述。检查时，先向患者出示图片，再让患者依据图片上的意思命名，不能自述可以采用复述引出，要一边检查一边将检查结果记录在表上。采用正确、置换、省略、歪曲等的标记符号与记录方法记录（表 17-6）。50 个单词检查完毕以后，再记录 50 个单词中查出的异常音节。

表 17-6　构音检查记录方法

| 表达方式 | 举例汉字 | 汉语拼音 | 国际音标 | 判断类型 | 标记 |
|---|---|---|---|---|---|
| 自述出，无构音错误 | 大蒜 | dasuan | tAsuan | 正确 | ○ |
| 自述，无歪曲但由其他音替代 | 大蒜 | dàsuàn<br>t | tAsuan<br>t` | 置换 | — |
| 自述，省略、漏掉音 | 大蒜 | dasuàn | tAsuan | 省略 | / |
| 自述与目的音相似 | 大蒜 | dàsuàn | tAsuan | 歪曲 | △ |
| 歪曲严重，很难判定是哪些音歪曲 | 大蒜 | dàsuàn<br>× | tAsuan<br>× | 无法判断 | × |
| 复述引出 | 大蒜 | （dàsuàn） | （tAsuan） | | （ ） |

（3）音节复述检查：按照普通话发音方式，设计 140 个常用和较常用的音节。其目的在于当患者复述时，观察发音，注意其异常的构音运动，并发现其构音规律及特点。其方法为评定者说一个音节后，让患者复述，标记方法与单词检查法相同，同时也将异常的构音运动填入构音操作栏中，确定构音错误的发生机制。

（4）文章水平检查：在限定的、连续的言语活动中，观察患者音量、音调、韵律、呼吸运用。若患者具有阅读能力则让其自己朗读；反之，则由评定者复述引出，记录方法与前面的方法相同。检查选用的文章常为儿歌，如："蓝蓝的天空银河里，有只小白船；船上有棵桂花树，白兔在游玩。桨儿桨儿看不见，船上也没帆，飘呀飘呀，飘向西天。渡过那条银河水，走向云彩国；走过那个云彩国，再向哪儿去？在那远远的地方，闪着金光，晨星是灯塔，照呀照得亮。"

（5）构音类似运动：根据普通话的特点，选用其代表性的 15 个音的构音类似运动。评定者示范，让患者模仿，观察患者能否做出，在结果栏的"能"与"不能"项记录。这一检查可以发现患者构音异常的运动基础，如一个不能发汉语拼音"p"音的患者，在做这一检查时发现不能鼓腮、叩腮吐气。

4. 结果分析　把在单词、音节、文章、构音运动检查中发现的异常分别记录在表 17-7 的①~⑩项中，再加以分析。对表中主要栏目的说明如下：

错音：指发某个音时出现错误，如发"大蒜"的"d"或发"布鞋"的"b"时出错。

错音条件：指在什么条件下发成错音，如与某些音结合时或在首音节以外等。

错误方式：指所发的异常音或方式。

一贯性：包括发声方法和错法，若患者发音错误是一贯性的，就在发音错误栏中以"+"标记。例如，在所检查的词汇中把所有的"p"都发错就标记"+"；反之，有时正确，有时错误，则标记"-"。

错法:指错时的性质是否恒定。比如把所有"k"都发成"t"则表示恒定,以"+"标记;反之,若有时错发为"t",而有时又错发为别的音,则以"-"标记。

被刺激性:在单词水平出现错误时,若用音素或音节提示能够纠正,则是有被刺激性,以"+"标记;反之,为无被刺激性,以"-"标记。

构音类似运动:能够完成规定音的构音类似运动标记为"+",不能完成则标记为"-"。

错误类型:基于临床上发现的构音异常,总结出14种常见错误类型,即省略、歪曲、置换、口唇化、软腭化、硬腭化、齿龈化、送气音化、不送气化、鼻音化、边音化、摩擦不充分化和无声音化等。

表 17-7　构音检查结果分析

| 项目 | 结果 |
| --- | --- |
| ①错音 | |
| ②错音条件 | |
| ③错误方式 | |
| ④一贯性　⑤发音方法 | |
| 　　　　　⑥错法 | |
| ⑦被刺激性　⑧音节 | |
| 　　　　　　⑨音素 | |
| ⑩构音类似运动 | |
| 错误类型 | |
| 备注 | |

(刘　芳)

## 复习思考题

1. 简述失语症及构音障碍的概念。
2. 简述失语症的主要语言症状。
3. 如何进行音节复述检查。
4. 构音检查时对房间及设施有何要求?

# 第十八章

PPT 课件
18章PPT

# 作业活动评定

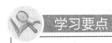 学习要点

扫一扫
知重点

作业活动、日常生活活动、日常生活活动能力的定义；日常生活活动能力的分类、评定目的；日常生活活动能力的评定方法。

## 第一节 概 述

### 一、基本概念

作业活动是指一个人在其特定年龄阶段和生活环境中每天必须完成的活动或承担一定角色所从事的各种活动。例如一位女性可以在不同时期甚至在一天当中的不同时间里承担多种不同角色，作为职业女性，如果是教师就要完成备课、授课、批改作业等工作；作为妻子，有承担管理家务的责任；作为母亲，又要进行照料孩子的相关活动。无论是健康人还是残疾人，都要通过参加各种活动来建立个人形象、提高生存质量和体现生命价值。

作业活动障碍是指在作业活动过程中，实施者不能通过常规方式来完成与角色相适应的各种任务及活动。对健全人而言，作业活动是能够随意完成的日常活动，但对于有躯体功能障碍或认知功能障碍的人来说，却有可能十分困难。

作业活动既是作业疗法的治疗手段，又是作业疗法康复的目标。

### 二、作业活动分类

从作业疗法角度，作业活动分为三大类。

（一）自理活动

自理活动指人们每天都要进行的、为了保持生存与健康的常规活动。包括进食、洗澡、穿脱衣、梳洗修饰、上厕所、移动、使用交通工具、购物、做饭、服药、维护日常安全等活动。自理活动是其他作业活动的基础。

（二）工作、生产性活动

工作、生产性活动指通过提供物质与服务，能对社会、家庭做出贡献，或对自己有

益的活动。包括有报酬的工作、学习受教育、家务管理、抚养子女、照顾他人、志愿者服务等,是体现个人价值的角色活动。

（三）休闲活动

休闲活动指有趣的、能带来愉悦、轻松或惬意感的娱乐消遣活动。如体育运动、艺术活动、种花养鸟、阅读书报、制作手工艺品、参加集体活动、游戏活动、欣赏表演等。休闲活动是一种自由选择,是身心健康者不可缺少的生活组成部分,它有助于扩展个人的知识和技能范围,有利于发展正常的生理与心理空间。

## 三、作业活动评定目的

在开始作业治疗之前就应着手进行作业活动的评定。其评定目的是:①了解患者能做什么,不能做什么;②了解患者在进行某项活动时是否需要帮助,若需要帮助,其需要帮助的种类及程度;③为确立康复目标、制订恰当的康复治疗训练方案提供依据;④评价疗效,确定是否继续原治疗方案或是否需要进行修订;⑤判断预后,决定患者出院与否,为预测生活独立程度或确定残疾等级提供依据;⑥评估医疗质量,分析投资—效益比。

# 第二节　作业活动障碍自评

1991年Law等人开发研制了"加拿大作业活动表现测量法(the Canadian occupational performance measures,COPM)",用于作业活动评定。通过测量,可以找出患者作业活动中存在的关键问题,为确定治疗方向及制订治疗计划提供客观依据。

## 一、作业活动障碍自评内容

加拿大作业活动表现测量量表包括自理活动、生产性活动和休闲活动三个部分。要求患者评价自己在作业活动中存在的问题,即自己找出不能独立完成的活动,自己评估其重要性并排序,自己评估作业活动状况水平及满意度。作业治疗的重点根据患者对问题重要性的排序来确定。适用于各种疾病和年龄的患者。

加拿大作业活动表现测量可得出两个评分结果:作业活动状况评分与满意度评分。通过对提出问题的再次评分,可从患者的角度观察与评价作业活动的进展并进行疗效评价。这样,使患者主动参与到作业治疗过程中,体现了以患者为中心的作业治疗模式。

## 二、作业活动障碍自评方法

加拿大作业活动表现测量以作业治疗师与患者面谈的方式,按照确认问题、评估重要性、现状和满意度评分及再评定四个步骤有序进行(表18-1)。

（一）确认问题

根据作业活动的内容,通过提示、发问和讨论,与患者交谈,帮助患者发现自己认为需要做且想要做,但目前因为机体损伤而不能做的事情或活动,将这些问题列出,按照活动分类记录在表格中。需要注意的是,表中所列出的活动仅作为方向性的引导,评定者与患者所讨论的范围并不仅仅局限于表中所列举的活动。

表 18-1　加拿大作业活动表现测量（COPM）

| 步骤 1　确认作业方面的问题 | 步骤 2　重要性评估 |
|---|---|

自理活动：

个人护理　　　　　　　　　_____　　_____

（穿衣、洗漱、进食、洗澡等）　_____　　_____

功能性活动　　　　　　　_____　　_____

（室内/外行动、各种转移等）　_____　　_____

社区活动　　　　　　　　_____　　_____

（购物、理财、使用交通工具等）　_____　　_____

　　　　　　　　　　　　_____　　_____

　　　　　　　　　　　　_____　　_____

生产性活动：

家务管理　　　　　　　　_____　　_____

（洗衣、做饭、打扫卫生等）　_____　　_____

玩耍/上学　　　　　　　　_____　　_____

（家庭作业、技能游戏等）　_____　　_____

工作　　　　　　　　　　_____　　_____

（有薪工作、志愿服务等）　_____　　_____

　　　　　　　　　　　　_____　　_____

　　　　　　　　　　　　_____　　_____

休闲活动：

安静娱乐　　　　　　　　_____　　_____

（阅读、手工、各种爱好等）　_____　　_____

活动性娱乐　　　　　　　_____　　_____

（体育、郊游、旅行等）　　_____　　_____

社交活动　　　　　　　　_____　　_____

（打电话、串门、聚会等）　_____　　_____

　　　　　　　　　　　　_____　　_____

　　　　　　　　　　　　_____　　_____

步骤 3、4　评分——首次评价、再次评价

| 作业活动 | 首次评定： | | 再次评定： | |
|---|---|---|---|---|
| 问题 | 现状 1 | 满意度 1 | 现状 2 | 满意度 2 |
| 1. | | | | |
| 2. | | | | |
| 3. | | | | |
| 4. | | | | |
| 5. | | | | |

评分：　　　　　　现状 1 得分　　满意度 1 得分　　现状 2 得分　　满意度 2 得分

总分＝（现状或满意度总分）/

（问题总数）

作业活动表现的变化＝现状 2 得分_____ －现状 1 得分_____ ＝_____

满意度的变化＝满意度 2 得分_____ － 满意度 1 得分_____ ＝_____

患者确认的问题应当是日常生活中他自己需要做、想要做或别人希望他做的事情或活动。测量获得的应当是患者自己而非评定者的想法,评定者不能把自己的想法强加于患者。当评定者认为患者所指问题不确切,或者患者不认为是问题但评定者却认为问题存在时,评定者不要继续深究,而应当放到以后再讨论。若患者确实不能认识、理解或回答问题,可由亲属或者陪护人员代替,但这只代表他们、而不是患者的看法。

　　通过确认问题自评,评定者对患者所关心的问题(活动障碍点)有了全面的印象。

（二）评估重要性

　　在列出具体存在的问题并加以确认后,要求患者评估每个问题在其生活中的重要性。可以给患者出示以下评分卡(图 18-1),并询问患者:"对你来说,做这件事或从事这项活动有多重要"。重要性的程度分为 10 个等级,从 1 分到 10 分。1 分表明完全不重要,10 分表明最重要。患者根据实际情况进行选择,再把每一项活动的重要性评估得分填入相应的评分表中。

| 完全不重要 | | | | | 非常重要 | | | | |
| --- | --- | --- | --- | --- | --- | --- | --- | --- | --- |
| 1 | 2 | 3 | 4 | 5 | 6 | 7 | 8 | 9 | 10 |

图 18-1　重要性评分卡

　　重要性评估帮助患者从一开始就确定了障碍治疗的先后顺序,有助于治疗计划的制订,它是评定过程中的关键步骤。

（三）现状与满意度评分

　　评定者让患者确定 5 个自己认为急需解决的重要问题。可以在"重要性评分"中选出得分最高的 5 个问题,让患者确认其是否最需要治疗;也可以在已确认但未评分的问题中,让患者选出他认为最重要的问题。评定者将这些被挑出的问题填入表 18-1 的评分部分中,作为确定治疗目标的基础。

　　对每一个选出的问题,让患者采用 10 分等级评分卡来进行评估。评估内容分两个方面:对每个问题的完成情况评分;对完成活动情况的满意度评分(图 18-2)。

| 完全不能做 | | | | | 能做得非常好 | | | | |
| --- | --- | --- | --- | --- | --- | --- | --- | --- | --- |
| 1 | 2 | 3 | 4 | 5 | 6 | 7 | 8 | 9 | 10 |

A.完成情况评分卡

| 非常不满意 | | | | | 非常满意 | | | | |
| --- | --- | --- | --- | --- | --- | --- | --- | --- | --- |
| 1 | 2 | 3 | 4 | 5 | 6 | 7 | 8 | 9 | 10 |

B.满意度评分卡

图 18-2　现状与满意度评分

　　评分完成后,把每个问题的相应得分分别填入完成情况与满意度栏中。各项现状得分之和,再除以已确认的问题总数即为现状总分;各项满意度得分之和,再除以已确认的问题总数即为满意度总分。

　　10 分表明患者认为该活动很重要,完成情况非常好或感到非常满意,提示不需要治疗;而低于 10 分,则提示患者需要或希望接受治疗。

患者确认问题后,评定者还应注意与其作业活动相关的感觉、运动、精神、心理及环境等状况的检查评定,从而确定治疗原则及具体方案。

（四）再评定

经过一段时间的治疗后,需要进行再次评定。再次评定的时机由评定者决定,可以在一个新的治疗开始之前,或一项治疗结束时,或患者有了很大进步时进行。

对第一次评价中所列出的问题,患者要重新评估完成情况和满意度,并填入再评定栏中。完成情况总分与满意度总分的计算方法同上。最后,用完成情况或满意度再评定得分减去第一次评分,差值即为治疗前后的变化值。当差值大于等于 2 分时,提示治疗方法正确、有效。

## 第三节 日常生活活动能力评定

日常生活活动(activities of daily living,ADL)概念上有广义和狭义之分。狭义指在每日生活中所涉及的最基本的活动,包括衣、食、住、行,保持个人卫生整洁和独立的社区活动,是人们每天反复进行的、最基本的、最具有共性的活动。广义指一个人在家庭、工作机构及社区里自己管理自己的能力。除了包括最基本的生活能力外,还包括与他人交往的能力,以及在经济上、社会上和职业上合理安排自己生活方式的能力,包括家居独立、工作独立和社区独立。随着社会的发展和人们生活质量的提高,狭义的日常生活活动概念由于忽视了人的生物属性和社会属性已显得不够全面,已逐渐被广义概念所取代。日常生活活动能力评定对于确定患者能力、制订训练计划、评定疗效等都有重要意义,是康复医学检查的一个重要项目。

### 一、日常生活活动分类

日常生活活动根据人们每天从事日常生活活动时是否需要各种工具及其他技能的情况,可将日常生活活动分为两大类,即基础性日常生活活动(basic activity of daily living,BADL)和工具性日常生活活动(instrumental activity of daily living,IADL)。

基础性日常生活活动指人们为维持最基本的生存和生活需要而每天必须反复进行的最基本、粗大的、不利用工具的活动,包括自理活动和功能性移动。其中,自理活动包括进食、梳妆、洗澡、如厕、穿衣等;功能性移动包括翻身、从床上坐起、转移、行走、驱动轮椅、上下楼梯等。该评定内容反映人体较粗大的运动功能,适用于残疾较重的患者,常应用于医疗机构内。

工具性日常生活活动指人们为维持独立生活所必需进行的一些活动,包括做饭、洗衣、使用电话、购物、家务处理、服药、使用交通工具、处理突发事件以及在社区内的休闲活动等。这些活动是在社区环境中进行的日常活动,常常需要使用一些工具才能完成。

### 二、日常生活活动能力评定内容

日常生活活动能力评定项目很多,各种基础性日常生活活动和工具性日常生活活动评定量表中所包含的项目见表 18-2。

表 18-2　BADL 和 IADL 所含评定项目

| BADL | | IADL |
| --- | --- | --- |
| 自理活动 | 功能移动性活动 | |
| 穿衣： | 床上移动： | 做饭： |
| 上身(内衣、前开襟、套头衫、 | 移动体位 | 使用炉灶 |
| 助听器/眼镜) | 翻身 | 使用器皿餐具 |
| 下身(内裤、长裤、裙子、 | 坐起 | 打扫卫生： |
| 袜子、鞋、矫形器/假肢) | 转移： | 洗衣： |
| 卫生： | 床 | 洗衣服、熨衣服 |
| 刷牙、梳头、剃须、化妆、 | 椅 | 服药： |
| 修剪指甲 | 浴盆 | 开药瓶、按医嘱服药 |
| 洗澡： | 淋浴室 | 购物： |
| 上身(脸、手、上肢、躯干) | 小汽车 | 食物、衣物、日常用品 |
| 下身(臀部、大腿、小腿、脚) | 坐： | 财务： |
| 进食： | 站： | 找零钱、存取钱、记账 |
| 从碗里取食 | 行走： | 打电话： |
| 用杯子、吸管喝水 | (平地、斜坡、台阶、楼梯) | 找电话号码 |
| 切食品 | 社区活动： | 拨号 |
| 使用餐具 | 进出公寓 | 留言 |
| 咬断和咀嚼 | 过马路 | 记录留言 |
| 吞咽 | 去车站 | 时间安排： |
| 如厕： | | 计划、组织、准时赴约 |
| 控制排尿、控制排便 | | 交通： |
| 穿脱衣、清洁、冲洗厕所 | | 搭乘公共汽车、开车 |
| 交流： | | |
| 理解口语、理解书面语、 | | |
| 理解手语 | | |
| 表达基本需要(说、写、手势) | | |

## 三、日常生活活动能力评定方法

日常生活活动能力评定的基本方法包括提问法、观察法及量表检查法。这里主要介绍基础性日常生活活动能力评定。

评定前,评定者先通过阅读病历、查房、与患者本人及其家人交谈,以了解其病史、职业状况、经济状况、居住状况(回家后是与家人同住还是独居)以及患者的期望等,获取相关资料。

提问的内容应从宏观到微观,以便了解患者具体的障碍点。尽量让患者本人回答问题,若患者体力过于虚弱、情绪低落或有认知障碍而不能回答时,也可以让患者家属或陪护回答。

　　观察可以在实际环境中进行,也可以在实验室里进行。实际环境观察法是在患者的日常生活环境中进行,主要用于社区康复中。实验室观察法是在模拟的家庭环境或工作环境中进行,主要用于住院患者的日常生活活动评定。需要注意的是,不同环境会对患者日常生活活动能力表现质量产生较大影响。为了使观察结果更加真实准确,在评定过程中应注意环境因素所带来的影响。

　　量表检查是采用具有标准化设计、统一内容和统一评定标准的检查表评定日常生活活动能力的方法。量表经过信度、效度以及灵敏度检验,是康复临床和科研工作的常用方法。常用的日常生活活动量表评定方法有 Barthel 指数评定、功能独立性测量等。

　　（一）Barthel 指数评定

　　Barthel 指数评定法是一种应用广泛的日常生活活动能力评定方法。其操作简单,可信度和灵敏度高,不仅用于评定治疗前后的功能状况,还可用来预测治疗效果、住院时间及预后等。

　　1. 评定内容　Barthel 指数包括修饰、穿衣、洗澡、进食、上厕所、控制小便、控制大便、床椅转移、行走和上下楼梯共 10 项内容。根据是否需要帮助及所需帮助程度分为 0、5、10、15 分四个功能等级,总分为 100 分( 表 18-3 )。得分越高,独立性越强,依赖性越小。如果总分达到 100 分,提示患者不需要照顾,生活可以自理,但并不意味着患者能完全独立生活,他或许不能烹饪、料理家务及与他人接触。

　　2. 评分标准　具体评分标准见表 18-3。不能达到项目中规定的标准,计 0 分。总分低于 20 分者提示生活完全需要依赖;20~40 分者生活需要很大帮助;40~60 分者生活需要帮助;大于 60 分者生活基本可以自理。Barthel 指数总分在 40 分以上者康复治疗的效益最大。

表 18-3　Barthel 指数评定等级与评分标准

| 项目 | 评分 | 标准 |
|---|---|---|
| 1. 修饰 | 0 | 依赖他人或需要帮助 |
| | 5 | 自理(可独立完成梳头、洗脸、刷牙、剃须等) |
| 2. 穿衣 | 0 | 依赖他人 |
| | 5 | 需要帮助(适当时间内至少完成一半工作) |
| | 10 | 自理(独立系鞋带,解、扣纽扣,开关拉链,穿鞋及穿脱支具) |
| 3. 洗澡 | 0 | 依赖他人或需要帮助 |
| | 5 | 自理(无需指导或帮助能安全进出浴池并自理洗澡) |
| 4. 进食 | 0 | 较大或完全依赖 |
| | 5 | 需要部分帮助(如切面包、抹黄油、夹菜、盛饭) |
| | 10 | 全面自理(能使用各种必要的装置,适当时间内能独立进食各种食物,但不包括取饭、做饭) |

续表

| 项目 | 评分 | 标准 |
| --- | --- | --- |
| 5. 如厕 | 0 | 依赖他人 |
| | 5 | 需要部分帮助(如穿脱衣裤、使用厕纸) |
| | 10 | 自理(独立进出厕所、使用厕纸、穿脱裤子、冲洗或清洗便盆) |
| 6. 控制大便 | 0 | 失禁或昏迷 |
| | 5 | 偶有失禁(每周不超过 1 次),或需要器具帮助 |
| | 10 | 无失禁;如果需要,能使用灌肠剂或者栓剂 |
| 7. 控制小便 | 0 | 失禁或昏迷或需由他人导尿 |
| | 5 | 偶有失禁(每 24 小时不超过 1 次,每周超过 1 次),或需器具帮助 |
| | 10 | 无失禁;如果需要,能使用集尿器 |
| 8. 床椅转移 | 0 | 完全依赖他人,无坐位平衡,需要 2 人以上帮助或使用提升机 |
| | 5 | 需要大量帮助(1~2 人,身体帮助),能坐 |
| | 10 | 需要少量帮助(言语或身体帮助) |
| | 15 | 自理(独立从床上转移到时椅子上并返回,包括从床上坐起、刹住轮椅、抬起踏板) |
| 9. 行走 | 0 | 依赖,不能步行 |
| | 5 | 需要大量帮助(在轮椅上能行走 45m) |
| | 10 | 需要少量帮助[需要 1 人帮助步行 45m(言语或身体帮助)或独立使用轮椅行走 45m,且能拐弯] |
| | 15 | 独立步行(可用辅助器,在家及附近独立行走 45m) |
| 10. 上下楼梯 | 0 | 不能 |
| | 5 | 需要帮助(言语、身体、手杖帮助) |
| | 10 | 独立上下楼梯 |

## 课堂互动

若截瘫患者能自行使用导尿管间歇导尿,不需要任何人帮助。那么,该患者控制小便这一项应该评几分?

### (二) 功能独立性测量

功能独立性测量(functional independence measurement,FIM)从 20 世纪 80 年代末在美国开始使用,其方法简便易行,不受评定者专业和条件限制,目前已在全世界广泛应用。功能独立性测量可综合地反映患者功能及独立生活能力,是判断康复疗效的一个重要指标。在反映残疾水平或需要帮助的量的方式上,功能独立性测量比 Barthel 指数更加精确,它不仅能评价运动功能损伤所致的日常生活活动能力障碍,还可以评价认知功能障碍对日常生活的影响。

功能独立性测量是评定患者实际残疾的程度,而不是器官和系统障碍的程度;是评定患者现在实际能做什么,不是评定患者应该能做什么。可用于各种疾病或创伤者日常生活活动能力的评定。

　　1. 评定内容与标准　功能独立性测量包括六个方面共 18 项功能,即自理活动 6 项、括约肌控制 2 项、移动 3 项、行走 2 项、交流 2 项和社会认知 3 项(表 18-4)。每项分七级,每级最高 7 分,最低 1 分,得分的多少以患者是否独立和是否需要他人帮助或使用辅助设备的程度来决定。总分最高为 126 分,最低 18 分,得分越高,独立水平越好,反之越差。功能独立性测量评定的内容较多,必要时可以根据各专业的特点,把功能独立性测量分为几个部分,由不同的专业人员分别进行评定。如:作业治疗师评定自理活动及认知性活动;物理治疗师评定转移活动;语言治疗师评定交流能力;护士评定大小便控制功能等。评定标准见表 18-5。

表 18-4　功能独立性测量评定表

| 项目 | 具体内容 | 评分 |
| --- | --- | --- |
| Ⅰ. 自理活动 | 1. 梳洗修饰 | |
| | 2. 穿上身衣 | |
| | 3. 穿下身衣 | |
| | 4. 洗澡 | |
| | 5. 进食 | |
| | 6. 入厕 | |
| Ⅱ. 括约肌控制 | 7. 排尿管理 | |
| | 8. 排便管理 | |
| Ⅲ. 转移 | 9. 床椅间移动 | |
| | 10. 转移至厕所 | |
| | 11. 转移至浴盆或浴室 | |
| Ⅳ. 行走 | 12. 上下楼梯 | |
| | 13. 步行/轮椅 | |
| Ⅴ. 交流 | 14. 理解 | |
| | 15. 表达 | |
| Ⅵ. 社会认知 | 16. 记忆 | |
| | 17. 社会交往 | |
| | 18. 解决问题 | |

表 18-5　功能独立性测量评分标准

| 能力 | | 得分 | 评分标准 |
| --- | --- | --- | --- |
| 完全依赖 | 完全帮助 | 1 | 患者主动用力低于 25%，或完全由别人帮助 |
| | 最大量帮助 | 2 | 患者主动用力完成活动的 25%~49% |
| 有条件的依赖 | 中等量帮助 | 3 | 患者所需要的帮助多于轻触，但在完成活动的过程中，本人主动用力仍在 50%~70% 之间 |
| | 小量接触性身体帮助 | 4 | 给患者的帮助限于轻触，患者在活动中所付出的努力不低于 75% |
| | 监护或准备 | 5 | 活动时需要帮助，帮助者与患者没有身体接触；帮助者给予的帮助为监护、提示或督促，或者仅需帮患者做准备工作或传递必要的用品，帮助穿戴矫形器等 |
| 独立 | 有条件的独立 | 6 | 活动能独立完成，但活动中需要使用辅助器具；或者需要比正常时间长的时间；或者需要考虑安全保证问题 |
| | 完全独立 | 7 | 不需修改或使用辅助器具；在合理时间内完成；活动安全 |

2. 评定方法　开始评定时，首先要确定患者在功能活动中是否需要身体接触性帮助。不需要身体接触性帮助者，得 6~7 分；需要身体接触性帮助者，得 5 分或 5 分以下。1~4 分也可采用动作分解方式，按完成动作的数量进行评估。对各项功能具体评分方法如下：

(1)梳洗修饰：包括刷牙、洗手洗脸、梳头、剃须或化妆。本项应包括开、关水龙头，调节水温及其他卫生设备，挤涂牙膏、开瓶盖等。

采用分解方式评分。如将梳洗修饰分解为刷牙、洗手和脸、梳头、剃须或化妆 4 项，每项 1 分。全部都能实现为 5 分，有 1 项不能独立完成为 4 分，有 2 项不能独立完成为 3 分，有 3 项不能独立完成为 2 分，有 4 项不能独立完成为 1 分。以下项目可以参照类似方式进行分解。

(2)穿上身衣：包括穿脱上身衣物(腰部以上)及穿脱上肢假肢或矫形器。分解为套入头部或胸部、套入上肢、处理拉链或纽扣、处理胸罩或内衣 4 项，每项 1 分。也可以参考穿衣数量和难度来评定。

(3)穿下身衣：包括穿脱下身衣物(腰部以下)及穿脱假肢或矫形器。分解为套入下肢、套入腰部、处理拉链或纽扣、处理鞋袜 4 项，每项 1 分。也可参考穿下身衣物数量和难度来评定。

(4)洗澡：包括洗澡的全过程(冲、洗、擦干)，洗颈部以下部位(背部除外)，洗澡方式可为淋浴、盆浴或擦浴。若患者不能行动，但可以自己在床上独立进行擦浴，仍得 7 分。分解为洗四肢、胸部、臀部和会阴部 4 项，每项 1 分。

(5)进食：包括使用合适器具将食物送入口中、咀嚼和咽下。不包括食物准备，例如清洗食物、烹饪、切割食物等。使用勺子比筷子简单，患者不一定要使用筷子，关键在于尽可能独立完成进食活动。将进食过程分解为夹取食物、送入口中、咀嚼、吞咽 4 项，每项 1 分。

(6)入厕：包括维持阴部卫生及如厕(厕所或便盆)前后衣服整理。如果大便和小便所需帮助的水平不同,则记录最低分。导尿管处置不属于此项范围。分解为脱裤、取卫生纸或巾、擦拭会阴、穿裤4项,每项1分,可参考完成的时间来进行评定。

(7)排尿管理:评分时应重点考虑需要帮助程度和小便失禁频率。帮助程度指患者是否能够独立排尿,是否需要帮助,是否需要借助药物或导尿管完成排尿以及需要帮助的程度。尿失禁频率指单位时间内发生尿失禁的次数。患者需要帮助的程度和尿失禁频率一般呈正相关,尿失禁频率越高,需要的帮助就越多。但有时也可能不一致,这时应将最低得分填入表中。

(8)排便管理:评分时应重点考虑需要帮助的程度和大便失禁的频率。包括是否能完全随意控制排便,必要时可使用控制排便的药物或器具。评分原则基本上与排尿管理相同,可以根据需要帮助的程度和大便失禁的程度评判。

(9)床椅间移动:包括转移过程中的所有动作,如起立、转身移动、坐下。如使用轮椅则包括接近床椅、合上车闸、提起足托、拆扶手、转移、返回等动作。

(10)厕所转移:包括进出卫生间、坐到便器上和从便器离开。使用轮椅者能独立进入卫生间,完成刹车、去除侧板、提起足托,不用器具完成轮椅至坐厕转移。时间合理,活动安全。

(11)浴室转移:包括进出浴盆或浴室的过程。如使用轮椅则包括合上车闸、提起足托、拆扶手、不用器具完成轮椅至入浴转移。活动安全。

(12)上下楼梯:患者必须能走路才能考虑上、下楼。是否能独立上、下一层楼及需要帮助的程度。是否需要拐杖或辅助器具上、下楼。

(13)步行/轮椅:包括在平地上步行或驱动轮椅50m。首先确定是行走还是使用轮椅,如果患者既可行走又可用轮椅,则以其主要活动方式进行评分。使用轮椅或辅助器具者最高评分不超过6分。如果出院时患者改换移动方式,则应根据出院时的方式重新评估入院时得分。

(14)理解:包括听理解或视理解。理解内容不仅包括复杂抽象的信息如电视报刊中的时事、幽默、宗教、数字、财政问题等,还包括基本日常生活需要的信息,如与患者饮食、卫生、排泄或睡眠相关的会话、提示或陈述。评定患者最常用的交流方式(听觉或视觉)。

(15)表达:包括能否用口语或非口语语言(符号、文字等)清楚表达复杂抽象的意思。评估其最常用的表达方式(口语或非口语),如果两种表达方式都用,则将两者结合评估。

(16)记忆:包括在单位或社会环境下,患者实施日常活动时相关认知和记忆的技能。能否认识常见的人或物,能否记得日常活动,能否执行他人请求而无需重复提示。有记忆障碍则影响学习和执行任务。

(17)解决问题:包括解决日常问题和复杂问题的能力。能否合理解决日常生活事务、工作琐事、个人财务、社会事务等问题。

(18)社会交往:指在治疗或社会活动中参与并且与他人友好相处的能力。反映患者如何处理个人利益和他人需求之间的关系,能否恰当地控制情绪,接受批评,认识自己的所作所为对他人的影响,是否有不恰当的交往行为(言语粗鲁、乱发脾气、哭笑无常、身体攻击、喧叫、沉默寡言、昼夜颠倒等)。

## 四、儿童日常生活活动能力评定

### （一）功能性独立测验

功能性独立测验（WeeFIM）专门用于儿童在自理、移动及认知三方面独立状况的评定。其评定量表从发育的角度进行设计，用于评定半岁至 7 岁患儿的功能独立状况，也可用于评定半岁至 21 岁的发育障碍者。该表共 18 项内容，和功能独立性测量一样，采用 7 分制标准评定患儿的功能活动状况。功能性独立测验包括以下内容。

1. 自理 包括进食、洗漱修饰、上身着装、下身着装、洗澡、如厕、排尿控制及排便控制 8 项。

2. 移动 包括椅子-轮椅转移、浴盆-淋浴室转移、厕所转移、步行或轮椅行进、上下楼梯 5 项。

3. 认知 包括理解、表达、记忆、社会交往和问题解决 5 项。

### （二）儿童日常生活活动能力评定量表

儿童日常生活活动能力评定量表由中国康复研究中心编制，专门针对脑瘫患儿能力状况进行评定。评定内容包括九类：更衣动作、个人卫生动作、进食动作、排便动作、床上运动、移动动作、步行动作、器具使用及认识交流动作。每一类又包含若干项。能独立完成每项 2 分；独立完成但费时长得 1.5 分；能完成但需要辅助得 1 分；不能完成为 0 分。满分100 分，大于 75 分提示轻度障碍，50~74 分提示中度障碍，0~49 分提示重度障碍（表 18-6）。

表 18-6 中国康复研究中心脑瘫儿童日常生活活动能力评定量表

| 项目 | 具体内容 | 评分 |
|---|---|---|
| 一、更衣动作 | 穿上衣 | |
| | 脱上衣 | |
| | 穿裤子 | |
| | 脱裤子 | |
| | 穿脱袜子 | |
| | 穿脱鞋 | |
| | 系鞋带、扣子、拉锁 | |
| 二、个人卫生动作 | 洗脸、洗手 | |
| | 刷牙 | |
| | 梳头 | |
| | 洗脚 | |
| | 使用手绢 | |
| 三、进食动作 | 奶瓶吸吮 | |
| | 用手进食 | |
| | 用吸管进食 | |
| | 用勺（叉）进食 | |
| | 端碗 | |
| | 用茶杯饮水 | |
| | 水果剥皮 | |

续表

| 项目 | 具体内容 | 评分 |
| --- | --- | --- |
| 四、排便动作 | 小便自处理 | |
| | 大便自处理 | |
| | 能控制大小便 | |
| 五、床上运动 | 仰卧位←→坐位 | |
| | 坐位←→跪位 | |
| | 独立坐位 | |
| | 爬 | |
| | 物品料理 | |
| 六、移动动作 | 床←→轮椅或步行器 | |
| | 轮椅←→椅子或便器 | |
| | 操作手闸 | |
| | 坐在轮椅上开、关门 | |
| | 驱动轮椅前进 | |
| | 驱动轮椅后退 | |
| 七、步行动作 | 扶站 | |
| | 扶物或扶步行器行走 | |
| | 独站 | |
| | 单脚站 | |
| | 独行 5m | |
| | 蹲起 | |
| | 能上下台阶 | |
| | 独行 5m 以上 | |
| 八、器具使用 | 开、关水龙头 | |
| | 剪刀的使用 | |
| | 电器开关使用 | |
| | 电器插销使用 | |
| 九、认识交流(7 岁前) | 大小便会示意 | |
| | 会招手打招呼 | |
| | 能简单回答问题 | |
| | 能表达意愿 | |
| 十、认识交流(7 岁后) | 翻书页 | |
| | 书写 | |
| | 与人交谈 | |
| | 注意力集中 | |

## 第四节　生产性活动评定

生产性活动又称为创造性活动或工作性活动,指通过提供物质或服务,能对社会、家庭做出贡献或对自己有益的、体现个人价值的活动。

生产性活动评定是作业活动评定中的一个重要组成部分。评定目的在于了解评定对象进行生产性活动的现实能力和潜在能力,判定其是否具有回归家庭和社会的能力,及是否具有对家庭和社会做出一定贡献的潜力,从而拟定合适的治疗目标,制订适当的治疗方案,最大限度地发挥其就业潜能。

### 知识链接

**生产性活动的内容**

1. 工作　有偿工作和志愿服务等。
2. 学习与上学　参加学校所有的活动,如课外活动、手工劳动、郊游等。
3. 料理家务　整理房间、打扫卫生、烹饪、洗衣、使用交通工具去购物、理财等。
4. 照顾他人　照顾父母、配偶、子女或其他人,关心他人健康,与家人交流,负责子女教育等。

## 一、工具性日常生活活动评定

工具性日常生活活动(IADL)虽属于日常生活活动范围,但反映了大部分料理家务的能力,所以常常作为生产性活动评定的内容之一。工具性日常生活活动反映比较精细的功能,与环境条件和文化背景关系密切,对体力和智力的要求也较高。适用于程度较轻残疾者的评定,评定对象主要是生活在社区中的伤残人员及老人。

（一）评定内容

1. 简单备餐　如准备一杯热饮料,切面包,给面包涂果酱等。

2. 烹饪活动　准备1~2人的午餐,包括削切果蔬、炒菜、摆放餐具、饭后收拾清洗餐具等。

3. 户外活动　在居住区步行或使用轮椅达300m,如去停车场、超市、车站等。

4. 使用公共交通工具　如居住区附近的公共汽车、轮渡、火车。包括往返车站、上下车船、买票、找座位及车船内的转移。

5. 外出采购　在当地的商店购物。包括与购物相关的活动,如进出商场、挑选商品、将物品集中、付款、把物品带回家。

6. 洗衣　包括洗衣服的全过程。用自己的洗衣设备或在洗衣房洗衣服,包括衣服分类、操作洗衣机、放入和取出衣服、晒干、折叠、整理衣服。

7. 打扫卫生　日常清洁,收拾床铺,擦窗户,使用吸尘器,倒垃圾等。

8. 理财　计划开支,支付账单,去银行存款、取款等。

9. 房屋保养　整理庭院,修整花园,维修房屋及雇用帮工等。

10. 安全防范　使用紧急救护设备,维护环境安全,避免损伤。

（二）评定方法

1. 功能活动问卷　功能活动问卷(the functional questionnaire,FAQ)根据完成各

项活动的难易程度进行评分。每项评分标准为:3分,完全依赖他人;2分,需要帮助;1分,困难,但可单独完成或从未做;0分,正常或从未做过,但能做。各项分数相加为总分。分数越高障碍越重。低于5分为正常,5分及以上为异常(表18-7)。

表18-7 功能活动问卷(FAQ)(问患者家属)

| 项目 | 评分 |
| --- | --- |
| 1. 患者的工作能力 | |
| 2. 能否到商店买衣服、生活用品 | |
| 3. 每月平衡收支能力、算账的能力 | |
| 4. 会不会做简单的事情,如泡茶 | |
| 5. 会不会准备饭菜 | |
| 6. 有无爱好,会不会下棋和打扑克 | |
| 7. 能否了解最近发生的事件(事实) | |
| 8. 能否讨论和了解电视、杂志内容 | |
| 9. 能否记住约会、节日和吃药时间 | |
| 10. 能否拜访邻居,自己乘公共汽车 | |

2. 快速残疾评定量表 快速残疾评定量表(the rapid disability rating scale, RDRS)主要适用于老年患者工具性日常生活活动的评定。表中共18小项,每项最高得分为3分,最低为0分,总分最高为54分。分数越高残疾越重,0分表示完全正常。快速残疾评定量表在信度方面最为可靠,效度仅次于功能活动问卷(表18-8)。

表18-8 快速残疾评定量表(RDRS)

| 内容 | | 评分标准 | | | |
| --- | --- | --- | --- | --- | --- |
| | | 0分 | 1分 | 2分 | 3分 |
| (一)日常生活需要帮助的程度 | 穿着(包括帮助选择衣物) | 完全独立 | 需一点帮助 | 需较多帮助 | 由人帮助穿 |
| | 进食 | 完全独立 | 需一点帮助 | 需较多帮助 | 喂食或经静脉供给营养 |
| | 如厕(穿脱衣裤、清洁、造瘘护理等) | 完全独立 | 需一点帮助 | 需较多帮助 | 只能用便盆,不能护理造瘘管 |
| | 洗澡(要提供用品及监护) | 完全独立 | 需一点帮助 | 需较多帮助 | 由人帮助洗 |
| | 整洁修饰(剃胡须、梳头、刷牙、修剪指甲) | 完全独立 | 需一点帮助 | 需较多帮助 | 由人帮助洗梳修饰 |
| | 行走(可用拐棍或助行器) | 完全独立 | 需一点帮助 | 需较多帮助 | 不能走 |
| | 活动(外出可用轮椅) | 完全独立 | 需一点帮助 | 需较多帮助 | 不能离家外出 |
| | 适应性项目(使用电话、钱币或财产管理,买报纸、卫生纸和点心) | 完全独立 | 需一点帮助 | 需较多帮助 | 自己无法处理 |

续表

| 内容 | | 评分标准 | | | |
|---|---|---|---|---|---|
| | | 0分 | 1分 | 2分 | 3分 |
| (二)残疾的程度 | 视力(可戴眼镜) | 正常 | 需一点帮助 | 需较多帮助 | 视力丧失 |
| | 听力(可使用助听器) | 正常 | 需一点帮助 | 需较多帮助 | 听力丧失 |
| | 言语交流(自我表达) | 正常 | 需一点帮助 | 需较多帮助 | 不能交流 |
| | 用药 | 没有 | 有时用 | 每日服药 | 每日注射或加口服 |
| | 饮食不正常 | 没有 | 轻 | 较重 | 需要静脉供给营养 |
| | 大小便失禁 | 没有 | 有时有 | 时常有 | 无法控制 |
| | 白天卧床(按医嘱或自行卧床) | 没有 | 有,时间较短(3小时以内) | 时间较长 | 大部分或全部时间 |
| (三)特殊问题的严重程度 | 抑郁 | 没有 | 轻 | 重 | 极重 |
| | 不合作,对医疗持敌对态度 | 没有 | 轻 | 重 | 极重 |
| | 精神错乱 | 没有 | 轻 | 重 | 极重 |

## 二、工作活动评定

工作活动能力的评定包括对残疾人身体素质、心理状况、技术水平以及能力限度等进行综合评定。在职业训练前、训练中和训练后,可以根据不同的目的,有选择地多次评定,确定就业目标。

(一)评定内容

1. 认知功能 智力状况是决定患者工作活动的重要因素。

2. 求职 寻找和选择就业机会,提出申请,接受面试。

3. 专业特长 有关的经验和成就、兴趣、才智、工作技能、目标、特殊训练。

4. 交往能力 与他人和谐相处、与人交际的能力。

5. 工作表现 按时完成工作要求,讲求工作质量,情绪稳定,行为与工作环境协调。

6. 工作耐力、体力 耐力和体力都可以影响劳动效能。

7. 退休后的计划 明确自己的兴趣、技能、才智及退休后的活动安排。

(二)评定方法

各个国家对残疾人工作活动能力的评定标准差异较大。经济发达国家的残疾人就业率较高,可从事职业的选择余地也较大;而经济落后国家的残疾人难以接受全面的康复服务,工作活动能力的评定几乎无从谈起;在我国除非病情较轻的患者,绝大多数难以恢复原来的工作。

工作活动的评定可分为现场评定和规定场景评定。现场评定指观察在真实环境中患者完成工作任务的表现和能力。此项工作在评定前就应该深入分析,包括完成工作所需的智力、体力及社交能力,并确定哪些是必需的,哪些不重要。还必须了解对工作环境的要求及环境对人体可能产生危害的因素。规定场景评定指在特定环境中观察残疾人的工作表现,以便根据评定的需要改变工作任务或工作要求。此法可在作业治疗科、康复训练室或在能根据评定需要加以调整的真实工作场所进行。规定场景应尽可能地接近真实工作环境。

1. 微塔法评定　微塔法(micro tower)是工作活动能力评定的常用方法,其主要评定内容见表18-9,评分依据和正常值见表18-10。

表 18-9　微塔法的评定内容

| 所评定的能力 | 评定项目 |
| --- | --- |
| 运动协调能力:用手和手指正确操作的能力 | 插小金属棒和夹子、电线连接、拧瓶盖并装箱 |
| 空间判断能力:正确判断理解图的能力 | 看图纸、描图 |
| 事物处理能力:正确处理文字、数字资料的能力 | 查邮政编码、分拣邮件、卡片分类、库存物品的核对 |
| 计算能力:正确处理数字及其运算的能力 | 数钱、算钱 |
| 语言能力:读、写、理解文字及语言的能力 | 传话与留言的处理、对招聘广告的理解 |

表 18-10　微塔法的评分依据及正常值

| 评定项目 | 作业内容 | 评分依据 | 最高分 | x±s |
| --- | --- | --- | --- | --- |
| 插小金属棒和夹子 | 在插孔和插槽内插入小金属棒和夹子 | 5 分钟内正确插入的数目 | 180 | 127.1±31.9 |
| 电线连接 | 用剥线钳剥出电线头连接在螺丝上,用螺丝刀拧紧 | 9 分 30 秒内正确连接的数目 | 60 | 38.6±12.84 |
| 拧盖、装箱 | 将 48 个瓶拧瓶盖并装入大纸箱内 | 2 分 30 秒内正确拧好并装箱的瓶数 | 48 | 35.5±9.87 |
| 看图纸 | 按三角法看图,记下物品尺寸 | 15 分钟内看完,回答提问正确 | 24 | 23.0±2.16 |
| 描图 | 用尺、三角板、圆规按样品描图 | 45 分钟内描绘质量 | 32 | 28.6±4.70 |
| 查邮政编码 | 从邮政手册中查出指定地区的邮编 | 30 分钟内正确完成的答案 | 60 | 37.3±12.25 |
| 分拣邮件 | 将邮件分到指定单位的信箱中 | 5 分钟内正确分发数 | 50 | 44.6±7.49 |
| 卡片分类 | 将卡片按字母和数字的顺序排列好 | 25 分钟内正确排好的组数 | 15 | 11.4±3.41 |
| 库存物核对 | 将有错误的记录与正确的对照,并改正 | 15 分钟内查核、改正的数量 | 80 | 53.5±18.10 |
| 找钱 | 用心算收款和找钱 | 10 分钟内正确解答数 | 10 | 8.7±1.93 |
| 算工钱 | 由出工帐中计算应得的工钱 | 6 分钟内计算正确的数目 | 91 | 67.6±16.14 |
| 传话 | 听电话录音机下传话 | 30 分钟内正确传递数 | 111 | 95.0±13.21 |
| 对招聘广告的理解 | 看广告条文回答问题 | 30 分钟内回答正确的数目 | 30 | 24.4±4.25 |

2. 功能评估调查表评定　工作活动能力是衡量患者社会功能的一个重要部分，可采用功能评估调查表（functional assessment inventory，FAI）进行评定，该调查表实际上评估的是与职业有关的各种功能状况，是一个较全面的功能状态评定表。具体内容见表 18-11。

表 18-11　功能评估调查表

一、视

0. 无显著损伤

1. 在需要敏锐视力的操作中有困难

2. 损伤的程度足以干扰阅读、驾车等主要活动

3. 视力全部或几乎全部丧失

二、听

0. 无显著损伤

1. 说话和用电话时有些困难

2. 能借助唇读进行面对面地说话，但不能用电话，不能听见某些环境中有关的声音（如铃声、高音调声音等）

3. 极度难听或聋，不能理解任何言语

三、言语

0. 无显著损伤

1. 言语易被人理解，但音质或言语方式不悦耳；或说话时特别费力才能使他人听懂

2. 言语难于理解，往往需要重复

3. 言语不能被他人理解

四、行走或活动

0. 无显著损伤

1. 速度或距离不如常人，若用轮椅，可独自驱动和转移而无需他人帮助

2. 只能在平地上短距离步行，若在轮椅上，也不能独立转移，但用电动轮椅至少能不用帮助驱动 100m 左右

3. 无行走可能，若在轮椅中，在他人帮助下能走 100m 左右

五、上肢功能

0. 无显著损伤

1. 一侧上肢完全或部分丧失功能，另一侧上肢完好

2. 双侧上肢至少在某种范围内丧失功能或利手侧上肢有严重功能丧失

3. 任一上肢没有有用的功能

六、手功能

0. 无显著损伤

1. 不能进行大多数需要精细灵巧性、速度和协调性的作业

2. 严重损伤，但用或不用辅助物或假肢仍能进行书写和进食等日常生活活动

3. 没有或几乎没有手功能

七、协调

0. 无明显损伤

1. 眼手协调和粗大运动协调均有一些损伤，但主要功能仍完好

2. 眼手和粗大运动协调显著损伤

3. 几乎没有能力去控制运动和协调地运动

续表

**八、头的控制**

　　0. 无明显损伤

　　1. 保持和确立头的位置有困难,在定向、平衡或外观上可有小的问题

　　2. 控制或旋转头部有困难,由于不能控制可轻度妨碍注视

　　3. 由于缺乏控制,严重干扰或妨碍了阅读时的注视和谈话时与对方保持眼的接触

**九、用力能力**

　　0. 无明显损伤

　　1. 在需要极度用力的职业中(如需用力上举或需要大量步行、弯腰等职业中)有某些困难,但在中度用力时可以接受

　　2. 在任何类型的职业中,甚至只需中等体力也不能进行

　　3. 即使是坐和轻度用手工作的职业都可能是对患者体力方面的苛求

**十、耐力**

　　0. 无明显损伤

　　1. 安排休息阶段可以全天工作

　　2. 能半天工作

　　3. 每日工作不能超过 1~2 小时

**十一、运动速度**

　　0. 无明显损伤

　　1. 移动比平均速度慢

　　2. 移动极慢,需要速度的竞争性职业完全不能进行

　　3. 运动极度迟滞

**十二、学习能力**

　　0. 无明显损伤

　　1. 能学习复杂的就业技能,但速度不正常

　　2. 通过特殊训练,能掌握相当复杂的概念和操作

　　3. 只能学习极简单的作业并且只有通过充分的时间和重复才能完成

**十三、判断**

　　0. 无明显损伤

　　1. 有时做出不恰当的判断,不费时间去考虑替代方案或行为的后果

　　2. 经常做出仓促和不明智的决定,往往显示出不合适的行为或选择

　　3. 由于愚蠢或冲动性行为的结果,可能危及自己或他人

**十四、坚持性**

　　0. 无明显损伤

　　1. 注意广度或集中于作业或概念上的能力变化大,有时不能坚持到完成所负责的作业

　　2. 注意广度有限,缺乏集中,为使之坚持一种活动需要大量监督

　　3. 注意广度极有限,没有持续的监督不能坚持进行作业

**十五、知觉组织(perceptual organization)**

　　0. 无明显损伤

　　1. 其知觉组织使之不能进行任何需要精细分辨的作业,但无明显行为损伤证据

　　2. 偶尔表现出空间失定向(迷路或在粗大知觉问题上有困难)

　　3. 行为上证实有极度的知觉畸变(如粗大的空间失定向、撞到墙上、不能鉴别物体等)

续表

十六、记忆

    0. 无明显损伤

    1. 偶因记忆缺陷造成一些困难

    2. 记忆缺陷显著干扰新的学习,指示和通知必须频繁地重复才能被记住

    3. 错乱、失定向,记忆几乎丧失

十七、言语功能

    0. 无明显损伤

    1. 言语能力轻到中度损伤,若听觉受损,能用唇读和盲语交流

    2. 交流有严重困难,限于说单个词或短语,或用非发音交流形式表达简单的概念

    3. 用符号语言有效,但不能用唇读或说

    4. 表达性交流近乎不可能

十八、阅读写作能力

    0. 无明显损伤

    1. 由于文化背景或缺乏教育,阅、写有困难

    2. 阅、写有严重困难

    3. 功能上类似文盲

十九、行为和康复目标的一致性

    0. 无明显损伤

    1. 行为和康复目标表现出不一致

    2. 口头上同意康复目标,但往往并不遵循合适的动作

    3. 行为往往与康复的目标相抵触

二十、对能力和受限制的准确感知

    0. 无明显损伤

    1. 对于由于残疾的结果而引起的职业能力变化有不正确的理解(如排除掉太多的就业可能性,或否认一些限制的意义)

    2. 不现实地理解其就业能力(如排除所有的就业可能,或否认重要的限制)

    3. 拒绝接受或显著歪曲地理解其受限,关于其残疾,经常提供其他虚假的、引入歧途的或极为不合适的讯息

二十一、和人们相互作用的有效性

    0. 无明显损伤

    1. 在社会交往中有些笨拙或口齿不清

    2. 缺乏在社会中有效的交往所必需的技巧

    3. 明显的攻击性、退缩性、防御性、怪异或不合适的行为,常伤害个人交往

二十二、个人的吸引力

    0. 无明显损伤

    1. 个人外表或卫生在某些方面是不吸引人的,但能为家人所忍受

    2. 个人外表或卫生方面,有较严重的问题,难以被他人甚至家人所接受

    3. 在个人外表或卫生方面,有极严重的问题,很可能为他人所拒绝

二十三、由于治疗或医疗问题的缺勤

 0. 无明显问题

 1. 由于医学监督、治疗或复发,每月有 1~2 日的请假

 2. 平均每周需要有 1 日请假以接受医学监督或治疗

 3. 由于需要几个阶段的住院,必须经常缺勤

二十四、状态的稳定性

 0. 无显著损伤

 1. 若由饮食、治疗或训练控制则稳定

 2. 状态可能缓慢地进展,或其过程难以预料,并且可导致功能的进一步丧失

 3. 状态在可以预见的将来很可能显著恶化

二十五、技能

 0. 无明显损伤

 1. 没有可以利用的为工作特需的技能,但具有一般的技能,使之能转换到其他一些工作岗位上去

 2. 可以转换工作岗位的技能没有多少,由于残疾或其他一些因素,工作特需的技能大部分无用

 3. 一般的技能也没有多少

二十六、工作习惯

 0. 无明显损伤

 1. 工作习惯有缺陷(如不守时、仪表不恰当,没有合适的读写方法等),但愿意和能够学习这些技能,而且十分容易

 2. 工作习惯有缺陷,在受雇之前可能需要进行工作调整训练

 3. 工作习惯有严重缺陷,似乎没有可能通过工作调整训练来改善

二十七、工作历史

 0. 无明显异常

 1. 由于年轻或其他理由,没有或几乎没有大多数雇主可以接受的工作经验

 2. 工作历史中有诸如经常拖拉或经常由于失业而变换工作

 3. 可有 5 年的失业期,可用的工作资料贫乏

二十八、雇主的可接受性

 0. 无明显影响

 1. 身体上或历史上的一些特征可能干扰某些雇主对雇员的接受

 2. 尽管对行为没有干扰(如已控制住的癫痫、有严重复发性的精神病史等);但历史上有极少为雇主和公众接受的特征

 3. 目前和新近的特征不能避免使该患者不为大多数可能的雇主所接受(如新近犯罪史、不能控制的癫痫、显著的行为异常)

二十九、工作机会

 0. 无明显影响

 1. 受雇机会有些受限制(如由于交通问题、地理位置问题、环境状态为雇员不能耐受等)

 2. 受雇机会显著受限,几乎没有什么合适的工作条件

 3. 受雇机会极度受限,可能只能居留在乡下或生活在工作机会很少的农村

续表

三十、经济上的妨碍

　　0. 无显著影响

　　1. 受雇的可能性受到经济上的妨碍(雇员可能要求异常高的薪金或少见的特殊情况)

　　2. 由于可能丧失受益,工作选择十分受限(可能会考虑非全天或低收入的工作,以便继续从他处得益)

　　3. 由于会导致目前得到的好处(如医疗保险、侍候人员等)的丧失,所有可能性都不能提供比这更好的工作

三十一、社会支持系统

　　0. 无显著影响

　　1. 无或几乎没有支持系统可以利用

　　2. 当时的支持系统与康复目标相违背

　　3. 支持系统的工作明显地对抗康复行为

　　上表相当详细,但在职业康复中应用还有许多细节。可以根据表中的 0、1、2、3 四级,按下述级别进行简单地评定(能力完全缺损的项目应标明):0~5 分,职业能力无明显损伤;6~31 分,职业能力轻度受损;32~62 分,职业能力中度受损;63~93 分,职业能力严重受损。

(陈庆庆)

**复习思考题**

　　1. 简述作业活动障碍的概念及其评定目的。

　　2. 试述儿童日常生活活动能力的评定方法。

# 第十九章

PPT 课件

# 生存质量和环境评定

 学习要点

生存质量的定义;环境评定的目的;生存质量的评定方法。

扫一扫
知重点

## 第一节 概 述

### 一、基本概念

生存质量(quality of life,QOL),又叫生活质量,于 20 世纪 30 年代在美国由社会学家作为衡量社会发展水平的一项指标而提出,随着社会科学领域对于生存质量研究的不断完善和医学研究领域的拓展与发展,生存质量研究逐渐成为医学研究的一个热门。我国关于生存质量的研究始于 20 世纪 80 年代中期。

生存质量是一个内涵十分丰富而复杂的概念,总体而言,可将生存质量概括为两种情况,即社会学与经济学领域的生存质量和医学领域的健康相关生存质量(health related quality of life,HRQOL)。

从社会学角度而言,目前对于生存质量的理解有三个流派。第一个流派为生存质量的客观论,其将生存质量定义为满足人们生活需要的全部社会条件与自然条件的综合水平。其中的自然条件,是指人们所处的生活环境的美化、净化等;而社会条件则是指社会文化、教育、卫生、交通、生活服务状况、社会风尚和社会治安秩序等。认为生存质量的好坏是由现实中客观物质因素所决定的,是建立在一定资源基础上的,受经济发展状况的影响。第二个流派为主观论,其将生存质量定义为对生活幸福的总体感受。比较经典的是芬兰学者 Niemi 的定义:生存质量是人们的主观幸福感和对生活的满意程度,包括精神的、躯体的、物质方面的幸福感以及对家庭内外的人际关系、工作能力、个人寄托与完善程度、主动参与各项休闲活动能力的满意程度。主观论侧重于从主观感受方面来研究生存质量,并以个人的幸福感、满意度作为研究的中心和出发点。第三个流派为主、客观综合论,认为主观论者和客观论者都只是从自己的角度出发,只是考虑了生存质量的一个侧面,不够全面。为此,有学者提出,生存质量是关于人们满足生存和发展需要而进行的全部活动的各种特征的概括和总结,是反映人类生活发展的一个综合概念,是对社会发展包括人类自身发展进程的一种标志。它应该包括两个方向的内容,即社会提供给人们生活所需条件的充分程度和人们对于生活需求的满意程度。这一观点逐步得到了众多学者的认同。

医学领域主要是从医学的角度来了解疾病对于患者的影响以及医疗干预措施的成效。为此特别提出了健康相关生存质量这一概念。目前,在医学领域中对生存质量的认识还未完全统一,但以下几点得到了多数学者认同:①生存质量是一个多维的概念,包括身体功能、心理功能、社会功能以及与疾病或治疗有关的多个方面;②生存质量主要是个体的主观认知和体验指标,应由评定对象自己做出判断和评价;③外部的客观物质条件与主观感觉之间具有一定联系,前者对后者有影响,但两者并不一定存在必然的因果关系,在评价时,应该将主观体验与客观指标相结合。

世界卫生组织提出的生存质量定义是:不同文化和价值体系中的个体与对他们的目标、愿望、标准以及所关心的事情有关的生存状况的体验。生存质量的概念有着丰富的内涵,包含了个体的生理健康、心理状态、独立能力、社会关系、个人信仰和与周围环境的关系。因此,生存质量主要指个体的主观评价,这种对自我的评价是根植于其所处的文化、社会环境之中的。

环境(environment)是指围绕着人群的空间以及其中可以直接、间接影响人类生活和发展的各种自然要素和社会要素的总体,由各种自然环境要素和社会环境要素所构成。环境包括自然生态环境、人造物质环境、人文社会环境。

无障碍环境(accessibility)指为实现残疾人平等参与社会活动并构建和谐社会而创建的使其能在其中进行无障碍活动的环境。无障碍是相对的。

## 二、环境的作用

环境是人类生存和发展的基础,是人们赖以生存的世界,特别是人造物质环境,可以说是现代人一切活动都离不开的环境。人造物质环境的不断创新和发展,使人类逐步建立了物质文明和精神文明。从残疾人角度来看,人造物质环境可以帮助他们克服障碍,回归社会甚至恢复为健全人。当然,随着人造物质环境的发展,其负面作用也更加明显,如污染和温室效应已经威胁到人类生存。科学技术在发展,而残疾人的数量并没有减少,也正是环境的影响。

## 三、无障碍环境的作用

日常生活、学习、工作和公共场所中的绝大部分人造环境都是为健全人建立的,这就导致一部分残疾人不能享用,存在融入环境的障碍。无障碍的物质环境主要从三方面来帮助残疾人、老年人或伤病患者。首先是帮助他们融入社会;其次是提高他们的生存质量;最后是提高他们的自我能力。如给听力残疾者安装助听器来克服其与环境之间的障碍,使之能进行较为正常的社会生活活动,因为听能力的增强,患者的生存质量明显提高,并因此提高了个人的尊严和信心,从而更好地融入社会。

应该指出的是,无障碍环境不仅使残疾人受益,也让很多健全人受益。如电视屏幕上的字幕,不仅使听障者受益,所有听不清或听不懂的健全人也受了益。

# 第二节　生存质量评定

通过生存质量评定,可以达到以下目的:①研究肿瘤及慢性病患者的生存质量;②评估人群综合健康状况,甚至可以作为一种综合的社会经济和医疗卫生水平指标,用于比较不同国家、不同地区、不同民族人民的生存质量和发展水平,以及对其影响因素的研究;③评价与指导选择临床治疗方案;④了解预防性干预和保健措施的效果;⑤引导卫生资源的配置与利用。

## 知识链接

### 质量调整生存年

随着生存质量研究的深入和广泛开展,人们愈来愈倾向于用"质量调整生存年"(QALYs)这一指标来综合反映投资的效益。此指标综合考虑了生存时间与生存质量,克服了以往将健康人生存时间和患者生存时间等同看待的不足。由此,相同成本产生最大 QALYs 或同一 QALYs 对应最小成本就成为医疗卫生决策的原则。

生存质量按照评定目的和内容不同可有不同的评定方法,常用的有观察法、询问法、量表法等。这几种测定方法是在生存质量研究的不同发展过程中使用的,其评定的层次和侧重点各有不同,因而适用条件也各异。

## 一、观察法评定

观察法是在一定时间内由评定者对特定个体的心理行为表现或活动、疾病症状及不良反应等进行观察,从而判断其综合的生存质量。适合一些特殊患者的生存质量评价,比如精神病患者、植物人、阿尔茨海默病患者、危重患者等。

## 二、询问法评定

询问法是评定者通过与评定对象广泛交谈来了解对方的心理特点、行为方式、健康状况、生活水平等,进而对其生存质量进行评价。询问法具有较灵活、适用面广、主观性强、花费大、结果分析处理较难等特点。

## 三、量表法评定

量表法是目前广为采用的方法,即通过使用具有较好信度、效度和反应度的标准化量表,对评定对象的生存质量进行多维综合评价。根据评价主体的不同,可分为自评法和他评法两种。

该法具有客观性强、可比性好、程式标准化、易于操作等优点。但要制订一份较好的、具有文化特色的测定量表并非易事,涉及诸多问题的探讨。

（一）健康调查简表

健康调查简表即 SF-36 量表,是由 36 个条目组成的健康调查问卷,内容包括躯体活动功能、躯体功能对角色功能的影响、躯体疼痛、总体健康、活力或精力、社会功能、情绪对角色功能的影响和精神健康等八个领域。

## 1. 评定内容(表19-1)

表19-1 SF-36量表

**健康和日常活动**

1. 总体来讲,您的健康状况是:

①非常好;②很好;③好;④一般;⑤差(得分依次为5,4,3,2,1)

2. 跟1年前相比,您觉得您现在的健康状况是:

①比1年前好多了;②比1年前好一些;③跟1年前差不多;④比1年前差一些;⑤比1年前差多了(得分依次为5,4,3,2,1)

3. 以下这些问题都和日常活动有关,请您想一想,您的健康状况是否限制了这些活动? 如果有限制,程度如何?

(1)重体力活动,如跑步、举重、参加剧烈运动等:

①限制很大;②有些限制;③毫无限制(得分依次为1,2,3;下同)

(2)适度的活动,如移动一张桌子、扫地、打太极拳、做简单体操等:

①限制很大;②有些限制;③毫无限制

(3)手提日用品,如买菜、购物等:

①限制很大;②有些限制;③毫无限制

(4)上几层楼梯:

①限制很大;②有些限制;③毫无限制

(5)上一层楼梯:

①限制很大;②有些限制;③毫无限制

(6)弯腰、屈膝、下蹲:

①限制很大;②有些限制;③毫无限制

(7)步行1 500m以上的路程:

①限制很大;②有些限制;③毫无限制

(8)步行1 000m的路程:

①限制很大;②有些限制;③毫无限制

(9)步行100m的路程:

①限制很大;②有些限制;③毫无限制

(10)自己洗澡,穿衣:

①限制很大;②有些限制;③毫无限制

4. 在过去的4个星期里,您的工作和日常活动有无因为身体健康原因而出现以下这些问题:

(1)减少了工作或其他活动时间:

①是;②不是(得分依次为1,2;下同)

(2)本来想要做的事情只能完成一部分:

①是;②不是

续表

(3)想要干的工作和活动的种类受到限制：

①是；②不是

(4)完成工作或其他活动困难增多（比如需要额外的努力）：

①是；②不是

5. 在过去的4个星期里，您的工作和日常活动有无因为情绪的原因（如压抑或忧虑）而出现以下问题：

(1)减少了工作或活动时间：

①是；②不是（得分依次为1,2；下同）

(2)本来想要做的事情只能完成一部分：

①是；②不是

(3)干事情不如平时仔细：

①是；②不是

6. 在过去的4个星期里，您的健康或情绪不好在多大程度影响了您与家人、朋友、邻居或集体的正常社会交往：

①完全没有影响；②有一点影响；③中等影响；④影响很大；⑤影响非常大（得分依次为1,2,3,4,5）

7. 在过去的4个星期里，您有身体疼痛吗？

①完全没有疼痛；②稍微有一点疼痛；③有一点疼痛；④中等疼痛；⑤严重疼痛；⑥很严重疼痛（得分依次为1,2,3,4,5,6）

8. 在过去的4个星期里，身体疼痛影响您的工作和家务吗？

①完全没有影响；②有一点影响；③中等影响；④影响很大；⑤影响非常大（得分依次为1,2,3,4,5）

*您的感觉*

9. 以下这些问题有关过去1个月里您自己的感觉，对每一条问题所说的事情，您的情况是什么样的？

(1)您觉得充满活力：

①所有的时间；②大部分时间；③比较多时间；④一部分时间；⑤一小部分时间；⑥没有这种感觉（得分依次为6,5,4,3,2,1）

(2)您觉得精神非常紧张：

①所有的时间；②大部分时间；③比较多时间；④一部分时间；⑤一小部分时间；⑥没有这种感觉（得分依次为1,2,3,4,5,6）

(3)您的情绪非常不好，什么事都不能使您高兴：

①所有的时间；②大部分时间；③比较多时间；④一部分时间；⑤一小部分时间；⑥没有这种感觉（得分依次为1,2,3,4,5,6）

(4)您的心里很平静：

①所有的时间；②大部分时间；③比较多时间；④一部分时间；⑤一小部分时间；⑥没有这种感觉（得分依次为6,5,4,3,2,1）

(5)您做事精力充沛：

续表

①所有的时间;②大部分时间;③比较多时间;④一部分时间;⑤一小部分时间;⑥没有这种感觉
(得分依次为 6,5,4,3,2,1)

(6)您的情绪低落:

①所有的时间;②大部分时间;③比较多时间;④一部分时间;⑤一小部分时间;⑥没有这种感觉
(得分依次为 1,2,3,4,5,6)

(7)您觉得筋疲力尽:

①所有的时间;②大部分时间;③比较多时间;④一部分时间;⑤一小部分时间;⑥没有这种感觉
(得分依次为 1,2,3,4,5,6)

(8)您是个快乐的人:

①所有的时间;②大部分时间;③比较多时间;④一部分时间;⑤一小部分时间;⑥没有这种感觉
(得分依次为 6,5,4,3,2,1)

(9)您感觉厌烦:

①所有的时间;②大部分时间;③比较多时间;④一部分时间;⑤一小部分时间;⑥没有这种感觉
(得分依次为 1,2,3,4,5,6)

10. 不健康影响了您的社会活动(如走亲访友):

①所有的时间;②大部分时间;③比较多时间;④一部分时间;⑤一小部分时间;⑥没有这种感觉
(得分依次为 1,2,3,4,5,6)

**总体健康状况**

11. 请看下列每一条问题,哪一种答案最符合您的情况:

(1)我好像比别人容易生病:

①绝对正确;②大部分正确;③不能肯定;④大部分错误;⑤绝对错误(得分依次为 1,2,3,4,5)

(2)我跟周围人一样健康:

①绝对正确;②大部分正确;③不能肯定;④大部分错误;⑤绝对错误(得分依次为 5,4,3,2,1)

(3)我认为我的健康状况在变坏:

①绝对正确;②大部分正确;③不能肯定;④大部分错误;⑤绝对错误(得分依次为 1,2,3,4,5)

(4)我的健康状况非常好:

①绝对正确;②大部分正确;③不能肯定;④大部分错误;⑤绝对错误(得分依次为 5,4,3,2,1)

2. 评分方法　实际操作是逐条回答 SF-36 量表的 36 个问题,其中躯体角色功能和情绪角色功能的问题回答"是"或"否",其余问题的回答分 4 个、5 个或 6 个等级,每个问题根据其代表的功能损害的严重程度,赋予相应的权重,并将各方面得分转换成百分制,可通过以下换算公式计算出每一个方面的分值:

换算得分=(实际得分-该方面的可能最低得分)/(该方面的可能最高得分-可能最低得分)×100。

每一方面最高可能得分为 100,最低可能得分为 0,各方面得分之和为综合得分。得分越高,所代表的功能损害越轻,QOL 越好。

（二）世界卫生组织生存质量评定量表简表

世界卫生组织生存质量评定量表简表(WHOQOL-BREF)包括生理、心理、社会关系和环境4个领域,具有良好的信度和效度。其具体内容见表19-2。

表19-2　世界卫生组织生存质量评定量表简表

个人情况

1. 您的性别:男　女

2. 年龄:

3. 您的出生日期: 年　月　日

4. 您的最高学历:小学　初中　高中或中专　大专　大学　本科　研究生

5. 您的婚姻状况: 未婚　已婚　同居　分居　离异

6. 现在您正在生病吗? 是　否

7. 目前您有什么健康问题?

8. 您的职业: 工人　农民　行政工作者　服务行业　知识分子

总体评价

1. (G1)您怎样评价您的生存质量?

①很差;②差;③不好也不差;④好;⑤很好

2. (G2)您对自己的健康满意吗?

①很不满意;②不满意;③既非满意也非不满意;④满意;⑤很满意

下面的问题是关于两周来您经历某些事情的感觉

3. (F1,4)您觉得疼痛妨碍您去做自己需要做的事情吗?

①根本不妨碍;②很少妨碍;③有妨碍(一般);④比较妨碍;⑤极妨碍

4. (F11,3)您需要依靠医疗的帮助进行日常生活吗?

①根本不需要;②很少需要;③需要(一般);④比较需要;⑤极需要

5. (F4,1)您觉得生活有乐趣吗?

①根本没乐趣;②很少有乐趣;③有乐趣(一般);④比较有乐趣;⑤极有乐趣

6. (F24,2)您觉得自己的生活有意义吗?

①根本没意义;②很少有意义;③有意义;④比较有意义;⑤极有意义

7. (F5,3)您能集中注意力吗?

①根本不能;②很少能;③能(一般);④比较能;⑤极能

8. (F16,1)日常生活中您感觉安全吗?

①根本不安全;②有安全;③安全(一般);④比较安全;⑤极安全

9. (F22,1)您的生活环境对健康好吗?

①根本不好;②很少好;③好(一般);④比较好;⑤极好

下面的问题是关于两周来您做某些事情的能力

10. (F2,1)您有充沛的精力去应付日常生活吗?

①根本没精力;②很少有精力;③有精力(一般);④多数有精力;⑤完全有精力

11. (F7,1)您认为自己的外形过得去吗?

①根本过不去;②很少过得去;③过得去(一般);④比较过得去;⑤完全过得去

续表

12.(F18,1)您的钱够用吗?

①根本不够用;②很少够用;③够用(一般);④多数够用;⑤完全够用

13.(F20,1)在日常生活中您需要的信息都齐备吗?

①根本不齐备;②很少齐备;③齐备(一般);④多数齐备;⑤完全齐备

14.(F21,1)您有机会进行休闲活动吗?

①根本没机会;②很少有;③有(一般);④多数有;⑤完全有

下面的问题是关于两周来您对自己日常生活各方面的满意程度

15.(F9,1)您行动的能力如何?

①很差;②差;③不好也不差;④好;⑤很好

16.(F3,3)您对自己的睡眠情况满意吗?

①很不满意;②不满意;③既非满意也非不满意;④满意;⑤很满意

17.(F10,3)您对自己做日常生活事情的能力满意吗?

①很不满意;②不满意;③既非满意也非不满意;④满意;⑤很满意

18.(F12,4)您对自己的工作能力满意吗?

①很不满意;②不满意;③既非满意也非不满意;④满意;⑤很满意

19.(F6,3)您对自己满意吗?

①很不满意;②不满意;③既非满意也非不满意;④满意;⑤很满意

20.(F13,3)您对自己的人际关系满意吗?

①很不满意;②不满意;③既非满意也非不满意;④满意;⑤很满意

21.(F15,3)您对自己的性生活满意吗?

①很不满意;②不满意;③既非满意也非不满意;④满意;⑤很满意

22.(F14,4)您对自己从朋友那里得到的支持满意吗?

①很不满意;②不满意;③既非满意也非不满意;④满意;⑤很满意

23.(F17,3)您对自己居住地的条件满意吗?

①很不满意;②不满意;③既非满意也非不满意;④满意;⑤很满意

24.(F19,3)您对得到卫生保健服务的方便程度满意吗?

①很不满意;②不满意;③既非满意也非不满意;④满意;⑤很满意

25.(F23,3)您对自己的交通情况满意吗?

①很不满意;②不满意;③既非满意也非不满意;④满意;⑤很满意

下面的问题是关于两周来您经历某些事情的频繁程度

26.(F8,1)您有消极感受(如情绪低落、绝望、焦虑、忧郁)吗?

①没有消极感受;②偶尔有消极感受;③时有时无;④经常有消极感受;⑤总是有消极感受

此外,还有三个问题

101.家庭摩擦影响您的生活吗?

①根本不影响;②很少影响;③影响(一般);④有比较大的影响;⑤有极大的影响

102.您的食欲怎么样?

①很差;②差;③不好也不差;④好;⑤很好

续表

| 103. 如果让您综合以上各方面(生理健康、心理健康、社会关系和周围环境等方面)给自己的生存质量打一个总分,您打多少分(满分为100分)
您是在别人的帮助下填完这份量表的吗? 是 否
您花了多长时间来填完这份量表? ( )分钟 |
| --- |

在实际应用中,当一份问卷中有20%的数据缺失时,该份问卷便作废。如果一个领域中有不多于两个问题条目缺失,则以该领域中另外条目的平均分代替该缺失条目的得分。如果一个领域中有多于两个条目缺失,那么就不再计算该领域的得分。但是社会关系领域除外,该领域只允许不多于一个问题条目缺失。

世界卫生组织生存质量评定量表简表为评定生存质量提供了一种方便、快捷的测定工具,但是它不能测定每个领域下各个方面的情况。因此,在选择量表时,综合考虑量表的长短和详细与否是最关键的。

# 第三节 环境评定

环境评定是指按照残疾人自身功能水平对其即将回归的环境进行实地考察、分析,找出影响其日常生活活动的因素,并提出修改方案,最大限度提高其独立性的评定方法。通过对环境的评定改造,就能给残疾人提供一个尽可能接近完全无障碍的环境。

## 一、环境评定目的

环境评定目的在于:①了解患者在家中、社区和工作环境中的安全状况、功能水平及舒适程度;②对患者、患者家庭、就业者和(或)政府机构、费用支付者提供适当的建议;③评定患者需要增加的适当设备;④帮助准备出院的患者及其家属确定是否得到较好的服务,如院外门诊治疗、家庭健康服务等。这里主要介绍家庭环境、社区环境的评定。

## 二、环境评定方式

环境评定可以采用现场评定的方式进行,也可以通过现场访问来进行。现场评定是让患者在现实环境中模拟全天的日常活动,观察分析环境对活动的影响作用,从而对其环境情况做出的评定。现场评定可以了解患者活动的实际环境,并能进行现场动作评定,因此现场评定更为优越。考虑现场评定所产生的时间与费用限制,交谈式的现场访问对评定患者的环境也不失为一种较好的办法。一般来说,如果时机合适,可与患者及其家属进行交谈,这将为环境评定的许多方面提供建议和指导。

## 三、家庭环境评定

家庭环境评定主要包括两个方面的内容:一是关于住所外部的环境,二是关于住所内部的环境。

### (一)出入口路线

理想的通道应是表面光滑、平坦,易于走到家里。要细心地评定行走的路面,对开裂的和不平坦的路面要修整。通道要有良好的光照，以便恶劣天气下提供足够的照明。如果住处有一个以上的出入口，那么大部分的出入口应是水平可行走的路面，或有很少的台阶和多种扶手等。

若有台阶，要求其表面不能太光滑，台阶高度不要超过 17.5cm，要有 28cm 深（宽），要注意台阶的边缘。如果可能，可以移掉或降低台阶；如有安装扶手的需要，扶手应为 80cm 高，至少一边的扶手应延长超过台阶的底部和顶部 46cm，扶手的高度应因患者而异，不宜太高或太矮；如果是坐轮椅的患者，有必要装一个斜坡，斜坡长度与坡高比为 12：1，宽度有 122cm，表面不要太光滑，两侧应有扶手。

（二）入口

对使用轮椅的患者，入口处应有一个足够大的平台，让患者休息和准备进入。如果要打开向外开的门，平台至少 153cm×153cm；如果此门是向内推开的，这块地方至少要 91.5cm×153cm（深×宽）。门锁除要评价其高度外，还要评定旋转钥匙所需力量的大小。门把手要求以很小的握力就能旋转，如把橡皮包在门把手上或使用杠杆类型的门把手，都能使患者用很少的力把门打开。门的开和关对患者来说要比较容易，门不要太重，压力应不超过 3.6kg，以便某些患者能够自己打开门，在门的旁边放一根棍子，可帮助轮椅使用者离开时关门。进门处的门槛应该移去，如果不可能移去，则要把门槛降到不高于 1.3cm，并附有倾斜的边缘。门洞宽度应为 81~86cm，可适合大多数轮椅使用者通过。

（三）室内活动空间

使用手杖、腋杖和支架的人所需要的活动空间较正常人大，对轮椅使用者则更大。一般用于 90° 转弯的空间应为 140cm×140cm，而做 180° 转弯时所需的空间应为 140cm×180cm，而偏瘫患者使用轮椅和电动轮椅 360° 旋转时需有 210cm×210cm 的空间。家具之间要有通道，必须能使患者由一个房间到达另一个房间。

（四）室内地板

所有地板上的覆盖物应粘牢或钉牢。使用地毯时，较厚的地毯通常有利于轮椅或其他助行器的转移，散在的小块地毯应被移开。尽量使用不打滑的蜡。对视力较差的患者，可在地板上划一条明亮的彩带，以帮助他们在光线较差的地方移动。

（五）取暖设备

所有的取暖设备、热气排气管、热水管，都要被遮挡住，以免烫伤，对感觉损害的患者尤为重要。逐渐让患者适当接近热控制，如在热控制装置上采用扩大的、延长的、实用的把手，使他们使用起来更方便。

（六）卧室

床应是牢固不动的，并有一个足够的空间有利于转移。可把床靠墙或放在某一角落来增加床的稳定性，另外，还可在每条床腿下放一橡皮套子，同样起到稳定床的作用。可考虑将床装上升降装置来调整高度，也可通过使用规则的木块垫高每一床腿。要仔细评定床垫，其表面应是坚固、舒适的。一般建议在床边放置一张桌子或一个柜子，并在其上面放一盏台灯、电话和必要的药品。如果需要的话（如独居的老人），则可在床头旁边装一个传呼铃。

对坐轮椅的患者来讲，衣柜需要降低，一般降到距地面 132cm，以便轮椅使用者能够接近。壁柜上的挂钩应装在离地面 142cm。衣柜的隔板应装在不同的水平，最高的隔板不超过114cm。患者经常使用的衣服、梳妆品应放在最容易接近的抽屉里。

对瘫痪患者或老年患者,方便取用大、小便便盆是比较重要的。

（七）卫生间

1. 厕所 要考虑患者家中的厕所是单独的,还是与浴室在一起,注意房间的大小、通道、厕所在室内的位置(需考虑轮椅移动的方式)、厕所马桶的高度、卫生卷纸固定架的位置、地面的铺设材料。大便池一般采用坐式马桶,高度为40~50cm,旁边安装扶手。可以设置一个可升降的马桶座位。地面应防滑。扶手安装可为水平的,也可为垂直的。水平扶手高度以距厕所座位22.5cm,长度50cm为宜。垂直扶手则应距厕所座位前30cm,高度为离地面80cm左右。

2. 浴室 如果门的结构阻止轮椅通过,患者可以在门前转移到带有脚轮的椅子上,或者使轮椅变窄以利于通过,然后再坐在轮椅上。脸盆下净高至少66cm,脸盆前面距墙应有50cm距离,以便轮椅患者的膝部能进入盆底,便于接近脸盆以洗手和脸;排水口应位于患者能够得着处;面盆上方装一面大镜子,镜子的中心应在离地105~115cm处,以便轮椅患者使用;地面和盆底应有防滑措施,盆边应有直径4cm的不锈钢扶手,水龙头用手柄式较好。浴缸大小、形状多种,为了便于残疾人使用,多进行部分改进,如在浴缸上或浴缸内装上可调的座板、轮椅-浴缸转移板。也可使用水平或垂直的扶手,有助于转移,扶手必须安全、牢固地固定在墙上。还有专供脑瘫儿童洗澡的浴缸及洗澡架。淋浴还应考虑淋浴头是单独安装或装在浴缸上、淋浴头及控制旋钮的位置、使用的淋浴椅或长凳、支持扶手的形式(如果患者站着淋浴,垂直扶手有助于患者走近,而水平扶手则有助于患者的平衡)等事项。此外,应有连接龙头上的手喷式淋浴头及可调控热水温度的装置,在浴盆上应装有一只加粗水龙头把手,应放一个患者易于取到的浴巾架和洗澡用品,任何一个可接近的热水管都应该被遮挡起来以免烫伤。

（八）厨房

一般性考虑包括通道、房间大小、台面的高度与深度、碗架的高度,能否开关水龙头,电灯开关的种类及高度等。

台板的高度对轮椅使用者应是合适的,胳膊休息时应能放在台面的下面,台面的深度至少有61cm。台面应是光滑的,有利于重物从一个地方移到另一个地方。靠近生火器的台面要防火,有利于烹调时对较热物品的转移。建议配备一个带有脚轮的小推车,以便把一些物品能够很容易地从冰箱或其他地方移到台板上。随着生活水平的提高,一个台式微波炉对某些患者来说是很重要的。要注意电炉、煤气灶的使用,避免引起火灾,一个家用灭火器是有必要的。

（九）桌椅

要考虑桌子的高度、桌边使用的椅子移向或移开桌子的难易程度。桌子的高度应能让轮椅使用者双膝放到桌下,当然,桌子的高度可以升降更好。

合适的座椅能减轻腿部肌肉负担,防止不自然的躯体姿势,降低人体能耗,减轻血液系统负担。应根据工作面高度决定座椅高度,通常人的肘部与工作面之间有一个舒适距离,距离是(275±25)mm,当上半身有好的位置后,再注意下肢,舒服的坐姿是大腿近乎水平及两脚被地面支持。一般情况下,座椅深度以375~400mm为宜,不应超过430mm;宽度以宽为好,宽的座椅允许坐者姿势可以改变,最小的椅子宽度是

400mm,再加上 50mm 的衣服和口袋装物的距离,对于有扶手的座椅,两扶手之间的距离最小是 475mm,不会妨碍手臂的运动;靠背高度约 125mm。

（十）窗户

要考虑窗户打开的难易程度,开关窗帘的难易程度,是否很容易到达窗子附近等。

## 课堂互动

根据无障碍环境要求,对我校学生寝室环境进行评定,需要评定哪些方面?

### 四、社区环境评定

社区环境评定是对社区公共场所人造环境的评定,主要评定以下方面内容:

（一）人行道

为了便于轮椅使用者通过人行道,其宽度不应小于 120cm,路面应以坚固防滑水泥、柏油碎石铺成,如以砖石铺设,则应平整,砖与砖之间紧密无缝。

（二）路边的镶边石

路边的镶边石应呈斜坡状,以便轮椅通过。

（三）斜坡

坡度以 2.54~30.5cm 为宜,坡宽以 90~120cm 为宜,如坡长超过 10m、坡度过大或斜坡改变方向等,则中间应设置一休息用的平台。所有斜坡路面应防滑,其两侧边缘应有一 3.5cm 高的路阶,以防轮椅冲出斜坡边缘。

如果一建筑物不是经常为残疾人所光顾,则可使用可移动式斜坡。

（四）扶手

一般情况下,扶手直径为 2.5~3.2cm。

为了使斜坡适用于步行者和轮椅者,其两侧应装有扶手,对步行者而言,其扶手高度以 90cm 为宜,而对轮椅使用者则以 75cm 为宜。

单级台阶可在附近的墙上装一垂直扶手,距台阶底部约 90cm;多级台阶则应使用水平性的扶手,应在台阶的底端和顶端各延伸至少 30cm。扶手内侧缘与墙之间距离为 5cm,不宜太远。

（李旭峰）

扫一扫
测一测

## 复习思考题

1. 试述生存质量的内涵。

2. 简述生存质量的评定方法。

3. 若某患者经康复治疗后,仍无法行走,现需回家静养一段时间,为了便于他的移动和自理,请对他的家居环境做出适当的改造。

# 索 引

# 主要参考书目

1. 张绍岚.康复功能评定[M].北京:高等教育出版社,2009.

2. 王安民.康复评定学[M].上海:复旦大学出版社,2009.

3. 陈立典.康复评定学[M].北京:科学出版社,2010.

4. 万萍.言语治疗学[M].北京:人民卫生出版社,2012.

5. 李福胜,张婷,曾西.言语治疗技术[M].武汉:华中科技大学出版社,2012.

6. 黄晓琳,燕铁斌.康复医学[M].5 版.北京:人民卫生出版社,2013.

7. 李胜利.言语治疗学[M].北京:人民卫生出版社,2013.

8. 柏树令,应大君.系统解剖学[M].北京:华夏出版社,2013.

9. 弗诺特拉.DeLisa 物理医学与康复医学理论与实践(翻译版)[M].北京:人民卫生出版社, 2013.

10. 王玉龙,张秀花.康复评定技术[M].2 版.北京:人民卫生出版社,2014.

11. 闵水平,孙晓莉.作业治疗技术[M].2 版.北京:人民卫生出版社,2014.

12. 恽晓平.康复疗法评定学[M].北京:华夏出版社,2014.

13. 王左生,王丽梅.言语治疗技术[M].北京:人民卫生出版社,2014.

## 复习思考题答案要点和模拟试卷

## 《康复评定》教学大纲